La musica è rumore senza significato
finché non raggiunge una mente
capace di riceverla.

(Hindemith)

A mio padre

Concerto per farmaco e orchestra

Le tracce dei farmaci nelle composizioni musicali.

Pietro Marini

Sommario

I grandi malati

I grandi della musica classica sembrano distanti e irraggiungibili. Sono quasi dèi, superuomini senza storia, giganti mitizzati da anni di critica musicale e artistica e amplificata dalla pochezza della musica commerciale. Bach, Beethoven, Mozart, Rossini, Chajkovskij, Chopin, per quanto lontani da noi solo poche generazioni, sembrano entità astratte.

Dall'alto della loro immensa grandezza, guardano benevoli gli odierni bravi *kappelmeister* alla corte del Re-Televisione e dell'Imperatore-Cinema, i vari Rota, Morricone, Piovani, Zimmer, Williams e pochi altri; sembrano guardare divertiti i tanti piccoli novelli trovatori e divulgatori di musica "quasicolta"; e sono compassionevolmente divertiti dalla insignificante moltitudine dei nuovi mercenari ambulanti di piazze, gli improvvisati trovatori-rapper e i novelli saltimbanchi denudati e pluritatuati della musica da spiaggia.

Il piedistallo che abbiamo creato per i grandi compositori li ha resi inavvicinabili, scostanti e antipatici. Sono certamente stati geni e innovatori ma, nelle malattie e nelle sofferenze quotidiane, erano esseri umani con tutte le pochezze e le difficoltà dei comuni mortali. La malattia agli occhi di Bach e di Händel, gli acufeni di Beethoven, la neurosifilide di Schubert, l'enterocolite di Bellini, la diarrea cronica di Rossini, le allucinazioni di Schumann, la dispnea di Chopin, il fantomatico colera di Chajkovskij, i reumatismi di Mozart... li riportano giù dal piedistallo e li rendono simili a noi mediocri mortali.

Questo però rende la loro musica ancora più geniale e innovativa, in quanto non concepita da dèi ma da uomini comuni con le loro umane malattie, e rende ancor più piccoli i tanti compiaciuti artisti dei nostri giorni, molto poco artisti e sempre più malati di autocompiacimento.

La musica dei farmaci

La musica è l'atto creativo del cervello del compositore che si traduce in un insieme di vibrazioni elaborate dal cervello dell'ascoltatore. Poiché sia l'atto creativo che l'elaborazione dell'ascolto sono un processo fisiologico, le malattie e i farmaci che influenzano la fisiologia cerebrale possono modificare l'atto creativo del compositore, così come la percezione dell'ascoltatore. I sintomi delle malattie e gli effetti di alcuni farmaci hanno lasciato il segno nelle composizioni dei grandi musicisti e sono giunti fino a noi trascritti in notazione musicale nelle partiture delle sinfonie e delle opere.

In questo libro non si parla di ciò che la musica è in grado di fare sul corpo e sulla mente dell'uomo, cioè l'effetto benefico che la musica può avere sulla fisiologia umana. È il cosiddetto effetto taumaturgico della musica e se ne parlava già dal XVI secolo; è arrivato fino ai nostri tempi sotto il nome di Effetto Mozart, perché sembra che la musica di Mozart sia in grado di migliorare la percezione spaziale e la capacità di espressione. L'Effetto Mozart iniziò nel 1993 con uno studio pubblicato su Nature sull'effetto della Sonata in Re maggiore per due pianoforti KV 448 di Wolfgang Amadeus Mozart. Secondo questa ricerca l'ascolto di questa sonata era in grado di aumentare il quoziente di intelligenza, la produzione di latte delle mucche e faceva anche crescere meglio mais, pomodori e zucchine.[1] L'effetto Mozart è tutto questo, ma qui non ne parleremo, e non parleremo neppure dei farmaci citati nei titoli o nei testi di brani musicali. La Teriaca, ad esempio, era un antico preparato dalle decantate proprietà miracolose e veniva ritenuto utile per guarire tutti i mali. Pare infatti che fosse prodotta ad Alessandria già nel III° secolo a.C. Nel 1595, Giovanni Croce[a]

---

a Giovanni Croce o Dalla Croce (Chioggia, 1557-Venezia, 1609), detto anche Chiozzotto per via della sua città natale. È stato un compositore di scuola veneziana che ha occupato un posto importante nella storia musicale della Serenissima. Entrò nei cantori della cappella marciana come "putto soprano" e fu istruito dal maestro Gioseffo Zarlino. Poi divenne maestro di cappella di San Marco.

scrisse la *Teriaca Musicale*, o *Triacca Musicale*, con un evidente riferimento taumaturgico, vale a dire un brano musicale con un effetto benefico, come la miracolosa teriaca.[2]

In questo libro parleremo di come e quando le malattie e i farmaci abbiano condizionato i compositori e i musicisti. La depressione, la tubercolosi, la sifilide, il mercurio, il laudano e l'alcol hanno scritto pagine di musica memorabili.

Nella lista dei consumatori incalliti di alcol ci sono Beethoven, Schubert, Schumann, Liszt, Brahms, Mussorgsky, Sibelius e molti altri. L'alcol colpisce ogni organo del corpo e ha un effetto depressivo sul sistema nervoso centrale e influenza i meccanismi cerebrali coinvolti nella elaborazione dei segnali percepiti nel tempo dall'orecchio destro e sinistro.

L'alcol influisce direttamente sulla chimica del cervello alterando i livelli di neurotrasmettitori, i segnali chimici che controllano i processi del pensiero, del comportamento e delle emozioni. L'alcol sopprime il rilascio di glutammato e, come lo Xanax e il Valium, aumenta l'effetto del GABA (un neurotrasmettitore inibitorio) e il rilascio di dopamina nel "centro di ricompensa" del cervello, un insieme di aree cerebrali che sono coinvolte nel piacere, come quello di mangiare, bere o fare sesso. Aumentando i livelli di dopamina nel cervello, l'alcol illude che si stia provando piacere, con la conseguenza che si continua a bere per ottenere sempre più piacere, vale a dire sempre più rilascio di dopamina, ma intanto l'alcol sta alterando anche glutammato e GABA.

A livello della corteccia cerebrale, sede dell'elaborazione del pensiero, l'alcol deprime i centri inibitori comportamentali, rendendo la persona meno inibita; rallenta l'elaborazione delle informazioni provenienti da occhi, orecchie, bocca e altri sensi, e inibisce i processi intellettivi, rendendo difficile pensare lucidamente. Nel cervelletto l'alcol colpisce il centro del movimento e dell'equilibrio, e provoca l'andamento ondeggiante e barcollante tipico dell'ubriaco.

Nella gamma delle frequenze sonore udibili da un orecchio sano, da 20 a 20000 Hertz (abbreviato Hz), un tasso alcolico elevato attutisce solo determinate frequenze, quelle comprese tra i

500 Hz e 1500 Hz, con un picco intorno a 1000 Hz. L'alcol dunque non abbassa solo il volume generale ma anche la capacità di percepire determinate frequenze.

Se consideriamo un'orchestra di musica classica, nell'intervallo delle frequenze "attenuate" dall'alcol cadono le ottave dal DO-5 al SOL-6. Su una tastiera di pianoforte le "frequenze alcoliche" cadono nella parte centrale verso destra [figura 1].

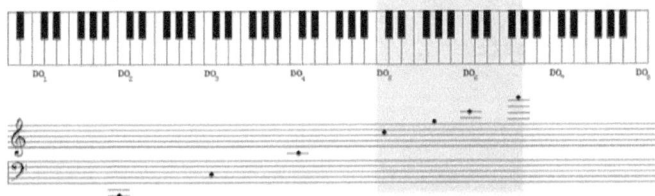

1- Tastiera di pianoforte con le frequenze "alcoliche" evidenziate in grigio

Considerando le estensioni degli strumenti musicali, quelli più fortemente penalizzati dall'orecchio di un alcolizzato sono i violini, il flauto all'ottava alta, l'ottavino, l'oboe, il clarinetto e la tromba; e per quanto riguarda il canto, la voce delle soprano. Restano invece "normali" le viole, i violoncelli, i contrabbassi, il corno, il fagotto, il clarinetto basso, la tuba, i tromboni e i timpani, così come le voci dei tenori, dei baritoni e dei bassi. In pratica è come se mezza orchestra suonasse sott'acqua.

È probabile che Mussorsgky, Sibelius e gli altri alcolizzati, abbiano provato queste sensazioni, e potremmo immaginarli mentre guidano (l'orchestra) in stato di ebbrezza, chiedendo insistentemente ai violini e alla soprano, già al massimo delle loro possibilità, di suonare e cantare sempre più forte.

Accanto agli alcolizzati c'è la lunga lista dei musicisti depressi. Beethoven e Chopin soffrivano di depressione, mentre Händel, Berlioz, Brahms, Cherubini, Gluck, Mendelssohn, Mozart, Rossini, Schubert, Schumann, Scriabin, Chajkovskij e Wagner avevano disordini bipolari. Quella di Rachmaninov era una distimia, cioè una depressione lieve ma cronica; Johan Strauss soffriva di attacchi di panico, mentre Mussorgsky conviveva con una psicosi da abuso di alcol e Mahler con attacchi compulsivi ossessivi.[3] La

triste lista deve includere anche Orlando de Lassus, Carlo Ge-
sualdo, John Dowland, Mikhail Glinka, Anton Bruckner, Anton
Arensky, Hugo Wolf e Charles Ives.

La depressione e le manie del genio creativo hanno scandito la
produttività compositiva. Ci si potrebbe aspettare che la capacità
creativa sia al suo culmine in corrispondenza di un picco dell'u-
more o durante la fase maniacale. In realtà in queste fasi le idee
fluiscono molto rapidamente e troppo velocemente per concre-
tizzarsi in atto creativo.

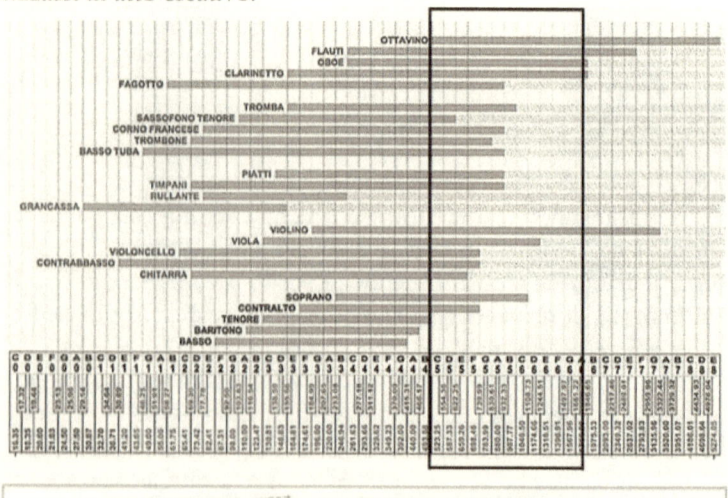

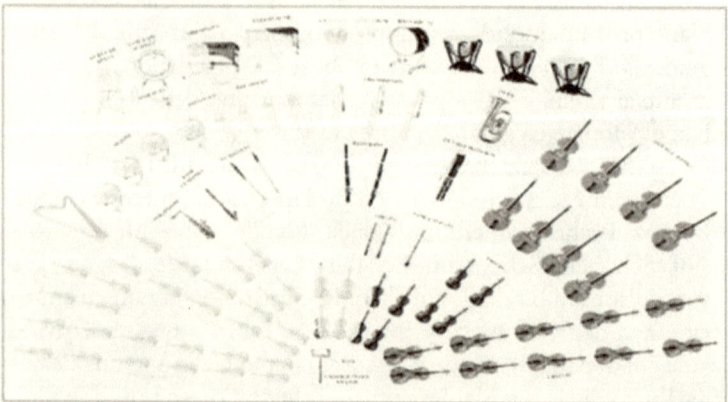

*2 - Orchestra sinfonica sotto l'effetto dell'alcool. In alto le frequenze e gli strumenti maggiormente
penalizzati dall'effetto dell'alcol e in basso la loro posizione in orchestra.*

Le idee creative, siano esse musicali, letterarie o artistiche, devono arrivare ad una velocità moderata, altrimenti svaniscono prima che possano essere catturate. Nel complesso sembra che il momento più favorevole per la composizione, in un individuo ciclotimico, corrisponda al periodo immediatamente seguente alla fase depressiva. Secondo questa ipotesi l'umore altalenante e la tendenza alla depressione sarebbero un vantaggio per un artista creativo.[4] Ad esempio, la produzione compositiva di Robert Schumann, che morì in un manicomio nel 1856, aumentò e diminuì drammaticamente durante la sua vita professionale parallelamente all'andamento del disturbo bipolare di cui soffriva. Schumann divenne molto depresso quando sua madre morì, e subito dopo scrisse un importante gruppo di pezzi per pianoforte. I suoi sbalzi d'umore divennero meno marcati e meno frequenti dopo il suo matrimonio con la pianista Clara, nel 1840. Durante un tour in Russia, ebbe delle allucinazioni uditive, sentiva dei violini che suonavano, eppure durante questo periodo non fu in grado di comporre affatto. L'anno seguente ebbe un altro brutto periodo, e subito dopo scrisse il concerto per pianoforte e la sua seconda sinfonia.

Anche per Mozart i periodi di composizione più intensi furono quelli che seguirono le fasi depressive. Mozart era ciclotimico, cioè aveva disturbi dell'umore, con periodi alternati di depressione e di ipomania: quello che oggi si chiama disturbo bipolare. Dopo la morte della madre, nel 1778, Mozart attraversò una marcata fase depressiva, che fu seguita da un periodo molto produttivo.

Edward Elgar attraversò un periodo di profonda depressione dopo la morte della moglie nel 1920, a cui seguì una fase compositiva molto produttiva.

Händel ebbe tre fasi depressive: la prima a 50 anni, associata a problemi di salute, la seconda, due anni dopo, quando perse l'uso del braccio destro, forse a causa di un ictus. Subito dopo scrisse un inno funebre e le opere *Faramondo* e *Serse*; la terza fase di depressione la ebbe sei anni più tardi, per un altro ictus. Lo scrittore inglese Horace Walpole, conte di Oxford, riferì che Händel aveva una paralisi e non poteva comporre, e invece durante la convalescenza compose l'oratorio *Semele HWV 58*, il *Dettingen Te Deum*

HWV 283 e i *Coronation Anthems HWV 258* di cui fa parte l'inno *Zadok the Priest*, che tutti conosciamo (quello ripreso da Tony Britten per farci l'inno della UEFA Champions League).

Per tutti i compositori, dunque, si può osservare una maggiore ispirazione artistica in coincidenza dei periodi di recupero dopo una fase depressiva.

Spesso però l'acme artistico si interrompeva bruscamente per le conseguenze estreme della depressione. Jeremiah Clarke,[a] cantore della Royal Chapel e organista nella Cattedrale di Saint Paul a Londra, si suicidò a trentatré anni. L'umore altalenante e sensibile di Clarke era dapprima sfociato in una vera e propria depressione, acuita da una delusione amorosa per un amore non corrisposto. Si innamorò follemente di una delle sue studentesse, una giovane donna di rango sociale molto più alto di lui. Si suicidò sparandosi alla testa nel cimitero della cattedrale di St. Paul. Al suo funerale fu eseguito il brano *Ode on the Death of Henry Purcell*, che lui aveva composto a ventuno anni per la scomparsa del compositore inglese Henry Purcell[b], il 21 novembre 1695, avvenimento che segnò l'iniziò di una forte fase depressiva.[5] Ironia della sorte, nonostante l'indole melanconica e la fatale depressione, il nome di Jeremiah Clarke è rimasto associato ad una trionfale e inneggiante pagina musicale, nota come *Trumpet Voluntary*, che è la marcia nuziale inglese per eccellenza. Ad esempio, è stata eseguita quando il principe Carlo sposò Diana Spencer.

Come Jeremiah Clarke, duecento anni dopo, anche un altro compositore inglese, Peter Warlock[c], si suicidò asfissiandosi col gas. Berlioz, Schumann, Chajkovskij e Hugo Wolf tentarono anch'essi il suicidio, ma senza successo.

---

[a] Jeremiah Clarke (Londra, 1674 -1707)

[b] Henry Purcell (Londra, 1659–1695). Compose la musica di scena per The Tempest di Shakespeare e molte altre per diverse opere teatrali. Il Te Deum and Jubilate fu il primo Te Deum con accompagnamento d'orchestra e veniva suonato annualmente nella cattedrale di St. Paul, fino al 1712, quando fu sostituito da quello di Händel. Purcell si cimentò sia in opere liriche, che in composizioni strumentali, con uno stile di musica barocca inglese molto personale.

[c] Peter Warlock, pseudonimo di Philip Arnold Heseltine (Londra, 1894Londra, 1930).

Oltre alla depressione e alla pazzia c'era la sifilide che, diffusa e incontrollata fino alla scoperta della penicillina, è stata una piaga che ha causato molte morti premature. Non ha risparmiato musicisti e compositori. L'avevano contratta, Mozart, Beethoven, Schumann, Franz Schubert, Eta Hoff-mann, Gaspare Spontini, Gaetano Donizetti, Mikhail Glinka, Bedrich Smetana, Hugo Wolf, Frederick Delius, Edward Macdowell e Scott Joplin. I sintomi andavano dalle lesioni e le febbri fino alla cecità, la sordità e la demenza.

È probabile che in passato la sifilide sia stata confusa con altre malattie, ed è quindi possibile che anche altri compositori l'abbiano contratta senza saperlo. In età avanzata Alexander Scriabin mostrò i sintomi di una malattia mentale provocata dalla sifilide.

Per molti secoli l'unico rimedio di una certa efficacia contro la sifilide è stato il mercurio, ma le dosi richieste per combattere la malattia provocavano avvelenamenti anche gravi. Il mercurio provocava lesioni del cavo orale, della faringe e della mucosa dello stomaco, a cui si accompagnavano vomito, emorragie, dolori addominali violenti e collasso, fino alla morte per peritonite acuta. Se l'avvelenamento non fosse stato fatale, sarebbero restati l'insufficienza renale e i disturbi neurologici, che includevano la diminuzione della funzione cerebrale, la riduzione della velocità di elaborazione delle informazioni, la perdita di memoria, gli acufeni e la perdita dell'udito.

Oltre alla sifilide c'era la tubercolosi. L'elenco dei compositori che soffrirono o morirono di tubercolosi include nomi di tutti i secoli: Henry Purcell, Luigi Boccherini, Giovanni Battista Pergolesi, Carl Maria von Weber, Ferdinand Hérold, Niccolò Paganini, Frédéric Chopin, Stephen Collins Foster, Karol Szymanowski e Igor Stravinsky.

La tubercolosi è stata la malattia romantica per eccellenza, immortalata dalla commedia *La Dame aux camélias* e dalle opere *La Traviata* di Verdi e *La Bohème* di Puccini. È stata chiamata in tanti modi diversi, in estremo oriente la chiamavano *yoksma*, gli antichi Greci *phtisis*, i Romani *consumptione* e gli Inca *chaky oncay*, e poi tisi, scrofola, mal sottile, morbo di Pott e peste bianca. Qualunque sia stato il nome, la tubercolosi ha avuto sempre lo stesso drammatico epilogo, secolo dopo secolo, fino all'avvento degli antibiotici.

Nell'antico Egitto, per curarla si usava un miscuglio di acacia seyal, piselli, frutti, insetti, miele, sale e sangue di animali. Galeno usava l'oppio (per favorire il sonno e per calmare il dolore), il salasso, e una dieta a base di acqua, pesce e frutta.

Con la cristianità, quando i monarchi erano visti come una figura religiosa investita di poteri magici e curativi, a loro si chiedeva di applicare ai malati il Tocco Reale. Ai sovrani di Francia e d'Inghilterra si attribuiva la capacità soprannaturale di curare, con il "tocco della mano consacrata", l'adenite tubercolare, al tempo detta volgarmente *scrofolosi*. Il re Enrico IV di Francia praticava il *tocco* taumaturgico una volta alla settimana, dopo aver preso la comunione. È per questo che la tubercolosi fu chiamata anche *mal du roi* o *king's evil*, il mal di re. Ne parla anche Shakespeare nel quarto atto del Macbeth. Il tocco reale rimase in voga addirittura fino al XVIII secolo ed era registrato negli archivi parrocchiali dell'Oxfordshire in Inghilterra, insieme ai battesimi, ai matrimoni e alle morti.

Niente di nuovo fino al vaccino AIP, l'Anatubercolina Integrale Petragnani di Edoardo Maragliano, tisiologo e rettore Università di Siena, e il vaccino francese BCG, o Bacillo di Calmette-Guérin. La parola fine fu scritta da Albert Schats, Elizabeth Bugie e Selman Waksman che, nel 1944, isolarono lo Streptomyces griseus e scoprirono la streptomicina, il primo antibiotico efficace contro il Micobacterium tuberculosis, il batterio responsabile della tubercolosi. Prima del vaccino e della streptomicina si usavano le piante, la Polygonum bistorta e la camomilla.

Per tutte queste malattie, allora come adesso, si usavano farmaci. Alcuni di questi possono aver influenzato la percezione dei suoni e alterato l'armonizzazione delle composizioni musicali. I farmaci possono agire direttamente nel cervello e creare dissociazioni e distorsioni uditive, che si traducono in cambiamenti della velocità e del tono del suono.

Se un farmaco è in grado di ritardare in modo costante la risposta dei neuroni cerebrali ad uno stimolo, il tono viene spostato verso il basso, ma l'armonia tra le note viene preservata. In pratica, un brano cantato da un tenore sembrerebbe cantato da un basso, ma la melodia e l'armonia resterebbero invariate. Se invece il ritardo della risposta neurale è variabile si produce una disarmonia, un po' come un giradischi che perde di velocità.

I farmaci dissociativi sono una classe di allucinogeni caratterizzati da percezioni sensoriali distorte e da distacco dall'ambiente e dal sé. Molti dissociativi hanno effetti depressivi generali e possono produrre sedazione, depressione respiratoria, analgesia, atassia, così come amnesie e disturbi cognitivi.

Alcuni dissociativi influenzano i circuiti neuronali della dopamina e degli oppiacei e sono in grado di indurre euforia.

Godere di un brano musicale, sentire il desiderio di ascoltarlo ancora, essere disposti a spendere soldi per averlo, praticamente dipende dalla dopamina rilasciata nelle nostre sinapsi.

La levodopa è un farmaco che, dopo essere entrato nel cervello attraversando la barriera ematoencefalica, arriva ai neuroni dopaminergici dove viene velocemente convertita in dopamina. Se si somministra levodopa il piacere dell'ascolto della musica aumenta, mentre se si somministra risperidone, un farmaco che blocca l'effetto della dopamina, non proviamo più piacere anche se ascoltiamo il nostro brano preferito. Non significa che sotto l'effetto della dopamina ci piacerà anche una musica che non amiamo, ma che una musica ci piace se riesce a stimolare la produzione di dopamina, che a sua volta stimola i centri del piacere. In pratica, la musica si comporta come la levodopa, come un precursore della dopamina: la musica è un farmaco sotto forma di note che viene somministrato attraverso le orecchie.[6]

Le droghe psichedeliche, come LSD, 5-MeO-DiPT e DMT, provocano distorsioni sonore accompagnate da allucinazioni uditive, così come la ketamina e la fenilciclidina (PCP).

La sigla LSD è l'abbreviazione del nome tedesco *Lysergsäurediethylamid*, una fra le più potenti sostanze psichedeliche conosciute. Una dose di appena 25 microgrammi, venticinque milionesimi di grammo, può causare alterazioni della percezione e dell'umore per più di dieci ore. Comunemente causa allucinazioni e amplificazioni emotive, cambiamenti della percezione di sé e della realtà, con "esperienze mistiche e spirituali" globalmente identificati come effetti psichedelici.

Anche la 5-MeO-DiPT è una droga psichedelica; è un derivato della triptamina, precisamente la 5-metossi-N,N-diisopropiltriptamina. Una volta introdotta nell'organismo, la 5-MeO-DiPT stimola i recettori $5HT_{2A}$ della serotonina, il neurotrasmettitore noto a livello popolare come "ormone della felicità". L'altro farmaco psicoattivo, il DMT, o dimetiltriptamina, è anch'esso un derivato della triptamina, ed è presente in alcune varietà di mimosa, di acacia, di graminacee e molte altre piante e specie di funghi.

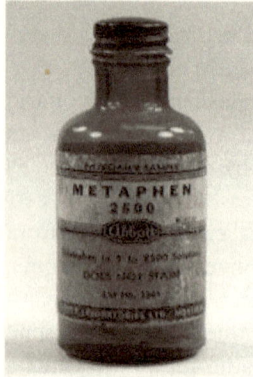

3- Metaphen, 1930-1939

Tutte queste sostanze sono relativamente recenti, per lo più introdotte e usate nel XX secolo. Il nitromersolo invece, un antisettico mercuriale, era molto utilizzato già nel XIX secolo e fino agli anni '30, ed era notoriamente ototossico; a quei tempi si chiamava Metaphen ed era usato in gocce sia oculari che per le orecchie.[7] [figura 3]

Anche il chinino, il primo farmaco efficace contro la malaria, era noto per essere ototossico, anche se sembra che a causare la perdita dell'udito sia il *Plasmodium falciparum*, il parassita stesso responsabile della malaria. In effetti, dando il chinino a soggetti senza malaria si osservava una riduzione dell'udito per le frequenze alte, mentre gli individui malarici trattati con chinino sviluppavano quasi tutti tinnito e avevano solo una parziale perdita dell'udito. Dunque, il farmaco ha qualche responsabilità ma è la zanzara a fare il resto.[8]

Se un soggetto che fa uso di sostanze psichedeliche ascolta musica, nel suo cervello si accendono aree cerebrali diverse da quelle attivate dalla stessa musica ma senza droga. Quindi, sotto l'effetto di droghe e farmaci, il cervello elabora la musica con aree cerebrali normalmente non attivate. Si può dire che un cervello "drogato" ascolta la musica con altre orecchie e autoproduce effetti inesistenti: in qualche modo il cervello drogato compone musica.

L'alcol, il chinino, le amfetamine, l'imipramina, le fenotiazine, la carbamazepina, la fenitoina, la procaina e il propranololo, possono causare allucinazioni musicali, tinnito e amusia. Sono i cosiddetti farmaci dissociativi, in grado di diminuire il passaggio di segnali elettrici attraverso il cervello e causare una disconnessione generale tra i neuroni cerebrali e gli organi sensoriali, con conseguenti sensazioni di allucinazioni e esperienze extracorporee.

La ketamina, un anestetico utilizzato in rianimazione, è un esempio di farmaco dissociativo. Venne introdotta e usata come anestetico veterinario quando fu brevettata in Belgio nel 1963. Divenne disponibile con prescrizione medica per uso umano, nel 1969, come ketamina cloridrato, col nome commerciale Ketalar. Fu approvata negli Stati Uniti nel 1970 e venne usata come anestetico da campo durante la guerra del Vietnam.

La perdita dell'udito e lo sviluppo di allucinazioni uditive e di tinnito viene definita "Sindrome dell'orecchio musicale", o con l'acronimo inglese MES (Musical Ear Syndrome). Forse è causato da una ipersensibilità nella corteccia cerebrale uditiva a seguito di una perdita parziale dell'udito. Questo "buco" nella gamma uditiva viene colmato dal cervello con pezzi di musica. Qualcosa di simile accade nella corteccia visiva quando c'è una perdita del campo visivo; anche in questo caso il cervello riempie il vuoto visivo con allucinazioni visive.[9]

Le allucinazioni musicali sono state identificate e classificate solo recentemente, ma ci sono diverse descrizioni nel corso della storia che ne ricordano i sintomi. Robert Schumann, ad esempio, sentiva intere sinfonie da cui traeva ispirazione per la sua musica, sinfonie che più tardi si trasformarono in una unica incessante nota che suonava nella sua testa. Lo stesso accadde al compositore russo Dmitrij Shostakovich[a]. Aveva una scheggia metallica di granata nell'area temporale del ventricolo sinistro del cervello e, ogni volta che piegava la testa da un lato, sentiva musica.[10,11] In età avanzata, Shostakovich soffrì di malattie croniche, che affogava con sigarette e vodka. A partire dal 1958 soffrì di una condizione debilitante che influenzò particolarmente la mano destra, costringendolo infine a rinunciare al pianoforte. Nel 1965, il dottor D.K.

---

[a] Dmítrij Dmítrievič Šostakóvič (San Pietroburgo, 1906 – Mosca, 1975)

Bogorodinsky di Leningrado gli diagnosticò una poliomielite, che in realtà era SLA (sclerosi laterale amiotrofica).[12] Nel 1967 scrisse: "Target raggiunto finora: 75% (gamba destra rotta, gamba sinistra rotta, mano destra difettosa). Tutto quello che devo fare ora è distruggere la mano sinistra e poi il 100% delle mie estremità sarà fuori uso." Lo spettro della morte permeò le opere successive di Shostakovich, come i quartetti e la quattordicesima Sinfonia del 1969, un ciclo di canzoni basato su una serie di poesie sul tema della morte. Si rivolse a specialisti in tutto il mondo e provò di tutto, anche preparati esotici a base di erbe e rimedi alternativi; nel gennaio 1967 provò anche un braccialetto magnetico giapponese. Non morì di SLA ma di un tumore al polmone nel 1975.[13]

Do	261,6
Do#-Reb	277,2
Re	293,7
Re#-Mib	311,1
Mi	329,6
Fa	349,2
Fa#-Solb	370,0
Sol	392,0
Sol#-Lab	415,3
La	440,0
La#-Sib	466,2
Si	493,9

4- frequenze in Hz delle note della quarta ottava

I neuroni nella corteccia uditiva, specialmente nell'emisfero cerebrale destro, sono importanti per distinguere le tonalità, cioè le gradazioni di frequenza delle vibrazioni. L'intonazione (*pitch,* in inglese) è fondamentale nella musica ma non è sufficiente; per l'ascolto occorre riuscire a seguire anche il rapporto tra le frequenze di due toni, cioè gli intervalli musicali, che costituiscono la struttura della melodia (due note sequenziali) e le armonie (note simultanee).

La scala musicale che tutti conosciamo, Do-Re-Mi-Fa-Sol- La-Si, può essere suddivisa in dodici semitoni. C'è un semitono tra Do e Do# (Do diesis), tra Do# e Re e così via. Tra il Si e il Do e tra il Mi e il Fa eccezionalmente non ci sono diesis, cioè tra SI-Do e Mi-Fa c'è solo un mezzo tono, cioè un semitono.

Ogni nota ha la sua frequenza ed è espressa in Hertz. La frequenza usata come standard internazionale di riferimento è quella della nota La4, o A4 nella notazione anglosassone, ed è stata fissata a 440 Hz. Dai 440 Hz del La, si possono calcolare le frequenze di tutte le altre note, con una formula matematica.[a] [figura 4]

Il rapporto tra le frequenze è geometrico e non aritmetico: significa che se proviamo a fare la differenza tra i diversi semitoni della scala si ottengono valori sempre diversi, mentre se facciamo il rapporto Do# diviso Do oppure Re diviso Do# o Fa diviso Mi si ottiene sempre lo stesso valore di 1,059 (il numero esatto è 1,05946309435930).

Per poter sentire la differenza di due note, consecutive o distanti, il cervello deve riuscire a distinguerne le frequenze. Un cervello che non distingue le frequenze è quello di un individuo cosiddetto *amusico*, che non riesce a distinguere una melodia da un'altra. Non è da confondere con l'essere "stonato". Chi non è intonato distingue la differenza di frequenza di due note e sente che sono diverse, ma non riesce a riprodurle con la voce. L'amusico invece non le distingue ma potrebbe cantarle. Per esempio, l'amusico non riesce ad apprezzare la bellezza del passaggio dei due accordi dalla prima alla seconda battuta della *Sonata Op.27 N.2* di Beethoven, al *Chiaro di Luna*.

Le prime due note (in verticale dall'alto) sono Sol# e Do#. Il Sol# ha una frequenza di 207,65 Hz e il Do# di 138,59 Hz. Il loro rapporto è uguale a circa 1,5. Nella seconda battuta c'è lo stesso Sol# ma al posto del Do# c'è un Si che ha una frequenza di 123,47 Hz. È cambiata una sola nota ed è cambiata tutta l'armonia, ma per l'amusico non è cambiato nulla [figura 5]. È successo che il rapporto tra le frequenze non è più uguale a 1,5, ma è diventato 1,7. Ma l'amusico non se ne accorge. L'amusico non può apprezzare Beethoven perché il suo cervello non sa fare le "divisioni musicali".

L'amusico, non solo non è in grado di distinguere una nota dall'altra, ma non comprende neppure la diversità dei ritmi; non sa distinguere i generi musicali e i diversi timbri degli strumenti. Non è in grado di distinguere un brano pop da uno di musica classica, non sente differenze tra una canzone goliardica ed un

---

a L'ottava è suddivisa in 12 parti (semitoni) e nella musica occidentale è definito "temperamento equabile".

inno nazionale. Nella migliore delle ipotesi, la musica è vissuta come un'esperienza incomprensibile, e nella peggiore come un'esperienza irritante e molto sgradevole. Persone con *amusia* dalla nascita hanno connessioni ridotte tra le aree uditive e le regioni frontali del cervello, e di conseguenza fanno fatica a capire le relazioni tra i suoni.[14]

Di amusia, in forme più o meno gravi, soffrono 4 persone su

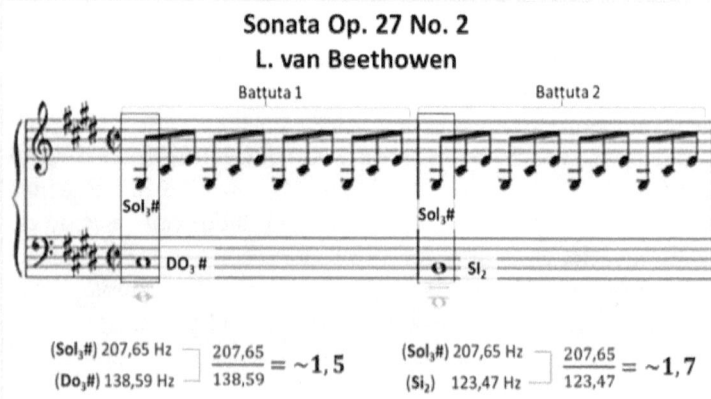

5 - *Prime due battute della Sonata Op. 27 N.2 con i rapporti delle frequenze*

100. Era amusico Che Guevara che, durante una festa, sembrava ballare un tango mentre in sala stavano suonando una samba. Era amusica certamente Florence Foster Jenkins (1868-1944), una soprano di Philadelphia. Nonostante i tentativi di dissuasione da parte della famiglia, la Foster, forte anche di una ricca eredità che poteva consentirle di fare l'artista senza proventi, decise comunque di intraprendere la carriera di cantante lirica. Il punto è che la Foster non aveva il senso del ritmo del ritmo, era amusica ed era stonata.

Eppure, la Foster divenne famosa, ed era seguita da un pubblico numerosissimo, per via delle sue esibizioni eccentriche e decisamente comiche. Si esibiva con vestiti vistosi ed elaborati, con ali angeliche, paillettes e fiori tra i capelli. La Foster, dopo aver straziato Verdi e Mozart, vedendo crescere il suo successo, dovuto soprattutto al divertimento che generava, arrivò a paragonarsi alle soprano più famose dell'epoca, di cui si riteneva degna rivale. Disse: "La gente può anche dire che non so cantare, ma nessuno potrà mai dire che non ho cantato". [15]

In qualche modo ebbe ragione poiché, nel 2016, le fu dedicato il film biografico "Florence" diretto da Stephen Frears ed interpretato da Meryl Streep.

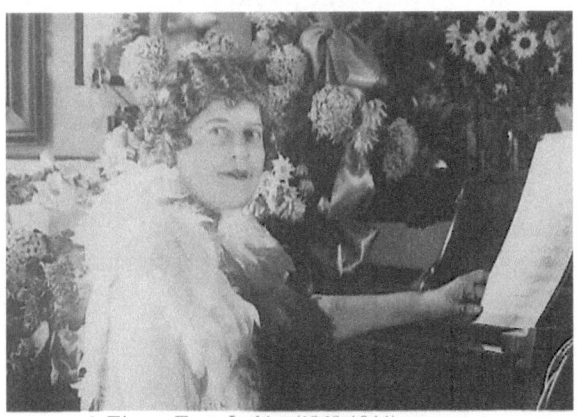

6- Florence Foster Jenkins (1868-1944)

Ci sono le amusie iatrogene, indotte dai famaci, e quelle patologiche, indotte da traumi e malattie.

Vissarion Sebalin, il compositore russo allievo di Nikolaj Mjaskovskij, ebbe un attacco cardiaco all'età di 57 anni, seguito da un altro infarto nel 1959 che ne compromise la facoltà di parola rendendolo praticamente incapace di comunicare. Non riusciva più a comprendere le domande e ad esprimersi in modo comprensibile. Eppure, nei quattro anni successivi, compose quattordici corali, due sonate, due quartetti, undici canzoni e una sinfonia, la quinta, finita di comporre appena qualche mese prima della morte per infarto, nel 1963. La quinta sinfonia fu definita da Dmitrij Shostakovich "*una brillante composizione creativa, densa di altissime emozioni, ottimistica e piena di vita. Questa sinfonia, composta durante la malattia, è la creazione di un grande Maestro*". L'autopsia post-mortem di Šebalin, rivelò un danno nel lobo temporale e nel lobo parietale dell'emisfero sinistro. Quello di Šebalin era un caso di *afasia senza amusia*. La letteratura medica ha documentato molti casi simili, come quello di Isabelle, 28 anni, gestiva un ristorante ed era appassionata di musica. [16] Isabelle subì due operazioni chirurgiche all'emisfero sinistro del cervello, la prima per un aneurisma e poi per un'infezione causata dalla prima operazione. Un secondo aneurisma rese necessario un terzo intervento, questa volta all'emisfero destro. Le radiografie del cervello di Isabelle erano spaventose, con due ampie lesioni, veri e propri buchi, uno a destra e uno a sinistra. Sorprendentemente, il linguaggio e le capacità comunicative non erano minimamente intaccati, tanto che Isabelle continuò a scrivere poesie anche dopo gli interventi chirurgici. Ma non era tutto come prima, Isabelle non riusciva più a ricordare e apprezzare la musica. Isabelle fu un caso di *amusia senza afasia*.

Esiste dunque un cervello musicale, quello che fu risparmiato dalla malattia di Sebalin e fu distrutto in quella di Isabelle. I farmaci possono fare lo stesso anche se in modo più subdolo.

Giullari, musici, barbieri e cerusici

La medicina e la musica sono alleate fin dai tempi antichi. D'altra parte, Apollo era il dio della medicina, della musica e della poesia. Su palcoscenici improvvisati, carovane di maghi, menestrelli, barbieri, cerusici, musici, prostitute e predicatori, si guadagnavano da vivere raccontando storie alla povera gente, poesie d'amore agli innamorati, curando e rattoppando come potevano ferite infette, raddrizzando ossa rotte, e vendendo pozioni e rimedi più o meno magici alla povera gente. Non c'era nessuna distinzione tra recitazione, musica e medicina perché tutto era finalizzato ad un unico obiettivo: rinfrancare lo spirito e alleviare i malanni della mente e del corpo.

Nel nono e nel decimo secolo la musica era un'arte di strada, la *giullaria*, praticata da musicisti ambulanti che dovevano saper suonare molti strumenti: la viella, la ghironda, la ribeca, la citola, il flagioletto, il flauto a becco, la cornamusa, e molti altri.

Vivevano e si guadagnavano la giornata con quello che riuscivano a racimolare dagli spettatori e dai passanti. Avevano quasi sempre al seguito predicatori, di dubbia vocazione religiosa, e donne libertine, chiamate *giullaresse* o *soldadere*. Insomma, avevano tutto quanto fosse necessario a rinfrancare i bisogni spirituali e carnali e lenire i malanni del corpo. La Chiesa non li vedeva di buon occhio perché possedevano la capacità di trasformare il loro corpo e la loro espressione, andando così "contro natura", e quindi contro la volontà di Dio.

Viaggiavano molto, spesso non avevano fissa dimora, e la loro condizione sociale era considerata bassa, molto vicina a quella dei servi. Il nome *menestrello*, infatti, deriva dal provenzale *menestral*, che era il servo di casa.

Spesso questi artisti di strada sono stati raffigurati come mendicanti, ciechi, oppure nani o mutilati. Non è un caso che anche i nomi popolari dati agli strumenti musicali da loro utilizzati ricordassero le loro menomazioni: la ghironda ad esempio era chiamata anche viola da orbo. [a]

Francesco Petrarca li descrisse come "gente di non grande intelligenza, ma con una memoria prodigiosa, molto ingegnosi e impudenti oltre misura". [b]

Con loro spesso c'erano i barbieri, che oltre ad occuparsi di barba e capelli, cucivano ferite, conciavano ossa e cavavano denti. I cerusici invece erano, per così dire, dei barbieri diplomati, che avevano avuto qualche infarinatura di medicina, e a cui i barbieri lasciavano gli interventi chirurgici più complessi. Nel 1210 la divisione divenne ufficiale: in Francia fu fondata la Corporazione dei Barbieri, divisa in "chirurghi che fanno operazioni chirurgiche complesse" e "barbieri che fanno la barba e le estrazioni dentali". Anche la Repubblica di Venezia istituì la Corporazione dei Barbieri nel 1271, distinta in raggruppamenti, detti Colonnelli: i *barbitonsori* (barbieri che si limitavano a tagliare barba e capelli); i *barbieri cavadenti* (i dentisti); i *barbieri chirurghi* (che operavano le piccole ferite ed assistevano i medici negli interventi più impegnativi); i *conzaossi* (specializzati in fratture e lussazioni); i *braghieri* (che fasciavano ernie e castravano animali e uomini); gli *stueri* (che estirpavano i calli in luoghi riscaldati dalle *stue, le* stufe); infine i *parrucchieri* che producevano le parrucche).

Nei conventi, i monaci venivano sottoposti a salasso quattro volte all'anno, da un fratello addetto o dal barbiere, allo scopo di eliminare gli umori venosi e di abbassare la pressione. I monaci stessi si dilettavano a fare i barbieri o i cerusici. In effetti, oltre ai

---

[a] Nel X secolo d.C. si chiamava organistrum poiché ricordava un organo, anche se il suono era più simile a quello di una zampogna e la forma è assimilabile ad un mandolino. Funziona grazie a una ruota di legno, coperta di pece e azionata da una manovella, che sfrega le varie corde, come un archetto di violino, controllate da una tastiera. Fino alla fine del Settecento la ghironda ebbe una grandissima fortuna. Anche Mozart la utilizzò nella Danza Tedesca K 602 n.3 e nel minuetto K 601 n.2.

[b] Francesco Petrarca (Arezzo, 1304–Arquà 1374), scrittore, poeta, filosofo e filologo.

loro doveri religiosi, coltivare l'orto per il fabbisogno del convento, produrre vino, birra e miele e copiare manoscritti, c'era anche il dovere di fornire cure mediche agli ammalati.

Si chiamava *monachus infirmarius* e fungeva da medico e da farmacista, preparava le medicine e, allo stesso tempo, curava i monaci malati, i pellegrini, gli anziani e i poveri in genere. In alcuni monasteri sono stati ritrovati rifiuti tipici di un ospedale: sangue, tessuti, e diverse droghe e spezie utilizzate come farmaci. All'infirmarius era affidata la gestione dell'*armarium pigmentariorum,* cioè la bottega, il ripostiglio o un apposito armadio, dove erano custoditi i rimedi erboristici.

Rimedi a base di cicuta, giusquiamo e papavero da oppio venivano usati come antidolorifici ed anestetici; pomate e unguenti a base di oppio e lardo, per medicare le ferite aperte dopo un intervento chirurgico o dopo un'amputazione, come testimoniato dal ritrovamento di resti di parti del corpo amputate. Per distruggere le uova dei pidocchi, o per fermare la diarrea o un'emorragia interna, i monaci usavano la *tormentilla,* una pianta con un'alta concentrazione di tannino. Per smorzare i crampi della fame si adoperava la *Lathyrus linifolius,* o cicerchia montana, una specie di pisello, detto anche veccia amara. I semi di alcune piante tossiche che inducevano il vomito erano invece usati dai monaci agostiniani per le ubriacature. C'erano anche resti di bambini nati morti o abortiti, e per queste pratiche, nonostante fosse ovviamente proibito ai monaci, si usavano bacche di ginepro e segale cornuta, una segale infestata da Clavicex purpurea, un fungo parassita contenente molti alcaloidi velenosi, tra cui l'ergometrina, che provoca contrazioni uterine.

Durante tutto l'Alto Medioevo, i monasteri dislocati lungo le grandi vie di pellegrinaggio verso la Terra Santa, si dedicarono all'assistenza dei pellegrini ammalati. Si diffusero anche i cerusici-monaci vaganti. La pratica doveva essere abbastanza diffusa al punto che il Concilio Laterano del 1215 arrivò a vietare definitivamente ai monaci di praticare la chirurgia. La motivazione ufficiale fu che i monaci-chirurghi con le loro cure avrebbero potuto procurare la morte del paziente, ed esserne quindi direttamente o indirettamente responsabili, il che era incompatibile col loro ministero. La motivazione reale invece, che infastidiva oltremodo la

Chiesa, era che i monaci che si allontanavano dal convento per prestare cure mediche finivano per cedere alle tentazioni della carne e si arricchivano con le ricompense ricevute, più o meno spontaneamente, dagli assistiti.

Santa Ildegarda di Bingen

Se c'è una persona che incarna in sé il prototipo del monaco-medico-farmacista-musicista, questa è senza alcun dubbio Ildegarda di Bingen.

Un centinaio di anni dopo che Guido d'Arezzo dette i nomi alle note musicali, nel 1098, a cavallo tra l'Alto e il Basso Medioevo, nacque Ildegarda di Bingen, a Bermersheim, un minuscolo paesino della Renania-Palatinato.

Diventò una monaca benedettina al tempo dei due papi, Alessandro III e Vittore IV, l'antipapa che si rivolse a Federico Barbarossa, imperatore del Sacro Romano Impero, per ottenere la legittimazione alla carica. Il 7 ottobre 2012, Ildegarda è stata canonizzata da Benedetto XVI, in un altro periodo con due papi. [a,b,c]

7 - *Ildegarda di Bingen*

Santa Ildegarda di Bingen fu cosmologa, linguista, filosofa, naturalista e la prima donna musicista e compositrice nella storia cristiana (a nostra conoscenza). Fu una grande sperimentatrice di rimedi erboristici, catalogò oltre 200 erbe officinali e i loro effetti sul corpo umano. Scrisse di visioni e allucinazioni uditive, che disse di aver sperimentato personalmente. Si disse che le sue visioni fossero dovute ad emicranie, e più specificatamente alla *emicrania sine dolore,* una forma di emicrania che produce immagini visive senza dolore.

---

[a] Vittore IV, nato Ottaviano dei Crescenzi Ottaviani, (1095-1164), fu antipapa dal 1159 fino alla sua morte, in opposizione a papa Alessandro III.

[b] Alessandro III, nato Rolando Bandinelli (1100–1181), è stato il 170° papa della Chiesa cattolica dal 1159 alla morte.

[c] Papa Benedetto XVI, nato Joseph Aloisius Ratzinger (Marktl, 1927), è papa emerito della Chiesa cattolica da febbraio 2013 quando rinunciò al ministero di vescovo di Roma. È stato l'ottavo pontefice a rinunciare al ministero petrino.

Ildegarda nacque in una famiglia nobile, ultima di dieci figli. Già da piccola raccontò di aver avuto le prime visioni, che erano accompagnate da un malessere fisico molto debilitante.

Studiava medicina e scriveva musica: compose settanta canti e il dramma musicato *Ordo Virtutum*, e tutti insieme formano la *Sinfonia*, definita come la prima *Moralità* tra quelle che ci sono state tramandate. Le Moralità erano nate in Inghilterra (*morality play*) alla fine del Quattrocento, ed erano dei drammi a carattere didattico e religioso, scritti in lingua volgare ed in versi. Parlavano della vita e della morte.[a] Il protagonista della Moralità di Ildegarda si chiama Ognuno, ed è rappresentato nel momento cruciale in cui Morte viene a prenderlo, ma lui è impreparato a seguirla; Ognuno allora cerca aiuto fra i suoi quattro amici terreni, Ricchezza, Bellezza, Amicizia e Buone-Azioni. Tutti lo allontanano tranne Buone-Azioni, che alla fine scenderà con lui nella fossa, abbandonato da Ricchezza, Bellezza e Amicizia.

Ildegarda riteneva che l'anima umana fosse sinfonica e che ogni sinfonia, di voci e di strumenti, diretta dalla terra verso il cielo fosse un modo per reintegrarsi, per ridare vita alla condizione paradisiaca perduta dall'uomo.

La Sinfonia è umana, perché le voci sono umane e perché gli strumenti sono costruiti e suonati da uomini terreni. La Sinfonia è materia terrena e diventa divina e immateriale solo quando si innalza al cielo. Per questo motivo, il musicista e chi ascolta la musica, si eleverà al cielo e sopravvivrà alla morte terrena.

Ildegarda fu innovatrice e trasgressiva. Al tempo in cui l'unica musica legittima era la voce umana, Ildegarda propose la musica strumentale come parte integrante del canto. Al tempo in cui le voci femminili erano consentite solo come voci bianche, Ildegarda introdusse il coro di donne.

Osò addirittura confutare San Paolo. All'affermazione di San Paolo "L'uomo non è stato creato per la donna, ma la donna è stata creata per l'uomo", Ildegarda replicò con questa frase "La donna è stata creata per l'uomo, e l'uomo è stato forgiato per la donna".[b] Idee troppo avanzate per i suoi tempi, per giunta dette

---

[a] Il Morality Play più famoso è Ogni Uomo, della fine del Quattrocento (1495 circa), di 921 versi.

[b] Corinzi. 11,9

24

da una donna, nonché suora. L'Arcivescovo di Magonza emanò una Interdizione che le proibiva di eseguire la musica nel monastero; l'Interdizione fu ritirata solo sei mesi prima che Ildegarda morisse.

La rivoluzionaria Ildegarda fu probabilmente anche la prima sperimentatrice di sensazioni musicali e visive indotte dalle droghe naturali. Ildegarda descrisse così le sue visioni: "Per volontà divina il mio spirito nella visione sale fino alle stelle, in alto, sopra le differenti regioni, in luoghi lontani da dove resta il mio corpo".

Profonda conoscitrice e studiosa di rimedi naturali, nel suo *Herbora sempliciorum*, Ildegarda elencò le numerose erbe coltivate nei monasteri. L'olio ricavato dal succo d'ortica contro la debolezza di memoria; la tisana di semi di finocchio per rasserenare la mente; la liquirizia per migliorare il carattere; l'assenzio per combatte la depressione e i chiodi di garofano per il mal di testa: "Chi ha mal di testa al punto da sentirsi il capo pesante, come se fosse diventato sordo, mangi spesso dei chiodi di garofano e l'oppressione cerebrale diminuirà."

Studiò sia le proprietà fisiche delle piante che i poteri terapeutici nascosti in esse; le stesse virtù che Ildegarda ritrovava anche nella musica. Una voce venuta dal cielo le aveva detto: "Scrivi ciò che vedi e che senti".

Ildegarda descrisse ventisei visioni che aveva con le erbe e con la musica: stelle, punti scintillanti di luce e figure merlate. Sono state spiegate dalla medicina moderna come *scotomi scintillanti*, una manifestazione visiva, associata spesso alla "emicrania con aura", che consiste nella percezione di una macchiolina scura contornata da piccole strisce colorate a luminosità intermittente. In alcuni casi il disturbo può avere origine iatrogena, cioè, causata dall'assunzione di alcuni medicinali. Tra quelli noti ad Ildegarda e in grado di indurre visioni lei stessa descrisse "le dolci illusioni fino ai sogni demoniaci" del giusquiamo, a seconda della dose; la stupidità indotta dalla mandragora e le sorprendenti visioni indotte dallo stramonio; la paura fino al terrore scatenati dal colchico; gli incubi atroci dell'erba dolce fermentata (stevia) o la sensazione di essere assaliti da serpenti indotta dalla *Ophiusa d'Etiopia*; la morte apparente causata dall'aconito; "la follia furiosa e le danze vertiginose, i sogni tristi o gai a seconda delle dosi" e la visione offuscata indotte dalla belladonna in infuso o in idromele.

Nel medioevo si credeva che la belladonna fosse la pianta preferita del diavolo, il quale si dedicava personalmente alla coltivazione durante il suo tempo libero, fermandosi solo per il riposo del Walpurgis, il sabba delle streghe. Ildegarda diceva che il terreno su cui cresceva la belladonna emanasse un potere diabolico. Si credeva che le streghe mescolassero belladonna e altre piante velenose (l'aconito ad esempio) per creare un unguento che si sfregavano sulla pelle per indurre allucinazioni. Tra i tanti nomi della belladonna c'è anche *dwale*, che significa trance (probabilmente dallo scandinavo *dool*, (sonno), o dal francese *deuil* (dolore).

Ildegarda lasciò scritto "Dio mi ha punito ... mettendomi su un letto di malattia in modo che il sangue fosse asciugato nelle mie vene, l'umidità nella mia carne, e il midollo nelle mie ossa, come se lo spirito stesse per lasciare il mio corpo. ... questa malattia è stata posta su di me per punizione".

Quasi certamente Ildegarda soffriva di un disturbo nervoso funzionale. "Queste visioni che ho visto, - scrisse - non le ho viste né nel sonno, né nei sogni, né nella follia, né con i miei occhi carnali, né con le orecchie della carne, né in luoghi nascosti; ma sveglia, vigile, con gli occhi dello spirito e con le orecchie interiori, li ho percepiti in modo aperto e secondo la volontà di Dio. È davvero difficile capire in che modo questo possa essere stato sostenuto dalla carne umana."

Le visioni che aveva erano vivide: "In alcuni casi una luce, più grande delle altre, mostra una serie di figure circolari concentriche di forma ondeggiante; e vengono descritte figure definite, in alcuni casi con un'area colorata, spesso le luci si muovevano, scintillavano o bruciavano; visioni descritte da tanti visionari, come Ezechiele". Si riferisce alle bibliche visioni del profeta Ezechiele di Babilonia.

Ildegarda precisò che le sue visioni mistiche, messe per iscritto nelle sue liriche, non erano frutto di allucinazioni o di sogni, ma avevano un'origine divina. Nel suo primo libro profetico, il *Liber Scivias*, Ildegarda ricondusse l'origine dei testi dei suoi canti ad una "visione" della musica celeste: "E poi vidi un'aria luminosissima, nella quale ascoltai, in tutti i significati che abbiamo detto e in modo meraviglioso, generi diversi di musiche nelle lodi gaudiose dei cittadini celesti, che perseverano tenacemente nella via della verità".

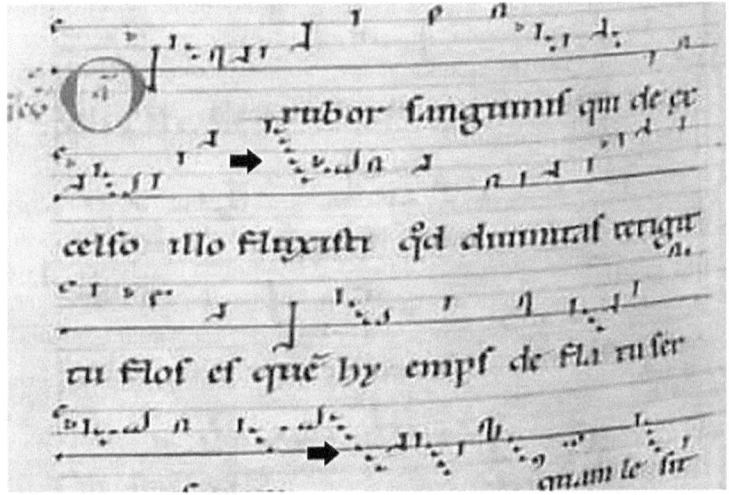

8- Ildegarda da Bingen. O rubor sanguinis (le frecce indicano due melismi molto ampi)

La musica di Ildegarda, scritta per accompagnare i testi profetici, è fatta di melodie insolite e originali, cariche di immagini scintillanti, proprio come le sue visioni. La particolarità più evidente delle melodie sono le fioriture ed il ricorso al *melisma*, un ornamento melodico che si ottiene trascinando la vocale della sillaba su un gruppo di note di altezze diverse. I melismi di Ildegarda arrivano a coprire un'estensione di più di due ottave e sono spesso associati ad intervalli di terza, quinta, e di ottava, che rendono l'impianto compositivo molto lontano dalla sobrietà e dalla compostezza delle melodie gregoriane. [figura 8]
"Produssi parole e musiche in lode di Dio e dei santi – disse Ildegarda - senza che nessuno me lo avesse insegnato, e li cantai, pur non avendo mai imparato a leggere la musica né a cantare." [17]
Ildegarda componeva sotto l'effetto di qualche sostanza? Era la droga la volontà e la potenza ispiratrice della sua musica?

La nostra perplessità era anche quella dei suoi contemporanei. Una nobildonna renana, in una lettera indirizzata alla badessa, allude a curiose e "sconvenienti" cerimonie organizzate nel chiuso del monastero. Ildegarda conosceva molto bene l'effetto delle piante e avrebbe saputo sapientemente usarle per "avvicinarsi a Dio" senza arrivare all'incoscienza: "vedo nell'anima mia ad occhi aperti, - scrisse Ildegarda - perché mai ho provato la perdita di conoscenza propria dell'estasi, mentre questa visione io l'ho da sveglia, di giorno come di notte".

Al tempo di Ildegarda solo i sogni degli uomini avevano valore premonitore, mentre quelli delle donne erano considerati fantasie. Per tale motivo, Ildegarda sottolineò che non si trattava di un sogno, e per rivendicare una qualche credibilità si appigliò alle Sacre Scritture: "Una luce fiammeggiante con bagliori simili a quelli di un fulmine venne dal cielo e scese su di me, m'inondò il cervello, mi penetrò pure il petto con una fiamma che non consuma ma riscalda, come fa il sole per quanto cade sotto i suoi raggi. E d'improvviso mi aprì il senso delle Scritture, del Salterio, del Vangelo e degli altri libri del Vecchio e del Nuovo Testamento. Scrivi quello che vedi e odi, così la voce".

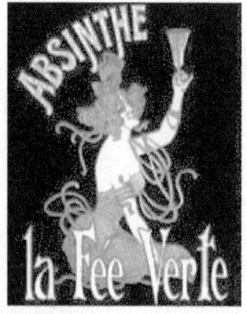

9 - L'assenzio, la fata verde.

Gli scotomi possono essere anche conseguenza di tumori del cervello, di ischemie o di intossicazioni. Escludendo queste cause, quella che resta più probabile per Ildegarda è, come già detto, l'emicrania con aura. È possibile che per alleviare la sua emicrania Ildegarda utilizzasse piante medicinali di cui era esperta, che potrebbero avere indotto, o amplificato, le allucinazioni e le visioni, e influenzato la sua musica.

Uno fra tutti, e forse il preferito di Ildegarda, era l'estratto di Arthemisia absinthium, l'assenzio. Così scrisse Ildegarda: "L'assenzio è molto caldo e pieno di forza ed è il rimedio più importante contro tutti i languori. Versa abbastanza succo nel vino caldo e con esso inumidisci completamente la testa dolente fino agli occhi, alle orecchie e alla nuca. Lo devi fare di sera, quando vai a dormire e copri il capo con un berretto di lana fino al mattino. Ciò reprimerà il dolore della testa gonfia ed il dolore dovuto a gotta e soggiogherà anche il dolore interno alla testa".

L'assenzio, che per Ildegarda era "principales magistra ad omnes languores" (il rimedio di tutti i mali), sarà celebrato anche da Shakespeare che fece dire ad Amleto "Assenzio! Assenzio!", da Édouard Manet che dipinse "Il bevitore di assenzio" nel 1859 e da Edgard Degas che immortalò una signora con un bicchiere di assenzio, in un caffè di Parigi del 1873, nel quadro *Dans un café*. Il liquore aveva un colore verde pallido e per questo motivo era comunemente chiamato la Fée Verte, (la Fata Verde). Erano assidui bevitori di Fata Verde i poeti "maledetti", fra tutti Baudelaire, Verlaine, Rimbaud. [figura 9]

Il nome latino dell'assenzio, Absinthium, può essere letteralmente tradotto dal greco come "pianta senza diletto", avvero pianta sgradevole, e in effetti è una pianta amara in tutte le sue parti. Già nelle Sacre Scritture simboleggiava le difficoltà della vita e si usava dire "amaro come l'assenzio". Nel tardo medioevo l'assenzio era considerato come "la pianta che giova perché eccita l'appetito e preserva i panni dalle tignole".

Il liquore ricavato dall'assenzio dà sintomi simili alle droghe leggere. Sono due alcaloidi i responsabili degli effetti psicoattivi dell'assenzio e si chiamano α-tujone e β-tujone.

Il liquore di assenzio del secolo XI, quello che potrebbe aver usato Ildegarda, così come veniva preparato a partire dall'Artemisia absinthium, doveva contenere circa 260 mg/l di tujoni[18]. A questi dosaggi, oltre agli effetti benefici, si manifestano anche le tossicità. I tujoni riducono l'attività gabaergica (dei recettori GABA$_A$) e quella serotoninergica (dei recettori 5-HT3) favorendo l'insorgenza di scariche neuronali anomale, responsabili di convulsioni di tipo epilettico. [19,20,21]

Per i non addetti, i recettori GABA$_A$ sono quelli su cui agisce il Valium, una benzodiazepina. L'assenzio dunque fa il contrario di quello che fa il Valium. Mentre le benzodiazepine, stimolando il recettore GABA$_A$, inducono l'effetto sedativo, ipnotico, ansiolitico, anestetico, anticonvulsivante e miorilassante, l'assenzio fa il contrario.

Nel XIX e XX secolo, la sindrome conseguente all'uso cronico di assenzio era conosciuta come "absintismo", e si manifestava con una iniziale sensazione di benessere a cui seguivano vertigini, nausea, fremiti muscolari fino alle convulsioni, una speciale ebbrezza fino alle allucinazioni, e turbamenti delle facoltà mentali fino al delirio maniacale. L'assenzio fu l'ispirazione del modo di vivere bohemienne ed era la bevanda preferita di Vincent Van Gogh, Toulouse Lautrec e Ernest Hemingway, che dichiarò di amare l'assenzio per i suoi effetti "di far cambiare le idee". Al Moulin Rouge gli avventori si servivano dell'assenzio per sedurre le signore. Émile Zola riuscì a riassumere efficacemente gli effetti devastanti dell'assenzio con la frase: "Finisce sempre con uomini ubriachi e ragazze incinte".

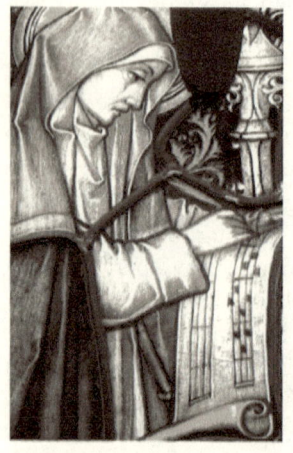

10 Ildegarda di Bingen mentre compone

Chi beve vino tende all'allegria, alla socializzazione, il bevitore di birra ha una ubriacatura più profonda; il bevitore di assenzio è invece perso nelle sue fantasticherie e la creatività aumenta: per questo divenne la bevanda preferita fra gli artisti. Alfred Delvau disse: "L'assenzio vi fa girare la testa al primo bicchiere, vi salda sulle spalle un paio di ali di grande portata e si parte per un paese senza frontiere e senza orizzonti". Oscar Wilde scrisse: "Un bicchiere d'assenzio, non c'è niente di più poetico al mondo. Che differenza c'è tra un bicchiere di assenzio e un tramonto? Il primo stadio è quello del bevitore normale, il secondo quello in cui cominciate a vedere cose mostruose e crudeli ma, se perseverate, arriverete al terzo livello, quello in cui vedete le cose che volete, cose strane e meravigliose".

Ildegarda scrisse: "La luce che vedo, pur rifulgente più del Sole, non ha un punto preciso: né riesco a valutarne l'altezza né la distanza né l'ampiezza, e la chiamo 'il nembo della Luce vivente', dentro cui talora un'altra m'appare e la chiamo 'la Luce vivente stessa. Vidi una grande stella, quanto nessun'altra mai meravigliosamente risplendente e ad essa assieme una moltitudine straordinaria di stelle cadenti... e d'improvviso vennero tutte annientate, ridotte in neri carboni".

Sembrerebbe evidente che sia stato l'effetto di droghe, come l'assenzio e la belladonna, alla base delle visioni che Ildegarda trascrisse in musica. Tuttavia, le sue visioni si verificarono fin dai primi anni dell'infanzia, quando era improbabile che facesse già uso di erbe medicamentose. Ildegarda trascrisse, nero su bianco, le visioni infantili solo all'età di trentotto anni, quando era già diventata badessa del convento di Disibodenberg. È possibile quindi che possa aver amplificato e mitizzato ricordi infantili. Probabilmente cercò di replicare le visioni mistiche in età adulta con l'aiuto delle droghe o, più verosimilmente, usò le erbe per alleviare i suoi mal di testa, ottenendo visioni come effetto collaterale.

Ad ogni modo, i suoi scritti furono sottoposti al giudizio del papa Eugenio III e, ottenuto l'avallo papale, cominciarono a diffondersi nel mondo cristiano.

Che le visioni di Ildegarda siano state frutto degli effetti dell'assenzio o di altre erbe, o degli scotomi scintillanti dell'emicrania di cui soffriva, non è fondamentale.[22]

Ildegarda di Bingen è stata una pioniera ella sperimentazione dell'uso farmacologico della musica. Una anticipatrice dell'associazione di musica e farmaci per indurre esperienze extrasensoriali, in pratica un'antesignana della musica psichedelica del XX secolo.

Bach, Händel e il dottor Taylor

John Taylor di professione faceva l'oculista, ma non passò alla storia per le proprie abilità bensì per gli sciagurati errori che inflisse ai suoi pazienti e, fra questi, a due musicisti del tempo, Johan Sebastian Bach e Georg Friedrich Händel[a].

Johan Sebastian Bach nacque il 31 marzo 1685 a Eisenach, in Germania. In realtà nacque il 21 marzo, poiché nella Turingia si usava ancora il calendario giuliano e non quello grego-

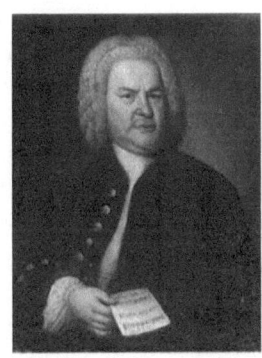

11 J.S. Bach.

riano. Nel 1700 Bach vinse una borsa di studio alla prestigiosa Scuola di San Michele a Lüneburg, dove si perfezionò all'organo e al clavicembalo e dove studiò il francese e l'italiano, la teologia, il latino, la geografia e la matematica.

La Guerra dei Trent'anni era stata devastante, una delle più lunghe e distruttive della storia europea. Quando l'esercito imperiale e quello danese si scontrarono in Sassonia e in Turingia, tra il 1625 e il 1626, nelle comunità locali aumentarono le malattie infettive. I documenti dell'epoca parlavano di *malattia della testa*, *malattia ungherese*, *malattia maculata* (tubercolosi), e di scorbuto. La parte settentrionale dell'Italia fu colpita da un'epidemia di peste bubbonica nel 1630 e lo stesso accadde in Germania nel 1634. Negli ultimi decenni della guerra, la tubercolosi e la dissenteria erano condizioni endemiche. La mortalità infantile era tragicamente alta e la medicina del tempo poteva offrire pochissime terapie realmente efficaci. La morte era all'ordine del giorno. Dopo la fine della guerra, la popolazione, falcidiata dalle carestie e dalle malattie, tornò a crescere, lentamente.

Al tempo di Bach, le condizioni erano ancora precarie. Era rimasto orfano all'età di 10 anni, di madre e di padre. Si sposò, nel 1707, con la cugina di secondo grado Maria Barbara da cui ebbe

---

[a] Georg Friedrich Händel nacque ad Halle il 23 febbraio 1685 e morì a Londra il 14 aprile 1759.

sette figli. Dopo tredici anni di matrimonio Bach rimase vedovo. Si risposò l'anno dopo con Anna Magdalena Wilcke,[a] una soprano, più giovane di lui di 17 anni, da cui ebbe altri tredici figli. Solo undici dei venti figli di Bach raggiunsero l'età adulta.

A differenza di molti musicisti suoi contemporanei, Bach non ebbe la possibilità di accedere ad un titolo universitario e così, per migliorare la condizione economica e garantire ai figli un'istruzione adeguata, nel 1723 si trasferì a Lipsia. Quasi tutti i musicisti cercavano appoggio e sostentamento nelle Chiese e anche Bach riuscì ad ottenere il posto di Cantor nelle più importanti chiese di Lipsia. Il *cantor*, detto anche *psalmista*, era il termine generico che designava un cantore di musica sacra o profana. A differenza dei *lettori*, i cantori non erano annoverati tra gli ordini clericali e quindi non dovevano conseguire l'ordinazione a diacono o presbitero.

Lipsia era diventata un centro commerciale vivace e intellettualmente attivo, dominato dall'eredità ecclesiastica di Martin Lutero. Vantava una prestigiosa università e, tre volte l'anno, ospitava un'importante fiera, la Leipziger Messe. Per questo motivo Bach vi si era trasferito, per offrire ai figli un ambiente stimolante.

Come Cantor scrisse circa 200 cantate da chiesa, la maggior parte composta durante i suoi primi 2 anni. Bach non era solo il clavicembalista e l'organista che conosciamo ma anche un ottimo violinista. Uno dei suoi primi incarichi fu proprio come primo violino, anche se in orchestra preferiva suonare la viola.

Lavorava duro, e il fisico glielo permetteva. Poteva contare su una costituzione molto robusta e un'ottima salute. Percorreva a piedi lunghe distanze; si era recato diverse volte ad Amburgo, distante circa 50 chilometri, per ascoltare Johan Adam Reincken all'organo della Catharinenkirche, e più volte anche a Celle, distante da Lüneburg 85 chilometri, per ascoltare l'orchestra francese del duca Giorgio Guglielmo di Brunswick-Lüneburg. Si recò a piedi addirittura a Lubecca, distante ben 400 chilometri, per ascoltare Dietrich Buxtehude[b]. Impiegò quattro mesi tra andata e ritorno. Dei concerti grandiosi e spettacolari di Buxtehude si parlava in tutta la Germania e Bach non poteva perderseli. Non

---

[a] Anna Magdalena Bach-Wilcke (Zeitz, 1701 – Lipsia, 1760)
[b] Dietrich Buxtehude, (1637–1707)

c'erano radio, televisione, dischi, CD o mp3 e quindi assistere al concerto era l'unico modo per ascoltare musica.

Il 2 e 3 dicembre del 1703, Buxtehude organizzò due Extraordinarien Abendmusiken (Serata musicale straordinaria) utiliz-

Aria

Johann Sebastian Bach (1685-1750)
BWV 515

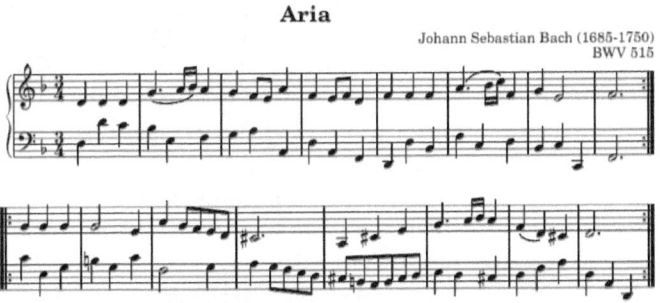

12 - Lieder BWV 515 dedicato alla pipa

zando quaranta musicisti, disposti su quattro balconate, a formare un'orchestra di qualità eccezionale.[23]

Approfittò della buona eredità genetica sfidando anche la salute dei suoi polmoni. Era infatti un accanito fumatore di pipa, anzi, della sua amata pipa di terracotta, la cui passione eguagliava forse solo quella per la musica. Alla sua pipa dedicò addirittura il lieder BWV 515, Erbauliche Gedanken eines Tobachrauchers. [figura 12]

Il testo del lieder in cinque sestine è una celebrazione della pipa, quasi una divinizzazione, a sottolineare il legame morboso e spirituale che Bach aveva per il fumo:

Il fumo all'aria scompare,
Nient'altro che cenere rimane.
Così la gloria dell'Uomo viene consumata
E il corpo si trasforma in polvere.

Bach era anche un grande bevitore di birra e di sidro, un succo di mele fermentato, che acquistava all'ingrosso, in barili. In Austria il consumo di sidro era diffuso già nei secoli XII e XIII, ma nel XVIII aumentò al punto che fu necessario ampliare la superficie coltivata ad alberi di mele, a scapito delle coltivazioni di cereali. Nei trattati di Julien Le Paulmier, medico personale di Carlo

IX e di Enrico III, ne vengono esaltate le proprietà terapeutiche, digestive, diuretiche e antinfluenzali.[a]

Sulla tavola di Bach, nei giorni di festa non mancava il vino bianco dei colli dell'Elba, del Reno o della Mosella. Dalla sorella, che abitava a Schweinfurt, si faceva mandare il mosto cotto. Dopo i pasti non disdegnava un bicchierino di schnaps (distillato simile alla grappa), o di acquavite di malto (praticamente un whisky).

Pare che Bach abbia avuto almeno due ictus, uno nel 1746, l'anno in cui posò per il famoso ritratto di Hausmann[b], e uno nel luglio 1750, circa due settimane prima della sua morte.[24] Due anni dopo il primo ictus, nel 1748, la vista cominciò a diminuire rapidamente, al punto che quasi non riusciva più a scrivere. Nel 1750, quando stava lavorando a 'L'arte della fuga', un progetto che prevedeva venti brani, fu costretto a interrompersi a metà del diciannovesimo a causa delle operazioni che dovette subire per la malattia agli occhi.[25]

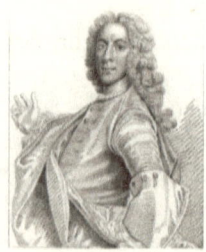

13 - John Taylor

Venne curato dal 'cavalier Taylor', un medico ritenuto un genio da tanti, e un ciarlatano da molti. Bach lo consultò tra dicembre 1749 e gennaio del 1750.

John Taylor era nato nel 1703 a Norwich da una famiglia di medici. Prima fece l'apprendista in una farmacia di Londra, poi studiò a Parigi, Basilea, Liegi e Colonia e si laureò. Continuò la sua vita itinerante anche da medico rifiutandosi di svolgere la professione in maniera sedentaria, preferendo spostarsi di città in città. John Taylor divenne molto famoso e non si può negare che possedesse conoscenze e capacità che pochi altri colleghi del suo tempo potevano vantare. Scrisse diversi trattati, tra cui 'An Account of the Mechanism of the Eye' (Resoconto del meccanismo dell'occhio). Eseguiva interventi di cataratta, ectropion (l'estroflessione verso l'esterno della palpebra inferiore), ptosi (le palpebre cadenti), opacità corneali e strabismo. Si presen-

---

[a] Julien Le Paulmier (1520 – 1588).
[b] Elias Gottlob Hausmann realizzò il ritratto nel 1746. Nel quadro, Bach ha in mano il triplo canone enigmatico a sei voci BWV 1076. Conservato presso il Stadtgeschichtliches Museum di Lipsia.

tava con il titolo di 'Chevalier e Optometrista Pontificio e Imperiale' e viaggiava a bordo di una carrozza trainata da quattro cavalli, seguìta da valletti in livrea che gli facevano anche da assistenti.

Nel 1750 Taylor passò da Lipsia, quando il disturbo molto doloroso agli occhi' di Bach era fortemente peggiorato; fu così che la carrozza del medico inglese fu chiamata a casa Bach. Dopo una breve ma accurata visita, Taylor decise, senza indugio, di procedere con un'operazione, a suo dire rischiosa ma necessaria. Bach fu operato il 28 marzo. L'operazione non riuscì e fu replicata il 7 aprile. Ancora nessun risultato. Era probabilmente necessario un terzo intervento ma John Taylor non era più a Lipsia.

Taylor, come i suoi contemporanei della seconda metà del XVIII, eseguiva gli interventi senza anestesia e con strumenti alquanto rudimentali e certamente non sterilizzati. L'intervento alla cataratta, all'epoca, consisteva in un'incisione nel bulbo oculare, attraverso la quale, con un ferretto, veniva schiacciato e abbassato il cristallino divenuto opaco, senza rimuoverlo. Spesso, dopo l'intervento, il cristallino si alzava nuovamente e tornava al suo posto, rendendo necessaria una seconda operazione. L'uso di strumenti non sterili rendeva l'intervento molto rischioso e l'esito era tutt'altro che certo. L'operazione veniva eseguita col paziente seduto su una sedia e tenuto il più possibile immobile da uno o più aiutanti. Gli unici anestetici erano alcol e oppiacei. Dopo l'operazione il paziente rimaneva bendato per cinque-sei giorni. Nel frattempo, Taylor si dileguava con il guadagno ottenuto, spostandosi verso una nuova piazza, prima che le lamentele dei clienti insoddisfatti potessero raggiungerlo.

Bach non riacquistò la vista e, dopo dieci giorni di coma e febbre, morì per le infezioni contratte quattro mesi dopo l'ultima operazione fatta dal mitico e "inarrivabile" dottor Taylor. Fu sepolto a Lipsia, in forma anonima, come Mozart, tre giorni dopo, in una tomba senza lapide, vicino alla chiesa di San Giovanni. Poco dopo la morte, un giornale prussiano attribuì in maniera diretta la causa della morte alle operazioni e, alcuni giorni dopo, il re Federico II fece espellere Taylor dal Regno di Prussia.

Ma Bach aveva realmente la cataratta?

Il disturbo oculare di Bach era definito come "stahr" che indicava sia la cataratta (la perdita di trasparenza del cristallino) che il glaucoma (un danno del nervo ottico). Anche se non si può escludere, è improbabile che si trattasse di glaucoma poiché è una affezione dolorosa, e Bach non lamentava dolore se non nell'ultima fase.[26] Certamente già da tempo Bach conviveva con la miopia a cui si aggiunse una infiammazione cronica dell'arteria temporale, causata, o comunque aggravata, da un eccessivo sforzo visivo per le condizioni di scarsa illuminazione in cui lavorava. A questo probabilmente si aggiungevano altre anomalie vascolari prevalentemente a livello dell'arteria cerebellare superiore.

L'assunzione che si trattasse di cataratta è basata sul verbale di Eschenbach, allora professore di chirurgia a Lipsia, in cui è riportato che "Taylor operò Herr B. di cataratta". A quel tempo l'operazione di cataratta era tra le poche operazioni intraoculari che potevano avere successo, mentre il glaucoma o la chirurgia retinica non erano praticati. Tuttavia, i dubbi che invece si trattasse di qualcos'altro restano, anche perché lo stesso Taylor, alcuni anni dopo, scrisse che "il fondo [oculare] era difettoso a causa di un disordine paralitico". Questa dichiarazione ha fatto nascere altre interpretazioni, avanzate da diversi studiosi: distacco della retina, retinopatia ipertensiva, degenerazione maculare, nefrite interstiziale cronica con retinite e glaucoma.

Considerata la storia del paziente, la sua età, l'insorgenza improvvisa di dolore violento negli occhi, la mancanza di percezione della luce negli ultimi stadi e, infine, l'ictus che ha preceduto la morte, tutto propende per la diagnosi di glaucoma emorragico. Inoltre, la tecnica operatoria di Taylor per il glaucoma prevedeva due sessioni in due tempi e questo spiegherebbe anche la doppia operazione.[27]

Qualunque sia stata la motivazione, a causare la morte di Bach fu un'endoftalmite batterica contratta dalle operazioni, una infezione post-operatoria che divenne fatale dopo 4 mesi. Dopo i due interventi chirurgici, Bach fu sottoposto a trattamenti con forti purganti, salassi e applicazioni di unguenti oculari a base di mercurio e sangue di piccione. Alle nove e un quarto di sera, poco prima di morire, ebbe un ictus a cui seguì una febbre altissima, quindi spirò, il 28 luglio 1750.

Le opere di Bach furono dimenticate. La famiglia era povera e Anna Bach vendette le canzoni per organo a blocchi. Il figlio maggiore Wilhelm Friedeman Bach, vendette una sessantina di composizioni per pochi marchi. Le sonate per violino furono trovate in una pila di carta per incartare la merce in una macelleria.

Nel 1829, quasi ottanta anni dopo, fu Felix Mendelssohn Bartholdy a far riscoprire Bach al mondo eseguendo una versione abbreviata de 'La Passione secondo Matteo' alla Singakademie di Berlino. La Passione è la trasposizione musicale dei capitoli 26 e 27 del Vangelo secondo Matteo nella traduzione tedesca di Martin Lutero. Fu eseguita per la prima volta il Venerdì Santo, l'11 aprile 1727, e replicata il Venerdì Santo 1729 nella chiesa di San Tommaso a Lipsia, dove Bach era Cantor. Fu di nuovo eseguita il 30 marzo 1736 includendo due organi nella strumentazione. Fu l'ultima esecuzione, e non venne più eseguita fino al 1829.

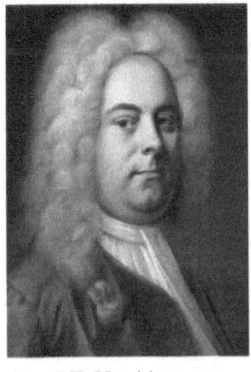

14 - G.F. Händel

Sebbene lo rispettasse, Georg Friedrich Händel, pensava che Bach non fosse altro che un bravo musicista locale da chiesa. Bach, al contrario, aveva un'alta opinione di Händel, copiò e trascrisse alcune delle sue opere e fece di tutto per incontrarlo. Händel era già una celebrità quando, nel 1719, visitò Halle. Bach era a Cothen, nelle vicinanze, e andò appositamente a Halle sperando di vederlo, ma Händel era già partito. In un secondo viaggio di Händel in Germania, nel 1730, Bach era malato e mandò suo figlio Friedemann a invitare Händel a fargli visita; ma Händel non ci andò. Quando Händel si recò in Germania per la terza volta, Bach era già morto. L'unico contatto diretto tra i due compositori fu il mitico dottor John Taylor. Sia Bach che Händel furano infatti operati da Taylor, entrambi senza successo, portandoli o accelerandone la morte.

Con le cure di Taylor, Händel passò dall'essere quasi cieco all'essere completamente cieco nell'arco di poche settimane. John Taylor era ormai già in qualche altra piazza della Francia a dispensare scienza e infezioni. Nel 1751 lo videro in Danimarca, nel 1752 in Svezia, fra il 1753 e il 1754 in Russia e nel 1756 in Italia. Dopo il 1761 di John Taylor non si seppe più nulla. Probabilmente morì a Roma nel 1770 o forse a Praga nel 1772. La leggenda narra che morì cieco.

Georg Friedrich Händel era nato ad Halle, in Sassonia, il 23 febbraio del 1685. Il padre, Georg, era un barbiere-cerusico al servizio del duca di Sassonia-Weissenfels e la madre, Dorothea Taust, seconda moglie di Georg, era figlia di un pastore luterano. Il barbiere-cerusico era una figura tuttofare, e oltre a occuparsi di barba e capelli, tirava denti e faceva salassi, praticamente un mezzo medico.

Il cerusico 'sagnava' cioè, cavava il sangue a chi ne aveva bisogno. La gente ricorreva al cerusico per farsi sagnare, per farsi togliere 'il sangue pazzo' e per abbassare la pressione in modo sbrigativo. Per il salasso, il cerusico incideva la vena della piega del gomito con una lama da barba, facendo in modo che il sangue scorresse lentamente. Per raccogliere il sangue metteva una bacinella sotto il gomito; era la sensibilità e l'esperienza del cerusico-barbiere a stabilire la quantità necessaria di sangue da togliere, dopo di che metteva un tampone di cotone nella piccola ferita che si teneva pigiato finché il sangue 'attagnava', cioè fino a quando si formava l'emostasi. In alternativa al salasso potevano essere usate le sanguisughe, in dialetto 'sanguette o sangisuche'. I barbieri le conservavano in grossi barattoli di vetro pieni d'acqua, ben in vista nelle botteghe. Le sanguisughe venivano applicate in genere sul torace agli uomini e sulle spalle alle donne. Man mano che le sanguisughe succhiavano il sangue iniziavano a gonfiarsi fino a raggiungere il peso di un centinaio di grammi. Venivano poi conservate dal barbiere in un barattolo di vetro con dell'acqua a 'spurgare' per essere riutilizzate nuovamente al bisogno.

Era questo l'ambiente in cui era cresciuto il piccolo Händel e molte di queste pratiche cerusiche dovevano essere familiari al giovane musicista. Papà Georg morì a settantacinque anni quando Georg Friedrich ne aveva dodici. Händel era di temperamento marcatamente ciclotimico, cioè soffriva di disturbo bipolare. Nelle fasi depressive soffriva di insonnia e perdita di appetito, e ci furono almeno cinque episodi rilevanti, dal 1729 al 1745.[28]

Händel, come Bach, era un uomo forte di costituzione, ma assai più volubile, collerico e incostante. Inoltre, era golosissimo di cibo e bevande e un grande fumatore di pipa, come Bach. Era alto e corpulento, con una faccia carnosa e con una sorprendente energia alternata a periodi di depressione. Händel era certamente obeso: i ritratti e le descrizioni verbali non lasciano dubbi.

Fu scritto che *'The corpulence fills up the Chair'* [La corpulenza riempie la sedia].[29] I biografi dissero che l'obesità era una condizione derivante dalla vita sedentaria del musicista, praticamente una malattia professionale. La motivazione è poco convincente visto che Händel era uno dei pochissimi musicisti del diciottesimo secolo gravemente in sovrappeso. Il musicista inglese John Hawkins[30] scrisse che, a causa della sua mole, Händel aveva un'andatura dondolante che lo rendeva goffo e pesante nei movimenti.[31]

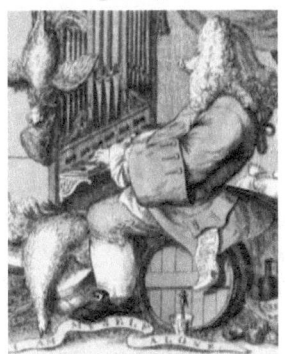

La corpulenza e la passione di Händel per il cibo furono caricaturate da Joseph Goupy, un suo amico che, in una vignetta intitolata *The Charming Brute* [L'incantevole bruto], lo raffigurò come un maiale che suona l'organo seduto su una botte di vino e completamente circondato da cibo. Ai piedi della vignetta si legge I am myself alone (Sono io solo). [figura 15]

15 - *Caricatura di Händel, L'incantevole bruto. Joseph Groupy*

La caricatura non venne affatto apprezzata da Händel, che immediatamente cancellò l'amico Goupy dal suo testamento. Ai nostri giorni ad Händel sarebbe stato diagnosticato un Binge Eating Disorder (BED o Disturbo da alimentazione incontrollata). È definito come consumo eccessivo, compulsivo e incontrollato di cibo che si verifica in media almeno due volte alla settimana per una durata di sei mesi. La causa può essere biologica (metabolica o genetica), psicologica (correlata a stati depressivi, bassa autostima e difficoltà sentimentali), o socioculturale (pressioni sociali influenzate dalla collettività). Difficile stabilire quale possa essere stata quella scatenante per Händel. Possiamo invece più agevolmente identificarne le conseguenze. La BED può portare a malattie cardiovascolari (quasi certo per il nostro musicista affamato), diabete di tipo 2 (forse, ma non ci sono fonti), insonnia, ipertensione (possibile), dolori muscolo-scheletrici e difficoltà gastrointestinali (che certamente afflissero Händel).

Oggi la BED si cura con l'educazione alla nutrizione e col recupero psicologico. Come fu curato Händel? La risposta questa volta è semplice, Händel non fu curato affatto perché l'obesità non era considerata una malattia ma un peccato; contro di essa poteva più il confessionale che il medico.

Anche se Ippocrate aveva ammonito che "la corpulenza è il presagio di altre malattie", da sempre il grasso è sempre stato simbolo e segno di ricchezza, prestigio e potere e, spesso, anche di bellezza. Tuttavia, se l'obesità andava oltre un certo limite allora diventava sinonimo di avidità, di intemperanza e di gola, un vizio capitale che portava dritto all'inferno.[32] Il passaggio da peccato a malattia si ebbe con la rivoluzione industriale, quando il sovrappeso smise di essere un marchio morale per diventare oggetto di studio e di cura; da allora il peso esteriore diventò il contrappeso degli scompensi interiori.

In un testo di medicina del 1825 l'obesità era definita "intumescenza pinguedinosa" e si consigliava per essa l'uso di purganti e astringenti, come il rabarbaro "il quale oltre alla sua qualità purgativa è anche amaro e di facoltà astringente".[33] Il Dizionario della Lingua Italiana Tommaseo-Bellini del 1865 precisava che "può esserci corpulenza senza pinguedine e grassezza senza corpulenza".[34] La pinguedine era "il corpo grasso e deforme che condiziona i movimenti del corpo". Al tempo di Händel si riteneva che "la corpulenza o grassezza proviene da un sangue laudabile, copioso, oleoso, dolce, che contiene men della sua porzione di sale [...] non v'è miglior rimedio contro l'eccessiva grassezza che l'acetum scilliticum [...] o il masticar tabacco".[35]

L'acetum scilliticum era un distillato di aceto alcolico in cui venivano lasciate a macerare per sei giorni le *squamme sospeste di scilla secca*, cioè le squame mediane del bulbo della Drimia marittima, comunemente nota come scilla.

Un trattato del 1768 riferisce che le officine farmaceutiche della Germania abbondavano di aceti medicati.[36] È possibile che

Händel ne abbia fatto uso, come certamente fece uso del "masticar tabacco".

Le fasi depressive di Händel furono fortemente condizionate dalla sua attività di musicista, e viceversa. Nel 1719, Händel fu nominato direttore musicale al Royal Opera House nel Covent Garden di Londra. Al tempo, il distretto nel West End londinese era un noto quartiere a luci rosse, dove operavano prostitute famosissime come Betty Careless e Jane Douglas, stando alla *Harris's List of Covent Garden Ladies, the essential guide and accessory for any serious gentleman of pleasure* [La lista di Harris delle donne de Covent Garden, guida essenziale e accessorio del piacere per ogni vero gentiluomo". [37]

Al Covent Garden Händel decise di cimentarsi con l'opéra-ballet alla francese, ma la sfortuna continuava a perseguitarlo: l'ostilità dei nazionalisti lo spinse a rinunciare al genere, perdendo per di più tutti i suoi risparmi investiti nel teatro. L'opera italiana non piaceva. Samuel Johnson che l'aveva bollata come "exotic and irrational entertainement" (intrattenimento esotico e irrazionale), mentre John Gay con la Beggar's Opera del 1728 ne aveva fatto una satira feroce.

Il carattere borioso non aiutava l'immagine pubblica di Händel. Il giornale locale The Craftsman pubblicò un pungente articolo in cui lo definì "così insolente che pensava che [...] in Inghilterra non c'era altro compositore all'infuori di lui. Ai suoi concerti Händel non ammetteva nessuno "che non fosse munito di permessi stampati o di biglietti di una ghinea" e poiché era convinto che l'esistenza stessa del teatro dipendesse da lui soltanto, aveva stabilito che "il profitto che se ne traeva dovesse andare a suo esclusivo beneficio". Ci fu una indignazione popolare e il teatro si svuotò.

Per riconquistare il suo pubblico e riempire nuovamente il teatro, pare che Händel abbia pagato molti sostenitori: "circa duecentosessanta persone, delle quali è noto che neppure una pagò il proprio biglietto".[38] Händel cadde in una profonda depressione intervallata da attacchi di delirio.[39]

Per superare l'insofferenza del pubblico e l'ostilità dei critici, Händel fu costretto a scrivere melodrammi e oratori all'inglese. La prima opera al Covent Garden fu *Il pastor fido* nel 1734, seguita da *Ariodante* nel 1735 e *Alcina e Atalanta* l'anno seguente. La pressione psicologica e il duro lavoro minarono profondamente Händel. Gli acciacchi comparvero nel 1734; il suo amico Horace Walpole scrisse che non riusciva a comporre per via della paralisi che lo aveva colpito alla testa, che comprometteva anche il linguaggio. Il tutto fu accompagnato da una febbre molto alta. Nel 1735, a 50 anni, iniziarono i reumatismi, e forse ebbe anche un ictus.

Al quel tempo, per i reumatismi non febbrili si usavano gli "specifici antireumatici". I più efficaci, o almeno quelli ritenuti tali, erano lo Spirito di Minderero (l'acetato d'ammonio)[a], il guaiaco (oggi non più usato)[b], l'aconito (probabilmente per uso esterno come anestetico)[c], la canfora, la dulcamara e il nitro che risultava *giovevolissimo dopo aver fatto un salasso*.[40] In particolare il nitro era ritenuto idoneo nelle prime fasi del *manifestarsi di uno stato flogistico dato in dose forte insino a meez'oncia* nelle 24 ore.

Era un solfato e nitrato antimoniato di potassio e si usava come diaforetico somministrato sotto forma di soluzione acquosa di sambuco o di tiglio o come sciroppo di viole.[41] Poi c'erano i preparati allo zolfo e i bagni caldi con sapone e sale da cucina.[42] Non potevano mancare i salassi, anche se *le sanguisughe sono assai più indicate*, o anche le ventose scarificate.

Insieme a questi venivano prescritti il siero di latte, l'acqua gommata o quella acidificata e una dieta a base di zuppe magre. Per la stitichezza che *sovente accompagna il reumatismo* era necessario l'uso di olio di ricino o siero di latte, la manna o il tamarindo.

---

[a] L'acetato di ammonio o spiritus Mindereri, fu scoperto da Raimondo Minderero, medico di Ausburg, autore del trattato De militari medicina.

[b] L'uso del legno di guaiaco per la preparazione di tisane e decotti oggi non è più comune; è irritante per lo stomaco, perché contiene acido noridroguaiaretico.

[c] L'attività dell'Aconitum Napellus è attribuita all'aconitina, ma tutti gli alcaloidi contenuti nella pianta sono ugualmente tossici. A piccole dosi l'aconitina provoca bradicardia e ipotensione; mentre a dosi elevate ha un effetto inotropo positivo e in seguito porta all'insorgenza di aritmie cardiache fino ad arrivare all'arresto cardiaco. Se impiegato esternamente, invece, l'aconito esercita un effetto anestetico.

L'uso di emetici era sconsigliato, così come i sudoriferi ed i narcotici. La china era usata solo per il reumatismo "intermittente".

Lo scenario cambiava per il reumatismo cronico: il salasso si usava solo di rado, le sanguisughe *prima molte, poi poche* alternate con vescicatori, ventose, strisce di fuoco, bagni, docce di vapori e acque termali minerali. Se tutto questo non aveva successo si poteva tentare l'olio di terebinto, il colchico, la graziola, la belladonna, la cicuta o le unzioni mercuriali. [43]

Händel andò alle terme di Tunbridge Wells per un soggiorno di cinque settimane e tornò molto migliorato. Durante la guarigione scrisse la cantata *Alexander's Feast* e iniziò a notare un calo della visione. Nel 1737 ebbe un ictus con paralisi del braccio destro, da cui recuperò lentamente. Si recò di nuovo alle terme di Tunbridge e in settembre ai *bagni di vapore* di Aix la Chapelle per sei settimane. In primavera ebbe una paralisi e cadde in depressione.

A cinquantadue anni, il più celebrato dei musicisti della Corte di San Giacomo non era che una larva, con il lato destro del corpo paralizzato, le dita impossibilitate ad eseguire una sola nota, e dalla bocca deformata dalla paralisi usciva una voce roca e flebile che farfugliava sillabe di parole incomprensibili. «Il musicista è perduto», concluse il dottor Jenkins, «e con esso la sua musica meravigliosa e ineguagliabile».

Inseguito dai creditori, scappò e andò a curarsi alle terme di Aquisgrana imponendosi anche nove ore al giorno di bagni caldi. Fu un miracolo: guarì completamente e riprese a scrivere e suonare. Una lettera di James Harris al Conte di Shaftesbury sottolinea l'incredibile tempra fisica di Händel per essersi sbarazzato così presto di un così grande shock, aggiungendo che un corpo più debole difficilmente avrebbe sopportato la violenza delle medicine. Quando sembrava essere tornata la serenità, ci fu la morte della regina Carolina[44] che portò alla chiusura dei teatri. Per il funerale della regina Händel compose in soli cinque giorni il *The Ways of Zion do mourn* [Le vie di Sion piangono] e poi tutti i teatri di Londra rimasero chiusi per tutta la durata del lutto, sei settimane. Troppi per i creditori che aspettavano. La città voltò le spalle a Händel che si chiese "Perché Dio mi ha fatto risorgere dalla malattia se poi gli uomini mi affossano?".

Il Salmo funebre composto per la morte della regina fu un successo, al contrario del Saul, un dramma epico, che invece non venne mai capito. Compose altre opere, ma tutto questo non bastò a ripianare i debiti. Fu così che, nel 1741, accettò l'invito a Dublino e "per offrire a quella generosa nazione qualcosa di nuovo", trovò la forza per comporre il Messiah, tra il 22 agosto e il 12 settembre 1741. Ventidue giorni di rabbiosa creatività, di esaltata ispirazione e di immensa gratitudine a Dio. Due ore di musica ispirata, divisa in tre parti di oratorio su testi biblici, fino alla magnificenza dell'Halleluia, dopo circa un'ora e mezza di musica coinvolgente.

Il Messiah arrivò in Italia nel 1750 ad opera del capitano Thomas Coram che organizzò un concerto di beneficenza presso lo Spedale degli Innocenti di Firenze, a cui Händel donò i suoi proventi.[45] Il giorno dopo il concerto, in segno di riconoscenza, Händel fu nominato governatore dell'ospedale. Dopo la sua morte lasciò una copia del Messiah all'istituzione. Intanto la cataratta di Händel si era aggravata tantissimo, quasi a renderlo completamente cieco.

Già nel 1733 William Sharp aveva tentato una prima operazione all'occhio sinistro, ma l'operazione non riuscì. Questo evento fece precipitare Händel nella più nera disperazione e si convinse di non potercela fare da solo. Andò a chiamare Mr. Smith per domandargli di suonare al suo posto ed aiutarlo anche nella direzione degli oratori". La malattia portò Händel a variare il suo comportamento, rendendolo più cinico, irascibile ed acido.

Il 13 febbraio 1751, scrisse una nota in tedesco sulle pagine dell'oratorio *Jephtha* in cui lamentava l'indebolimento della vista dell'occhio sinistro; non parlò di dolore. Dieci giorni dopo, in un'altra nota, disse di stare decisamente meglio.[46] Pensando che si trattasse di cataratta, a Londra consultò Samuel Sharp, che era stato un allievo di Cheselden, che fu anche maestro di John Taylor. Il dottor Sharp visitò Händel e non gli diagnosticò una cataratta ma una "gutta serena incipiente", letteralmente la "goccia chiara». Si pensava infatti che la causa della cataratta fosse "una goccia d'umore limpido". Oggi ad Händel sarebbe stata diagnosticata una amaurosi, cioè una riduzione della vista da un solo occhio, dovuta a embolia o a lesioni delle vie ottiche, spesso dipendente da restringimento aterosclerotico dell'arteria carotide.

Il giornale General Advertisers del 17 agosto 1752, riportò che Händel era stato ricoverato con una paralisi alla testa che lo aveva privato della vista. Bisognava operare. Nel numero del 4 novembre 1752, sempre il General Advertisers scrisse "Ieri George Frederick Händel è stato operato da William Bromfield, chirurgo di Sua Altezza Reale la Principessa del Galles". Dopo l'operazione, Händel sembrò recuperare la vista ma durò poco. Il 27 gennaio 1753, un giornale riportò: "Mr. Händel alla fine, purtroppo, ha perso di vista". Evidentemente però Händel non rimase completamente cieco. È probabile che Bromfield abbia operato Händel della cataratta di cui soffriva già da anni, alla quale negli anni si era aggiunto un glaucoma secondario. La maschera mortuaria di Händel, infatti, mostra una cornea destra molto prominente che suggerisce un aumento prolungato della pressione oculare.

La contessa di Shafthesbury, in una lettera datata 13 marzo 1753, esprime tutta l'apprensione che nutriva verso il suo amico Händel: "Ho visto il grande ed infelice Händel abbattuto, vinto, seduto in un angolo buio, senza poter suonare il clavicembalo". La descrizione della contessa è il ritratto fedele di uno dei momenti di depressione che spesso colpivano Händel. Il compositore, ormai sessantottenne, appariva stanco, avvilito, sprofondato in una poltrona in un angolo della sua casa a Brook Street.

Ai momenti di depressione Händel alternava qualche residuo di energia da dedicare alla sua musica. Il 3 aprile 1753, Lord Shaftesbury, il consorte dell'addolorata contessa, disse che Händel "suona come mai era riuscito a fare, continuando a suonare a memoria e improvvisando sia all'organo che al cembalo".

Il 4 agosto 1758 Händel si recò a Tunbridge Wells e il caso volle che ci fosse anche John Taylor. L'incontro venne narrato addirittura da un poema anonimo dal titolo "On the Recovery of the Sight of the Celebrated Mr. Händel, by the Chevalier Taylor" pubblicato sul London Chronicle del 24 agosto. Il poema narra di Euterpe che invoca Apollo e Asclepio di aiutare il cieco Händel, ma Apollo dice che non è necessario l'intervento di Asclepio perché basterà Taylor. E fu così che Taylor operò Händel, senza l'intercessione di Asclepio, come aveva fatto con Bach. L'operazione non ebbe successo e anche Händel, come Bach, rimase cieco. Il lato positivo, se proprio vogliamo individuarne uno, fu che Händel ebbe la fortuna di non infettarsi con i ferri chirurgici non sterilizzati, come era successo a Bach e a chissà quanti altri.

Quasi sempre, nell'operazione della cataratta si usava la belladonna per dilatare la pupilla e facilitare il passaggio del cristallino.[47] Dopo l'operazione si applicavano dei medicamenti. Non sappiamo cosa sia stato applicato agli occhi di Händel dal dottor Taylor, ma possiamo dedurlo dai trattati dell'epoca.[48]

Nella seconda metà del Cinquecento, Bartolomeo Sculteto[a] riuscì a guarire la cataratta di suo nipote con bile di luccio mescolata a zucchero, oppure olio di fegato di lampreda. Galeno consigliava il fiele di capra, di vipera o di testuggine marina. Fabrizio di Acquapendente[b] propose un estratto di eufrasia, chelidonia e rosa in acquavite; pezzuole imbevute di questo rimedio si dovevano applicare tre o quattro volte al giorno sugli occhi per un mese intero. Secondo Riverio[c], nella prima metà del Seicento, dalla cataratta si guariva applicando per alcuni giorni negli occhi del sugo di anagallide acquatica (crescione)[d] o il sangue ancora caldo di piccione[49].

Dello stesso periodo è l'acqua oculare di Giacomo Hollerio, praticamente un collirio, con la quale si racconta che riuscì a restituire la vista a un cieco di nove anni. L'acqua oculare era fatta di finocchio, verbena, camedrio, pimpinella, cariofillata, salvia, celidonia, ruta, centinodia, garofani, farina, pepe, noce moscata e aloe. Questo miscuglio di polveri veniva fatto bollire in una parte di vino di malvasia e sei parti di urina di neonato, poi filtrato e

---

[a] Bartolomeo Sculteto, o Bartholomäus Scultetus, anagraficamente Barthel Schulz o Scholz (Görlitz, 1540 –1614),

[b] Girolamo Fabrici d'Acquapendente (Acquapendente, 1537 – Padova, 1619) è stato un anatomista, chirurgo e fisiologo italiano. È conosciuto anche come Girolamo Fabrizio o col nome latino Hieronymus Fabricius.

[c] Lazzaro Rivière, di Montpellier (1589-1655)

[d] Veronica anagallis-aquatica subsp. Anagallis-aquatica L,

riposto in vaso di vetro. Di questo collirio si instillava una goccia per occhio.[50] L'ammalato poteva anche masticare semi di finocchio insieme a vino e dopo aver mescolato e masticato il tutto in bocca doveva sciacquarsi gli occhi la mattina. In alternativa si poteva fare del pane con semi di finocchio e carvi (cumino dei prati) e, appena tolto dal forno, si applicava sugli occhi. Durante la notte invece poteva essere indicato un impiastro di farina di fieno greco, aloe, zafferano, ridotto in polvere e unito a vino bianco mescolato a *croco di metalli* (polvere rossa di sali di antimonio).

Più approssimata ma certamente più sentimentale era la credenza secondo cui alla cataratta poteva giovare "l'alito di fanciullo ricevuto la mattina negli occhi".

È legittimo nutrire dubbi sulla effettiva efficacia dei rimedi disponibili al tempo di Bach e di Händel. Già allora si era consapevoli della loro scarsa capacità di penetrare "per le membrane dell'occhio fino alla cataratta e scioglierla [...] aggiungesi ancora che per il continuo moto dell'occhio agevolmente i rimedi cadono giù". I medicamenti disponibili dopo l'operazione avevano più un ruolo lenitivo e antinfiammatorio. Allora si preferivano i "discioglienti più miti che non dissecano molto [...] mescolati a ammollienti". Uno di questi era così composto: foglie di ruta, eufrasia, maggiorana e fiori di camomilla in infuso di acqua e vino bianco aggiunto verso la fine della bollitura. "Con questa decozione colata, per mezzo di una pezzuola ripiegata, si bagnino gli occhi mattina e sera". Lo stesso infuso poteva essere usato come "suffumigio ricevendo il fumo negli occhi col capo coperto da ogni parte".

I rimedi officinali erano però i cosiddetti mercuriali. Un collirio mercuriale oftalmico abbastanza utilizzato era il cosiddetto Collirio di Elvezio, composto da solfato di rame canforato, acqua distillata di rose o di piantaggine e laudano liquido e pietra divina. Questa si otteneva fondendo in un crogiolo nitrato di potassio, solfato di rame, allume e canfora. La *pietra* fusa veniva così versata e lasciata raffreddare su una piastra di rame e poi frantumata e polverizzata per i vari usi.[51]

Un altro collirio molto usato e consigliato per la cataratta era il Collirio di Neumann, composto di fiori d'arnica, aceto e carbonato di ammoniaca.[52] È possibile che il dottor Taylor abbia usato qualcosa di simile anche per Händel.

La salute del musicista peggiorò, e perse l'appetito. Il 6 aprile 1759 svenne e dopo una settimana di coma alternato a brevi stati di coscienza morì nella notte tra i 13 e il 14 aprile 1759.

Malattia psichiatrica, ciclotimia o mania, disturbi reumatologici, artrite, paralisi ricorrenti, ictus ischemico: cosa aveva Händel? Ovviamente una diagnosi precisa non può essere fatta. Sappiamo che sia sua madre che sua nonna sono morte per un ictus. La madre aveva 78 anni quando Händel la visitò per l'ultima volta nel giugno del 1729, colpita da un ictus che le aveva "paralizzato tutta la parte destra e la lingua". Anche la nonna di Händel, Dorothea Taust, morì per un ictus.

Händel era obeso, quasi certamente iperteso, e dunque sicuramente una persona a rischio di malattie vascolari. Il London Daily del 30 aprile 1737 parlava di un "reumatismo" di Händel. Il London Evening del 14 maggio 1737 riportava invece una paralisi alla mano destra. È probabile che si sia trattato di una ischemia all'emisfero cerebrale sinistro. Il Conte di Shaftesbury riferì che la paralisi toglieva completamente l'uso di quattro dita della mano destra e gli impediva totalmente di suonare. A ciò si aggiungevano stati intermittenti di confusione mentale e stati di afasia, descritti come stati di confusione mentale.

Oltre ai lunghi bagni caldi che ebbe a Aix la Chapelle, Händel fu trattato con salassi e purganti. Nel 1743 ebbe un altro attacco ischemico che colpì il linguaggio, causando una disfasia. Forse ci fu un altro episodio ischemico nel 1745. Gli eventi ischemici che colpirono l'emisfero sinistro erano probabilmente dovuti ad una malattia carotidea. Questa potrebbe spiegare anche la parziale perdita della vista causata da un'occlusione dell'arteria retinica. Non ultimo, è possibile che Händel possa aver avuto una intossicazione da piombo.

Il piombo veniva aggiunto ai vini per renderli meno amari e più bevibili. I vini preferiti di Händel erano quelli di Madeira e di Porto. I segni tipici di esposizione cronica al piombo sono nausea, dolore addominale, perdita di coordinazione, intorpidimento e formicolio alle estremità. L'intossicazione da piombo è plausibile ma alquanto improbabile, anche se è innegabile che Händel fosse un grande bevitore. Pertanto, l'ischemia resta la diagnosi più plausibile e, al tempo di Händel, veniva curata col salasso. Si credeva che l'emorragia cerebrale fosse causata da un'ostruzione nei 'condotti del cervello che disturba l'approvvigionamento degli spiriti vitali'. Dunque, il salasso era la risposta.

Un'altra causa si riteneva fosse la cattiva digestione, e quindi si consigliava di stimolare vomito ed evacuazione, rispettivamente con "emetici e drastici".[53]

Come emetici Händel potrebbe avere usato ossidi o solfati di rame e di zinco, oppure l'ematina (un estratto alcolico di ipecacuana), o il kermes (tartrato o solfato di antimonio). Per i drastici si poteva scegliere tra mercuriali, elleboro, olio di ricino, sciarappa o scamonea.

Händel era una celebrità e poteva sicuramente permettersi le migliori cure del tempo e i migliori dottori. Mentre Händel era un uomo di mondo, indipendente, un grande compositore, Bach era un provinciale, un tedesco che non uscì mai dalla Germania. Händel possedeva anche una collezione di opere d'arte tra cui dei quadri di Rembrandt. Era talmente famoso che già un anno dopo la morte fu pubblicata la prima biografia; fu anche la prima biografia mai pubblicata sulla vita di un musicista. La prima biografia di Bach apparve nel 1802, cinquantadue anni dopo la sua morte. Prima che musicista, Händel era il manager di sé stesso. Giocava d'azzardo e godeva pienamente della vita mondana che la Londra del tempo poteva offrire, grazie ad una pensione di 400 sterline di Giorgio I e un'altra di 200 sterline dalla principessa di Galles. Era una somma considerevole se si considera che lo stipendio annuo di un impiegato medio era di circa 50 sterline.

Händel componeva senza sosta, anche più opere contemporaneamente, per accontentare il suo pubblico. Per farlo copiava e riciclava senza indugio musiche sue e di altri.

L'opera all'italiana si prestava benissimo a questo. Le trame erano prive d'azione e lo stato d'animo dei personaggi era affidato completamente alla musica e non ai testi. Dal punto di vista teatrale le opere erano pressoché statiche. Il pubblico si aspettava lo sfoggio di tutto un repertorio di trucchetti vocali, di abbellimenti e di ornamenti dell'armonia, e Händel assecondò tutti. Negli spartiti d'opera di Händel ci sono passaggi di coloritura con note che devono essere tenute per trenta secondi e sembrano continuare all'infinito senza dare la possibilità di prendere fiato.

I cliché dell'opera del tempo potevano ed erano facilmente soddisfatti da Händel copiando qua e là tra le sue composizioni e quelle di altri. Proprio così: gran parte della musica di Händel non è originale. Il pubblico dei suoi tempi era disposto ad accettare le appropriazioni di musica altrui. In pratica Händel era un plagiario ma lo sapevano tutti e a quei tempi era normale. Il plagio era una pratica comune nella musica barocca. Si ispirò o copiò da Clari, Erba, Kaiser, Mattheson, Gottlieb Muffat, Domenico Scarlatti, Stradella, Telemann e Urio e fece passare quei 'prestiti' come roba sua, certamente rielaborandoli con la sua indiscussa abilità e creatività compositiva.

Dal 1737, l'anno in cui si ammalò, in poi, si appropriò sempre più di musica altrui e i contemporanei glielo perdonavano. Così, ad esempio, per il concerto per organo n.15 usò una sonata per flauto dalla Tafelmusik di Telemann, e questi, nella sua opera Ernelinda, usò musiche di Händel. Per l'oratorio Theodora Händel prese in prestito alcuni duetti da Giovanni Maria Clari (1667-1754). Il famoso Larghetto *Ombra mai fu* del Serse è apertamente tratto dal Serse di Giovanni Bononcini. L'ottavo concerto dell'Op.6 inizia con una Allemande che è una trasposizione del primo brano di una "Pièces de clavecin" di Mattheson.

L'abate Prévost, nel 1733, disse che, nonostante fosse palese che Händel avesse copiato ampiamente dalle cantate francesi di Lully camuffandolo con lo stile italiano, il plagio poteva essere considerato un peccato veniale.

Il fatto è che Händel era un imprenditore intento ad amministrare un teatro operistico, a sfornare opere nuove e a scrivere nello stesso tempo brani d'occasione per la corte: non aveva il tempo di badare all'originalità della musica. Perciò si appropriava di materiale altrui, certamente migliorandolo. In pratica Händel raccontava e reinterpretava col suo stile quello che piaceva di più agli ascoltatori. Ancora oggi molti remake sono più belli dell'originale e nessuno si scandalizza. L'uomo d'affari Händel pensò che se l'opera all'italiana non andava più, doveva trovare qualche cosa d'altro, e affinché il pubblico inglese accorresse in massa ai suoi oratori, allora gli fornì oratori in inglese e all'inglese.

Ai nostri giorni Händel avrebbe fatto musica commerciale e concerti sold-out. Attento all'immagine e alla psicologia del suo pubblico sapeva che la cecità suscitava pietà e fece in modo di partecipare come solista d'organo a ogni rappresentazione dei suoi oratori, aggiungendo al programma uno o due concerti. Quando fu presentato il Samson (Sansone), il tenore John Beard, si avvicinò al compositore cieco e cantò "Total eclipse - no sun all dark, amid the blaze of noon". (Eclissi totale: non c'è sole, tutto è buio, nel bagliore meridiano): la commozione degli spettatori fu inevitabile.

Per almeno centocinquant'anni la musica, in Inghilterra, fu quella di Händel e la puritana religiosità inglese trovò l'incarnazione musicale nei suoi oratori. George Bernard Shaw disse "il pubblico inglese ricava un raccapricciante godimento dai requiem". L'isteria inglese per gli oratori durò fino alla fine del diciannovesimo secolo. Tuttavia, in qualsiasi epoca, la musica commerciale non dura a lungo e anche gli oratori di Händel sono caduti quasi tutti nell'oblio - fuorché il Messiah e poco altro.

La composizione per orchestra più popolare, la 'Musica sull''acqua', si sente quasi sempre nell'arrangiamento di Hamilton Harty e i concerti per organo non vengono quasi mai presentati nelle sale da concerto. La musica di Händel è più accessibile di quella di Bach, più diretta, meno complessa e più melodica, ma il suo talento compositivo è rimasto soffocato dalla necessità di accontentare un pubblico musicalmente ignorante.[54]

I puttini castrati

La castrazione fu una pratica medica che condizionò fortemente la musica, soprattutto nel repertorio operistico del XVII e
XVIII secolo. L'epoca d'oro dei castrati fu il periodo che va dal
1720 al 1790 circa. Quegli anni furono dominati da famosissimi
cantanti castrati con tanto di nome d'arte, come Nicolò Grimaldi
(detto Nicolini), Francesco Bernardi (Senesìno), Gaetano Maio-
rano (Caffarelli), e il più grande di tutti, Carlo Broschi, a tutti noto
come Farinelli.

I generi musicali del diciassettesimo secolo prevedevano e pre-
tendevano abbellimenti pirotecnici, virtuosismi e ornamenti liberamente improvvisati. Questa musica richiedeva una nuova professionalità nel canto e la medicina le venne incontro. Il nuovo
stile era nato dal madrigale profano e si era fatto strada nella mo-
nodia delle cantate e degli oratori, ma era chiaramente in conflitto
con i regolamenti ecclesiastici riguardanti la musica sacra.

Secondo il Concilio di Trento (1562-63), la musica religiosa
cantata doveva essere pronunciata e scandita in modo chiaro e
distinto e non doveva mai essere accomunabile ai canti profani.
Ma la nuova musica piaceva alla gente comune e la Chiesa non
poteva e non può prescindere dalla gente, così gradualmente, concessione dopo concessione, lo stile florido entrò nelle chiese. Il
nuovo stile sì, ma le donne proprio no! Le donne non potevano
cantare in chiesa. E così nacquero i castrati. [55]

Nell'era barocca, il periodo della ricerca del puro piacere sen-
suale, i cantanti castrati, con le loro voci angeliche, rappresenta-
vano una perversa estremizzazione di questa aspirazione. Con il
loro suono innaturale incantavano il pubblico. Il loro canto era
talmente sublime che cominciarono a esibirsi in pubblico, anche
fuori delle chiese.

I castrati erano capaci di virtuosismi incredibili. Alcuni avevano estensioni di quattro ottave, fino al La o anche oltre il Do.
Lo spettacolo era assicurato anche dal fatto che erano fisicamente
mostruosi, enormi, molto grassi, con il petto a botte e le braccia e
le gambe scheletriche. Da loro il pubblico si aspettava la tenuta di
una nota acuta il più a lungo possibile. C'era chi riusciva a tenerla

per oltre un minuto, e spesso si poteva assistere a sfide tra un castrato e un suonatore di uno strumento a fiato, una tromba o un flauto. Nella gara nel tenere la nota il più a lungo possibile, diventavano tutti viola dallo sforzo e gli spettatori andavano in delirio. D'altra parte, si andava all'opera per mettersi in mostra, per giocare a carte, chiacchierare, passeggiare e spettegolare; si mangiavano arance e nocchioline, si fischiava e si urlava al cantante non gradito e si acclamavano i virtuosismi vocali del cantante prediletto. I cantanti, a scena aperta, non esitavano a salutare gli amici tra il pubblico o conversare con loro quando non cantavano.

Un simile teatro necessitava di qualcosa di sempre più eccentrico e questo era assicurato dai coccolati, ricchi e vanitosi castrati. Una delle prime star fu Baldassare Ferri (1610-1680).

Così come per le voci femminili oggi distinguiamo due registri, soprano e contralto, i cantori evirati potevano essere sopranisti o contraltisti. Il contraltista aveva una estensione vocale più ampia e un timbro più grave rispetto al sopranista. Le loro voci possedevano tutta la potenza sonora della cassa toracica del maschio, ma con una estensione acustica anche al di sopra delle ottave di un soprano donna.

Nella prima performance dell'Orfeo di Monteverdi (1607), i castrati impersonavano personaggi secondari, come Musica o Speranza. Nell'Incoronazione di Poppea (1642), sempre di Monteverdi, le parti di Nerone e Ottone furono composte per voci soprano e cantate da castrati, mentre i ruoli di Ottavia e Poppea furono scritte e interpretate da donne contralto. Nell'opera Didone di Cavalli la parte di Jarba, l'amante rifiutato da Dinone, venne scritta per un evirato con acuti più alti di quelli richiesti dalla parte della stessa Didone.[56] Dal 1680, soppiantarono anche le voci maschili dei ruoli principali, ottenendo la posizione di primo uomo per circa un secolo. In Italia, se nel ruolo protagonista non figurava almeno un castrato conosciuto, l'opera era destinata a fallire.

Farinelli, Caffarelli e Senesino furono le prime superstar musicali del XVIII secolo, e poi molti altri, fino ad Alessandro Moreschi, colui che può essere definito l'ultimo castrato, un solista del Coro della Cappella Sistina in Vaticano, mandato in pensione da Papa Pio X nel 1912.

Le voci dei castrati commuovevano fino alle lacrime e manda-vano in delirio il pubblico, ma il prezzo del successo era altissimo. Gli effetti della castrazione sullo sviluppo fisico erano molteplici e dipendevano dalla tempistica dell'operazione. I ragazzi di età compresa tra gli 8 e i 9 anni venivano castrati prima di raggiungere la pubertà. L'operazione era eseguita da macellai specializzati nella castrazione, i cosiddetti "Norcini". Era ovviamente fatta senza di-sinfezione e in condizioni primitive, con uno set di strumenti chia-mati "Castratori".

Molti bambini morivano dissanguati o per le infezioni. I geni-tori che sottoponevano il proprio bambino a questa pratica erano spinti dalla miseria e dalla disperazione. La celebrità e la ricchezza non erano affatto sicure, come invece i genitori speravano. La pra-tica era proibita per legge, pena la scomunica, e per questo motivo doveva essere fatta in segreto. Era sufficiente un medico pronto a redigere un falso certificato di intervento chirurgico, giustifican-dolo con una qualsiasi patologia dei genitali, e tutto diventava le-cito.[57]

Tutti sapevano ma tutti tacevano. Anche la Chiesa approvava ufficiosamente una mutilazione che ufficialmente condannava con la scomunica. In barba al Codex Iuris Canonici (Codice di Diritto Canonico) n.2345 che recitava 'Un laico ritenuto legal-mente colpevole di gravi mutilazioni è ipso facto scomunicato e inoltre deve risarcire il danno. Un chierico sarà punito da un tri-bunale ecclesiastico secondo il grado della sua colpa con peni-tenze, censure, privazione della carica e persino con deposizione". Anche la Bibbia recita 'Chi è ferito nei testicoli o è privato del suo membro, non entrerà nella comunità del Signore', eppure i papi assoldarono castrati per cantare nelle chiese e nella Cappella Si-stina.[58]

Il divieto della Chiesa alle cantanti donne deriva dall'interpre-tazione integralista del "Mulier taceat in ecclesia" (le donne tac-ciano in chiesa) dalla lettera di San Paolo ai Corinzi (Cor.14:34), oggi re-interpretata come divieto alle donne di "predicare" in chiesa. Le cantanti liriche e le attrici erano trattate alla stregua di prostitute e, addirittura, non potevano essere sepolte in terra con-sacrata. Era stato papa Sisto V, nel 1588, a vietare il palcoscenico ad "attrici e cantatrici" e quindi a incrementare il 'mercato' dei castrati. Il cavillo per giustificare questa ipocrisia fu presto trovato: "i ragazzi che avevano perso la mascolinità a causa di una malattia o che avevano subìto sfortunati incidenti, come una caduta da cavallo, uno morso di un animale o un calcio, potevano essere ammessi ai cori della chiesa come castrati".[59] Un medico compiacente e i genitori consenzienti giustificavano l'operazione come necessaria conseguenza di un trauma subito.

Il primo castrato autorizzato dal Papa a cantare nella Cappella Sistina fu Francesco Torres, nel 1562, e poi Francisco Soto de Langa. Dal 1625 papa Clemente VIII proclamò che la creazione di castrati per i cori delle chiese doveva essere mantenuta *ad honorem Dei* (in onore a Dio).[60]

Nel 1694, un censimento dei cantanti della Chiesa Romana mostrava che c'erano 87 soprani e altos maschi, 66 tenori e bassi e 18 maestri di cappella.[61]

Dopo Charles Ancillon (Trattato sugli eunuchi, 1770), l'operazione divenne quasi indolore poiché fu introdotta una sorta di anestesia a base di vino caldo, miele e oppio. I genitali del bambino venivano immersi in una vasca o in una bacinella contenente acqua calda e latte, per ammorbidire le gonadi. In alternativa si teneva premuta la vena giugulare per far perdere conoscenza al bambino; a questo punto, o si asportavano i testicoli con un'incisione sullo scroto oppure si tagliava il muscolo sospensore del testicolo, il cremastère.

La funzione del cremastère è quella di sollevare ed abbassare lo scroto per regolare la temperatura dei testicoli. In ambienti freschi, il cremastère raccoglie i testicoli in vicinanza del corpo riducendo la perdita di calore, mentre con un clima caldo, rilassandosi, distanzia i testicoli dal calore prodotto dal corpo umano, permettendo un abbassamento della temperatura. Questa funzione è importante poiché permette una corretta gametogenesi, che avviene ad una temperatura inferiore di alcuni gradi a quella normale del corpo. La recisione del cremastère causava col tempo l'atrofizzazione dei genitali. L'anestesia leniva il dolore ma non poteva niente contro le infezioni. Molti morivano. Nei primi decenni del XVIII secolo, si è stimato che ogni anno venivano castrati circa quattromila ragazzini.

Di loro si occupò anche Giuseppe Parini che scrisse[a]:

Aborro in su la scena un canoro elefante
che si trascina a pena su le adipose piante,
e manda per gran voce di bocca un fil di voce.
Ah pèra lo spietato genitor che primiero
tentò di ferro armato l'esecrabile e fiero
misfatto onde si duole la mutilata prole.

I ragazzini sopravvissuti venivano avviati ad una rigorosa educazione musicale: innumerevoli ore di studio di canto, letteratura, teoria e dettato musicale, composizione ed esercizi al clavicembalo. Negli archivi storici del Conservatorio di S. Onofrio di Napoli sono riportate dure prescrizioni per i cantori evirati: mai correre, mai sfrenarsi per giochi e per tutto quello che poteva mettere a rischio la voce.

Dormivano in camerate separate, divisi per età, "Piccoli, Figlioli, Mezzani e Grandi". Dovevano girare coperti dalla *zimarra*, una veste lunga e pesante perché l'alterazione ormonale provocata dall'intervento li rendeva più vulnerabili e freddolosi. Gli ambienti richiedevano un maggiore riscaldamento e nei registri di S. Onofrio c'è anche la voce di spesa relativa a "carbonelle per il riscaldamento degli eunuchi".

I ragazzini si alzavano alle ore 6.30 in inverno e alle 4.45 nei mesi estivi. Dovevano letteralmente saltare dal letto e cantare *Laudate Pueri Domine*. Mentre continuavano a cantare, dovevano vestirsi, rifarsi il letto e lavarsi le mani e il viso; al suono di una campana, tutti dovevano correre nella cappella per mezz'ora di preghiera, seguita dalla messa; poi iniziava la giornata di studio con le lezioni di musica, intervallate da sessioni di preghiera, collettive o individuali. La colazione, il pranzo e la cena erano garantite e abbondanti. La dieta dei *puttini castrati,* anche detti *figlioli angiolini,* prevedeva una doppia razione di "maccaroni, carne, quantità di vino",

Durante i pasti, a mezzogiorno e alle 21.30 o alle 22.30 a seconda del periodo dell'anno, si osservava il silenzio assoluto. Ad

---

[a] Giuseppe Parini, nato Giuseppe Parino (Bosisio, 1729 – Milano, 1799), abate poeta.

ogni pasto seguivano trenta minuti di ricreazione durante i quali ai ragazzi era consentito parlare solo con i ragazzi del proprio dormitorio e non con quelli più grandi o più giovani. In estate era concessa una piccola siesta. Tutti a letto alle 22 in inverno e non oltre le 23.30 in estate.

Questo duro regime scolastico permetteva ai castrati più dotati di fare il proprio debutto in scena tra i quindici e i venti anni. In pochi avevano fortuna. Spesso gli eunuchi che non ottenevano il successo desiderato si riciclavano in compagnie circensi e si esibivano nelle piazze europee come fenomeni da baraccone.

Händel scrisse molto per i castrati, così come fecero Scarlatti, Pergolesi e Vivaldi, e poi Pavesi, Morlacchi, Mayr, Rossini e Meyerbeer, fino a Wagner con il personaggio eunuco Klingsor del Parsifal. Mozart incontrò il castrato Vincenzo del Prato[a] a Vienna e per lui scrisse la parte di Idamante nell'*Idomeneo*, e anche ne *La clemenza di Tito*, l'aria "Parto, parto" di Sesto, una della arie più emozionanti dell'opera, venne scritta per un castrato. Nel 1813, Gioacchino Rossini compose *Aureliano in Palmira* per il castrato Giovanni-Battista Velluti (1781-1861).

Erano talmente famosi che alcune donne si fingevano castrati per eludere il divieto delle cantanti nei teatri.

È celebre il caso di Bellino. Se ne innamorò addirittura Giacomo Casanova che poi scoprì che Bellino era in realtà Teresa, una ragazza di diciannove anni che, pur di potersi esibire come cantante, si finse castrato indossando un piccolo finto pene sotto i vestiti. È probabile che Teresa fosse Angiolina Calori.

La voce dei castrati era unica: una laringe delle dimensioni di un bambino combinata con il volume polmonare di un maschio adulto produceva una voce toracica forte e radiosa superiore a quella di una voce femminile o maschile naturale. Non avendo sviluppato alcun carattere sessuale a seguito dell'evirazione precoce, il castrato possedeva i riflessi e la potenza di una voce adulta e il timbro di una laringe da bambino. Eseguita prima della pubertà, la soppressione (o piuttosto l'annullamento delle funzioni) dei testicoli comprometteva l'apparizione dei caratteri sessuali principali e, in particolare, arrestava lo sviluppo della laringe.

---

[a] Vincenzo dal Prato (Imola, 1756 – Monaco di Baviera, 1828)

L'ispessimento delle corde vocali maschili da sette a sedici millimetri è dovuto all'aumento durante la pubertà della produzione di
ormoni androgeni nelle cellule interstiziali di Leydig, che risie-
dono nei testicoli maschili. In un maschio castrato prima della pubertà non si verifica l'ispessimento delle corde vocali membranose
perché la stimolazione androgena necessaria durante la pubertà è
assente. Le corde vocali membranose di un castrato in età prepuberale rimanevano alla loro lunghezza prepuberale di 7-8 millimetri. Mentre il corpo del giovane castrato cresceva, la mancanza di
testosterone non permetteva alle articolazioni di irrigidirsi; perciò,
gli arti degli eunuchi spesso erano innaturalmente lunghi, e così
anche le costole della cassa toracica. Queste
particolarità anatomiche e l'intenso allenamento musicale, permettevano loro di avere
un'impareggiabile potenza di voce e una aumentata capacità respiratoria.

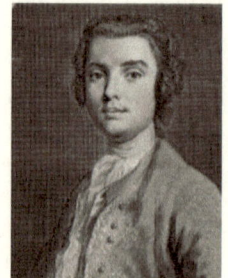

I ragazzini castrati prima dei dieci anni
crescevano con corpi femminei, seni prominenti, pene infantile, e assoluta mancanza di
desiderio sessuale, che invece poteva essere
preservata in quelli castrati successivamente.

16 - Farinelli

Secondo Canova, un tal Tenducci, cantante
evirato, addirittura si sposò ed ebbe due figli. Canova spiega così
l'incredibile mistero: "Il Tenducci era «triorchis», cioè aveva tre
testicoli, e quindi pur essendo stato privato di due gonadi quella
in sovrappiù che madre natura generosamente gli aveva messo a
disposizione continuava da sola e in modo onorevole nella sua
funzione".

Il pugliese Carlo Broschi, alias Farinelli[a] fu senza dubbio il castrato più famoso del suo tempo. Musicalmente fu educato a Napoli dal maestro Nicola Porpora. Nel 1737, al tempo di Händel,
era a Londra ma non cantò mai per lui. Poi si recò in Spagna,
chiamato dalla Regina Elisabetta Farnese per curare la depressione del marito, il Re Filippo V. Dopo aver accumulato una

---

[a] Farinelli, pseudonimo di Carlo Maria Michelangelo Nicola Broschi
(Andria, 1705 – Bologna, 1782).

enorme fortuna si ritirò a Bologna nel 1760 dove ricevette continue visite di illustri musicisti, tra cui Mozart.[62] Oltre a Farinelli, altri *evirati cantori* famosi furono Baldassarre Ferri, Matteo Sassano, Nicolò Grimaldi, Senesino, Gaspare Pacchierotti e Giovanni Battista Velluti.

Occorre dire che i castrati erano raramente chiamati con questo nome: nel XVIII secolo, si preferiva la definizione di musico evirato. La denominazione eunuco, invece, aveva un'accezione più generale, dal momento che questi venivano castrati dopo la pubertà e quindi il processo di evirazione non aveva alcun effetto sulla loro voce.[63]

Al tempo c'erano anche i controtenori, i quali non erano castrati, pur avendo estensioni di voce molto simili. Il castrato era quasi sempre di provenienza e di scuola italiana e cantava le opere italiane e in italiano; il controtenore invece era di formazione anglosassone e tedesca ed era impiegato soprattutto nella musica sacra, particolarmente nell'oratorio. Oggi i controtenori sono chiamati contraltisti; deriva da *contratenor altus* o *contra altus* o contralto. Un controtenore dei nostri tempi è stato l'inglese Alfred George Deller (1912-1979), Russel Oberlin (1928 –2016) e tra quelli ancora viventi ci sono il francese Philippe Jaroussky, l'americano David Daniels e l'italiano Angelo Manzotti. Inutile dire che i controtenori non sono castrati.

Gli «evirati cantori», come li definisce Ugo Foscolo nei Sepolcri, sacrificati sull'altare della musica, furono gli eroi negativi di un'epoca artificiosa e ridondante; sono stati pressoché dimenticati, lasciando solo un ricordo scomodo e controverso della loro ambigua presenza.

Le partiture per i castrati necessitavano di un grande accompagnamento orchestrale, che richiedeva un suono tagliente e voluminoso, anche perché i teatri in cui cantavano i castrati non erano affatto piccoli. L'Abbé Coyer descrive il teatro San Carlo di Napoli come "un edificio di dimensioni, altezza e magnificenza terrificanti". Per un teatro di tali dimensioni, un cantante doveva avere una voce di dimensioni considerevoli. Un altro argomento a favore di grandi voci per l'opera barocca risiede nell'organizzazione dell'orchestra. Nei grandi teatri, anche le orchestre dovevano essere piuttosto numerose. L'orchestra di Händel alla Royal

Academy incorporava 24 elementi tra violini e viole, 2 clavicembali, 1 arciliuto, 3 violoncelli, 2 contrabbassi, flauti e trombe, oboi e corni.

È evidente che nei passaggi "tutti" dell'orchestra, che si verificano frequentemente nelle arie di Händel, una piccola voce non sarebbe bastata.

Il divertimento che il pubblico barocco traeva dai ruoli dei travestiti e l'attrazione per le ambiguità sessuali ha, seppure in maniera diversa, una continuità anche ai nostri tempi. Molti artisti di musica pop hanno giocano apertamente sull'ambiguità sessuale ed il falsetto pop, Freddy Mercury, Prince, Boy George, Renato Zero, a dimostrazione che anche il pubblico pop è incuriosito, divertito e sottilmente affascinato da questa ambiguità, tanto quanto il pubblico barocco era affascinato e attratto dall'ambiguità dei castrati.

Marin Marais

È facile trovare citazioni e riferimenti alla medicina nella musica operistica: chi non ha mai sentito parlare della tubercolosi di Violetta nella Traviata di Verdi, o nella Bohème di Puccini? Oppure del delirio nella scena della follia di Lucia di Lammermoor di Donizetti? E della scena di sonnambulismo di Lady Macbeth nel Macbeth di Verdi?

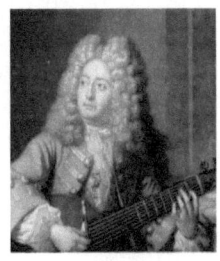
17 - *Marin Marais*

Le malattie, che erano parte della vita, erano anche parte dell'opera lirica. È più difficile invece trovarne traccia nella musica sinfonica.

Ci sono segni di malattie nella musica strumentale? Possiamo immaginare la sensazione di malinconia, tristezza, gioia o di meditazione che la musica riesce a trasmetterci. Sappiamo quanto la musica possa farci emozionare e commuovere; sappiamo che la musica può descrivere uno stato d'animo; ma si può descrivere un infarto, una polmonite o una operazione chirurgica con la musica?

Nell'ultimo movimento del *Quartetto d'archi n.1 in Mi minore Dalla mia vita* di Bedřich Smetana il Mi acuto, penetrante e sostenuto del primo violino è quasi certamente la rappresentazione dell'acufene di cui soffriva il compositore; le battute iniziali della Nona Sinfonia di Gustav Mahler potrebbero in realtà essere la rappresentazione in musica del tracciato elettrocardiografico di una fibrillazione atriale. Suggestivo, ma con il beneficio del dubbio. Quel che invece è certo è che un brano scritto per viola da gamba dal compositore e violinista francese Marin Marais, contemporaneo di Johan Sebastian Bach, è la descrizione musicale dell'operazione chirurgica che il musicista subì all'età di 64 anni.

Marin Marais (1656–1728) era il figlio di un calzolaio e, nel 1667, entrò nella scuola del coro di St. Germain-l'Auxerrois dove ricevette un'eccellente educazione musicale. Le sue capacità musicali attirarono l'attenzione di Luigi XIV e, nel 1679, all'età di 20 anni ottenne la carica di «joueur de viole de la musique de la Chambre nella Musique du Roi" [violista della Musica da Camera nella Musica del Re] e lo mantenne per quarant'anni. Studiò composizione con Jean-Baptiste Lully, che era il direttore dell'Opéra, e compose quattro opere.

Tra il 1686 e il 1725 Marais pubblicò cinque libri per violino e basso continuo e diverse suite per due e tre violini, per un totale di 596 pezzi.

L'ultimo dei cinque libri include un brano dal titolo *Tableau de l'Opération de la Taille*, che è la rappresentazione musicale delle fasi dell'operazione chirurgica per la rimozione di un calcolo della vescica urinaria, di cui soffriva. [figura 18]

Nel IV libro c'è un altro brano a tema medico intitolato *Allemande l'Asthmatique*, che cerca di rappresentare musicalmente la qualità tonale del respiro sibilante dell'asmatico, un secolo prima che René Laënnec inventasse lo stetoscopio.

Marin Marais rimase al servizio del Re Sole fino al 1725 e morì tre anni dopo l'operazione, all'età di 72 anni.

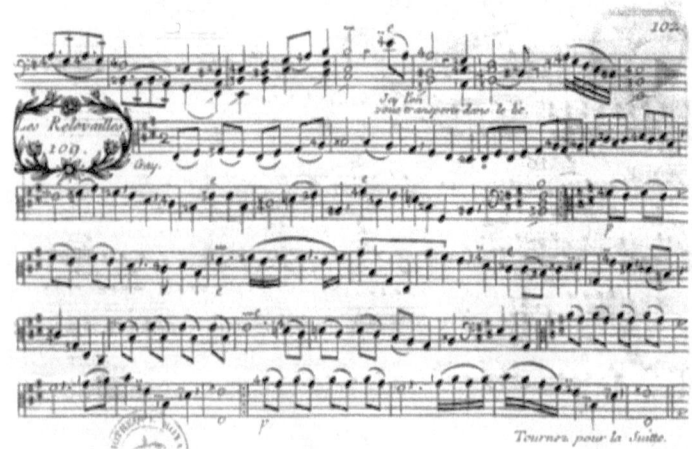

18- *Tableau de l'Opération de la Taille*

Diverse fonti affermano, erroneamente, che Le Tableau de l'Opération de la Taille descriva un intervento chirurgico alla cistifellea; non è possibile, in quanto la prima operazione sulla cistifellea fu eseguita da John Bobbs di Indianapolis nel 1878.[64]

I calcoli della vescica hanno afflitto l'umanità fin dall'antichità. Un calcolo è stato trovato nella pelvi di uno scheletro di un uomo vissuto 7000 anni fa in Egitto. I chirurghi indù e egiziani facevano operazioni di calcoli prima dell'era cristiana. Il metodo egizio era decisamente barbaro: senza incisione, l'uretra veniva dilatata forzatamente con una cannula di legno spessa come il pollice; contemporaneamente, introducendo le dita dall'ano fino al retto, si cercava di spingere il calcolo attraverso l'uretra dilatata.[65] Ippocrate consigliava di non "tagliare la vescica per rimuovere la pietra" poiché riteneva che le ferite alla vescica fossero mortali. Un certo Ammonius di Alexandria, noto come Lithotomus, praticava un'incisione nel perineo ed estraeva il calcolo, nel 220 a.C. Il perineo è tutta la zona anatomica che comprende i genitali e l'ano, accessibile facilmente se il paziente è in "posizione ginecologica", sul dorso a gambe flesse e allargate. Il termine litòtomo deriva dal greco λιθοτόμος, ed è composto da λίθος «pietra» e -τόμος «-taglio»; dunque litòtomo significa letteralmente "taglio della pietra", e indica lo strumento chirurgico utilizzato per l'esecuzione della litotomia.

Una prima descrizione della litotomia per calcolosi della vescica urinaria fu riportata da Aulo Cornelio Celso, vissuto sotto l'impero di Augusto e di Tiberio. Nell'operazione di Celso, il paziente era disteso sul dorso, con le cosce larghe ripiegate sul petto in modo da esporre il perineo. Un aiutante del chirurgo introduceva l'indice della mano sinistra nell'ano e spingeva verso l'alto, mentre con le dita della mano destra premeva sul pube verso il basso; in questo modo si voleva spingere il calcolo verso la parete per tenerlo fermo. A questo punto, mentre altri assistenti tenevano immobilizzato il paziente, il chirurgo faceva un'incisione tra la base dello scroto e l'ano, e da questo taglio veniva ricercato ed estratto il calcolo, eventualmente dopo averlo frantumato, nel caso fosse particolarmente grosso.

Molto tempo dopo, nel 1520, a Cremona, Jean Desromains inventò l'*itinerarium*, una sonda metallica curvata con una scanalatura per la lama del bisturi che permetteva di arrivare alla vescica attraverso l'uretra posteriore. Il metodo fu pubblicato da un allievo di Desromains, Marianus Sanctus nel trattato *De lapide a vesica extrahendo*, del 1522 (Della pietra estratta dalla vescica). Lo scrittore inglese Samuel Pepys (1633–1703) nel suo diario fece un dettagliato resoconto di un'operazione simile che subì nel 1658, a venticinque anni.[66] L'operazione era stata introdotta a Parigi da Jacques Beaulieu (1651–1714), noto come Frère Jacques, forse proprio quello dell'omonima filastrocca francese ("Fra' Martino campanaro" in italiano).[67] Si arriva finalmente al 1722, quando François Colot pubblicò il *Traité de l'operation de la Taille avec des observations sur la formation de la pierre* (Trattato dell'operazione del taglio con osservazioni sulla formazione del calcolo), a cui evidentemente si rifece il nostro Marin Marais.

Le annotazioni incluse nella partitura del Tableau suggeriscono che l'operazione di Marais si sia svolta con un chirurgo e quattro assistenti, con il paziente con le estremità legate. Il Tableau de l'Opération de la Taille inizia mestamente in Mi minore con l'indicazione "Lentem". che sta per 'lentement' (lentamente). Finisce in Mi maggiore, con un tempo vivace e gaio (in partitura è scritto "gay" e intitolato Les Relevailles, a indicare il lento ritorno alla vita del paziente, cioè il periodo di convalescenza. La musica evoca efficacemente l'apprensione, la paura, l'agitazione e le emozioni del paziente, e la tensione, che aumenta dall'incisione fino all'estrazione del calcolo.

Esistono numerose registrazioni contemporanee del Tableau de l'Opération in cui un narratore recita le annotazioni riportate nella partitura, ma non ci sono indicazioni che fosse questa la prassi di esecuzione nel XVIII secolo.

Scorrendo la partitura si legge nell'ordine:

L'aspect de l'appareil	L'aspetto del dispositivo
Frémissement en le voyant	Brivido nel vederlo
Résolutions pour y monter	Risoluzioni per andare sù
Parvenu jusqu'en haut	L'arrivo in cima
Descente du dit appareil	Discesa di detto dispositivo
Réflections sérieuses	Gravi riflessioni
Entrelassement des soies entre les bras et les jambes	Intreccio dei lacci tra braccia e gambe
Ici se fait l'incision	Si fa l'incisione
Ici se fait l'introduction de la tenette	Si introduce la pinza
Ici l'on tire la pierre	Si estrae la pietra
Ecoulement du sang	Flusso di sangue

Ici l'on perd quasi la voix	Quasi perdiamo la voce
Ici l'on oste les soies	Si tolgono i lacci
Ici l'on vous transporte dans le lit	Vi portano a letto

Si può dire che Marin Marais sia stato il primo musicista divulgatore scientifico.

Wolfgang Amadeus Mozart

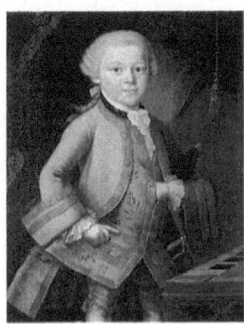

9 - W.A Mozart adolescente, ritratto di P.A. Lorenzoni (1763)

"Ti informo che il 27 gennaio, alle otto della sera, la mia cara moglie ha dato felicemente alla luce un bambino. Si era dovuta rimuovere la placenta e perciò ella era estremamente debole. Ora invece, grazie a Dio, sia il bimbo che la madre stanno bene. Il bambino porta i nomi di Johannes Chrysostomus, Wolfgang, Gottlieb".

È la lettera critta da Leopold Mozart ad un amico, la cara moglie era Anna Maria Walburga Pertl, e il neonato era Wolfgang Amadeus Mozart.

Gottlieb è il corrispondente tedesco di Amadeus, colui che ama Dio. Leopold era un violinista, componeva e insegnava musica e era vice Kapellmeister presso la corte dell'arcivescovo Anton von Firmian; la madre Anna Maria era la figlia di un prefetto.

Il piccolo Mozart fu iniziato al clavicembalo e al violino all'età di tre anni e si dimostrò subito un talento. Leopold lo definì "il miracolo che Dio ha fatto nascere a Salisburgo".

Come padre, Leopold si fece carico dell'educazione del figlio, e come impresario, occupò tutte le sue risorse per la carriera musicale del piccolo genio, rinunciando anche alla propria carriera a corte. A quel tempo, i due regni della musica erano l'Italia e la Francia. Il critico letterario e poeta inglese Samuel Johnson[a] disse "Un uomo che non è stato in Italia è sempre consapevole di un'inferiorità, per non aver visto quello che ci si aspetta che un uomo dovrebbe vedere". E Nicolas Étienne Framery[b], poeta e musicista francese, aggiunse che "Mentre i francesi e gli italiani stavano discutendo su chi di loro possedesse la musica, i tedeschi la impararono, andando in Italia a tale scopo."

---

[a] Samuel J. Johnson (Lichfield, 1709 – Londra, 1784)
[b] Nicolas-Étienne Framery (Rouen, 1745 – Parigi, 1810).

Dal '69 al '73 Mozart fece tre viaggi in Italia. Il padre-impresario Leopold aveva organizzato tutto nei minimi dettagli: si era rivolto a Franz Lactanz Firmian, il fratello maggiore di Karl Joseph, governatore della Lombardia, che scrisse al conte Gian Luca Pallavicini-Centurioni di Bologna, che a sua volta scrisse al suo lontano parente il cardinale Lazzaro Opizio Pallavicini a Roma. Il cardinale Pallavicini scrisse al suo parente feldmaresciallo Giuseppe Maria Pallavicini a Bologna, che si rivolse al barone Matthäus Dominicus Saint-Odîle a Roma, che presentò i Mozart a Giuseppe Bonechi, segretario dell'ambasciatore imperiale a Napoli.

A Milano incontrò Johan Adolph Hasse, Niccolò Piccinni, Giovanni Battista Sammartini e Johan Christian Bach, conobbe la cantante Caterina Gabrielli e lo scrittore Giuseppe Parini, che per lui scrisse alcuni libretti. A Bologna incontrò il castrato Farinelli e i compositori Vincenzo Manfredini e Josef Mysliveček. A Firenze suonò col violinista Pietro Nardini. Nella Cappella Sistina restò affascinato dal Miserere di Gregorio Allegri. A Napoli conobbe la musica di Domenico Cimarosa, Tommaso Traetta, Pasquale Cafaro, Gian Francesco de Majo e soprattutto Giovanni Paisiello.

Quello che Mozart diventò e compose è noto a tutti. Il Catalogo Köchel, cioè l'elenco di tutte le composizioni musicali di Wolfgang Amadeus Mozart, raccoglie 805 composizioni, dal primo Andante K1a, che scrisse a cinque anni, al *Requiem K626* incompiuto, più altri 105 supplementi. Circa trenta composizioni all'anno, una ogni dieci giorni, per tutta la vita.

Mozart è stato musicalmente un genio e questo lo sanno tutti, anche chi non ascolta musica classica. Complice anche il film del 1984 di Miloš Forman, Amadeus, conosciamo un Mozart dedito all'alcol, donnaiolo come il suo Don Giovanni, incline a una vita sregolata, con una risata idiota e un portamento volgare. Agli occhi dei più, queste credenze hanno creato l'immagine di Mozart come uno dei massimi geni musicali e lo hanno trasformato in una specie di rockstar dei nostri tempi.

Quello che è meno noto è il temperamento ciclotimico di Mozart e la sua tendenza depressiva. La ciclotimia è caratterizzata dall'alternarsi di periodi ipomaniacali e periodi di depressione. In pratica Mozart soffriva di disturbi bipolari.

Dopo la morte della madre, nel 1778, Mozart attraversò una profonda fase depressiva che fu seguita da un periodo molto produttivo. È noto che i periodi di creatività più intensi seguono spesso le fasi depressive.[68] Durante l'autunno e l'inverno di quell'anno, Mozart scrisse trentuno sinfonie, un concerto, un balletto (*Les Petits Riens*), e molta musica da camera. Dopo un'altra fase down, nel 1785, scrisse *Le Nozze di Figaro*, tre concerti e vari pezzi per pianoforte. Nel 1788, dopo un'altra fase depressiva, scrisse le sue ultime tre sinfonie, un'opera corale e diversi pezzi per pianoforte e musica da camera. Nei primi 3 mesi del 1791, nella fase della sua depressione terminale prima della morte, compose un concerto per pianoforte, 40 danze e alcune opere per pianoforte.

La personalità e la genialità di Mozart sono state spesso ricondotte anche ad altri disturbi neuro-comportamentali come la sindrome di Tourette, l'autismo, la sindrome di Asperger, il disturbo da deficit di attenzione e iperattività (ADHD), il disturbo ossessivo-compulsivo e disturbi neuropsichiatrici autoimmuni associati a infezione da streptococco; per nessuno di questi disturbi c'è una prova certa. Quello che sappiamo, da parenti e amici di Mozart, è che era iperattivo, oggi diremmo multitasking, componeva mentre camminava, andava a cavallo o giocava a biliardo, e aveva sempre un bicchiere di punch in mano. Sappiamo anche che aveva bruschi cambiamenti di umore; in un momento era concentratissimo e musicalmente ispirato e un minuto dopo si lasciava andare a volgarità e atteggiamenti ridicoli e irriverenti.

Durante un'improvvisazione sull'aria del basso *Non più andrai farfallone amoroso* del primo atto de Le nozze di Figaro K 492 (1786), balzò in piedi all'improvviso e, come un pazzo, cominciò a saltare sui tavoli e sulle sedie, miagolando come un gatto. Disturbo patologico o eccentricità del genio?

Gli sbalzi d'umore improvvisi, senza un valido motivo, possono essere indicativi del disturbo bipolare, spesso riscontrato nei geni creativi. Nannerl, la sorella di Mozart, scrisse che suo fratello era "rimasto infantile fino alla fine della sua vita. Mai, fino alla sua morte, ha imparato a esercitarsi nelle forme più elementari di autocontrollo".[69]

Mozart era attratto dal linguaggio scatologico, scurrile e volgare, con allusioni sessuali e una assillante mania per gli escrementi e per l'atto della defecazione.[70] Alla cugina Maria Anna scrisse "Vedi, sono capace di scrivere in tutti i modi che voglio, elegante o selvaggio, corretto o contorto. Ieri ero di pessimo umore e il mio linguaggio era corretto e serio; oggi sono allegro e il mio stile è contorto e giocoso. Con sentimento defeco sul tuo naso, così che ti coli sul mento".

In una poesiola in rima indirizzata alla madre dopo un concerto di un cantante, evidentemente non gradito, aveva scritto:

Ieri ascoltammo il re scoreggione
Era dolce come torrone
Benché non fosse granché in voce
Rumoreggiava in modo atroce.

Quando aveva ventisei anni scrisse il *Canone a sei voci in Si bemolle maggiore K 231 Leck mich im Arsch*, che tradotto letteralmente significa "leccami il culo".

La coprolalia, cioè la tendenza impulsiva a pronunciare parole oscene, è una caratteristica della Sindrome di Tourette ed è associata all'attivazione di specifiche aree del cervello.[71] Anche le frequenti smorfie facciali di Mozart, i movimenti ripetitivi involontari di mani e piedi e i salti improvvisi, sono compatibili con la sindrome di Tourette.

Un'altra delle sue manie era l'igiene della moglie: " Fai il bagno solo a giorni alterni, e solo per un'ora. Ma se vuoi farmi contento, non farlo affatto, finché non sarò di nuovo con te."[72] Inoltre, non voleva che la moglie uscisse da sola: "Non uscire mai a passeggiare da sola. Mi terrorizza e, per favore, non andare al casinò oggi".

La scrittrice Karoline Pichler, che aveva conosciuto Mozart in gioventù, di lui disse: "Persona che nei contatti con gli altri non ha mostrato assolutamente nessuna straordinaria capacità intellettuale e quasi nessun tipo di formazione intellettuale, di istruzione scientifica o superiore."

Il violinista Karl Holz, nel 1825, arrivò a dire 'Al di fuori del suo genio come artista, Mozart era una nullità'.

L'iperattività e l'incontinenza infantile delle emozioni sono evidenti nella forma di *quodlibet* e nel Quartetto K298. Il quodlibet (letteralmente significa 'ciò che piace') è un brano musicale composto da diverse melodie orecchiabili ed allegre che si rincorrono e si mescolano tra loro col metodo del contrappunto. Spesso si trattava di melodie popolari rimaneggiate. Mozart ne compose una nel marzo del 1766, quando aveva appena dieci anni, durante il suo Gran Tour d'Europa: è il Galimathias Musicum K32, un quodlibet in 17 movimenti scritto per clavicembalo, archi, due corni, due oboi e un fagotto, che si sovrappongono e si rincorrono compostamente per ben venti minuti. Un quodlibet moderno è, ad esempio, 'Little girl blue' di Nina Simone.

In qualche modo l'incontinenza musicale ed emozionale di Mozart è stata ripresa anche nel film Amadeus nella scena in cui l'Imperatore Giuseppe II, dopo avere ascoltato estasiato 'Il Ratto del serraglio' disse "Un eccellente lavoro, una cosa del tutto nuova, … ma troppe note, mio caro Mozart, troppe note, c'erano in effetti tutte le note che un orecchio tollera in una intera serata."

Questo è ciò che abbiamo visto nella finzione cinematografica, ma il concetto fu affrontato anche nella realtà da Karl Ditters von Dittersdorf, un eminente violinista e compositore, il quale disse che 'la musica di Mozart lascia l'ascoltatore senza fiato perché, mentre sta gustando una sublime melodia, subito un'altra si sovrappone "cosicché alla fine è impossibile ricordare nessuna di queste belle melodie'. [73] Insomma, la musica di Mozart sarebbe una trascrizione musicale del disturbo da deficit di attenzione e iperattività, o della Sindrome di Tourette. Tra le cause non genetiche di queste patologie c'è l'uso di droghe e alcolici, che possono alterare la funzionalità del recettore del neurotrasmettitore della dopamina (D2) e del trasportatore della serotonina (5-HT).[74,75] Se questo possa essere successo anche per Mozart non possiamo saperlo, ma può esserci un'altra spiegazione: una risposta autoimmune associata a infezioni da streptococco.

Tra il 1763 e il 1766, Mozart ebbe diversi malanni compresa una tonsillite e infezioni del tratto respiratorio superiore, con sintomi e segni di febbre reumatica.[76]

Thomas Sydenham[a], fu il primo a riconoscere il collegamento tra le manifestazioni reumatiche da infezioni da streptococco e i disturbi di comportamento da deficit dell'attenzione o i disturbi ossessivo-compulsivi.[77,78] In pratica, i disturbi comportamentali potrebbero essere una conseguenza di una 'banale' infezione streptococcica. Ai nostri giorni, con gli antibiotici, possiamo permetterci di definirla banale, ma allora non lo era affatto. Sono conosciuti come PANDAS, ovvero 'Pediatric Autoimmune Neuropsychiatric Disorders Associated with Streptococcal Infections', cioè disturbi neuropsichiatrici infantili autoimmuni associati a infezioni da streptococco.[79]

Mozart contrasse l'infezione da un suo amico musicista che era stato ricoverato in un affollato ospedale militare di Vienna.

Per comprendere un'infezione streptococcica nell'era pre-antibiotica possiamo pensare a quello che succede quando gli antibiotici non hanno più effetto. Ci sono diverse infezioni resistenti agli antibiotici noti e per le quali non esiste nessun trattamento, ad esempio le infezioni da Staphylococcus aureus resistente alla meticillina, o MRSA. Quando si verificano, è un po' come tornare nell'era pre-antibiotica in cui visse Mozart.

Nel 1762, a sei anni, fu colpito da una forte febbre accompagnata da un esantema. Il suo corpo si coprì di dolorose pustole rosse, grosse come un kreutzer, la moneta dell'epoca, di circa tre centimetri di diametro. Si ammalò per quattro settimane e fu curato con polvere nera, come antisudorifero, un misto di radice di peonia, radice di dittamo, aloe, vischio, corallo e ambra. Secondo i medici, questa eruzione era un *eritema nodosum*, causato dalla prima di una serie di gravi infezioni da streptococco.

L'infanzia di Mozart fu caratterizzata anche da ricorrenti attacchi di tonsillite streptococcica. Ne fu colpito due volte nel 1762 e poi ancora nel 1764 e nel 1765. Nel dicembre del 1762 ebbe una grave poliartrite che colpì anche le ginocchia, tanto che a stento riusciva a stare in piedi. Probabilmente si trattò di febbre reumatica o di una precoce manifestazione della sindrome di Henoch-

---

[a] Thomas Sydenham (Wynford Eagle, 1624 – Londra, 1689). Medico inglese, noto per il trattamento del vaiolo, l'uso del laudano e della corteccia dell'albero della china per trattare la malaria.

Schönlein, entrambe sono una reazione auto-immune alle infezioni da streptococco.

Nel novembre del 1765, sia Mozart che la sorella furono colpiti da una malattia febbrile mentre si trovavano all'Aja. Nannerl cadde in delirio con la gola infiammata, era gravissima, ma si riprese. Wolfgang restò emaciato e disidratato per un mese; le sue labbra persero la pelle tre volte e divennero dure e scure. Probabilmente si trattò di una febbre tifoidea.

Nel novembre 1766, Mozart ebbe un ritorno di febbre e poliartrite; le ginocchia furono nuovamente colpite e non riusciva né a camminare né a muovere le dita dei piedi. Nel 1767 contrasse il vaiolo a Olmütz, durante l'epidemia. Rimase gravemente malato per tre settimane e Nannerl scrisse che la malattia aveva sfigurato il fratello. Nel gennaio del 1772, a Salisburgo, ebbe una ricaduta di tonsillite streptococcica. Il 23 agosto 1784, mentre assisteva a un'opera di Paisiello, a Vienna, sudò così tanto da inzuppare gli abiti. Accusò coliche e vomito e rimase indisposto sino alla fine di settembre. Secondo il padre Leopold si trattò di 'febbre infiammatoria reumatica'.

Nel '87 e nel '90, soffrì nuovamente di dolori reumatici, mal di testa e mal di denti: probabilmente si trattò di una adenopatia cervicale scatenata da una tonsillite.

Sembrerebbe quindi che lo streptococco abbia perseguitato Mozart per tutta la vita e probabilmente lo accompagnò alla morte.

La musica di Mozart sarebbe stata la stessa senza lo streptococco? Mozart avrebbe composto allo stesso modo se fosse vissuto al tempo degli antibiotici?

Nei primi mesi del 1791 Mozart era molto pallido e visibilmente debole, depresso e con comportamenti paranoici. Secondo alcuni ci fu anche un'affezione renale e aveva gli arti e il viso gonfi per via della ritenzione idrica.

Mozart si trascurava: dormiva non più di quattro ore per notte, mangiava poco e beveva molto. Malgrado la crescente malinconia e il peggiorare del male, restò straordinariamente produttivo e creativo. Cercò nell'alcol un illusorio sostegno per la mente. Lo fece mentre componeva il Don Giovanni: a soli due giorni, prima della rappresentazione disse a sua moglie che avrebbe scritto l'ouverture durante la notte e per questo le chiese di "portargli del punch e di restare accanto per tenerlo sveglio". All'alba, per tenersi sveglio, beveva molto caffè.

L'uso e l'abuso dell'alcol ha alimentato un'altra ipotesi sulla malattia che condusse Mozart alla morte: l'avvelenamento da antimonio. Nei secoli scorsi, dopo una sbornia, si usava preparare il "tartaro emetico" per indurre il vomito. Si lasciava del vino in una coppa di antimonio in modo che l'acido tartarico presente nel vino potesse reagire con l'antimonio della coppa formando il tartaro emetico.

L'antimonio è tossico e, se assunto oltre i 100 milligrammi può essere letale. La dose presente nel tartaro emetico casalingo era molto vicina a quella letale, e se il vino rimaneva troppo a lungo coppa di antimonio oltre a diarrea e vomito si aveva una febbre che spesso portava alla morte. A dosi eccessive può provocare la sindrome di Adams-Stokes, una forma di sincope cardiaca con convulsioni, diminuzione della gittata cardiaca e perdita di coscienza.[80]

In un trattato di farmacologia era riportato l'uso del tartaro emetico nelle affezioni catarrali, reumatiche e artritiche, nell'ipocondria, nell'isteria e nella melanconia.[81]

Così ebbe a scrivere Mozart: "Ogni tanto ho qualche crisi di malinconia, ma le supero con la massima facilità grazie alle lettere, quelle che scrivo e quelle che ricevo: mi ridanno coraggio. Stia comunque certo che non mi succede mai senza una ragione. Spesso mi chiedo se vale la pena di vivere. Non sono né caldo, né freddo e non trovo piacere in nulla".

Nel 1788 Mozart scrisse di avere dei «brutti pensieri»: morì la figlia Theresia, di appena un anno, e le finanze della famiglia erano pessime. Il tenore di vita al di sopra delle possibilità, i debiti e le critiche impietose alla sua ultima opera, *La clemenza di Tito*, avevano ridotto Mozart in uno stato di prostrazione dal quale non riusciva ad uscire. Alla fine del 1791 era sempre più assillato da pensieri di morte; cominciò ad avere continui svenimenti e le caviglie si gonfiarono. Qui si inserisce il misterioso messaggero che commissiona a Mozart una Messa da Requiem: un presentimento e una tragica coincidenza che fecero sprofondare Mozart in un profondo stato depressivo, per il quale il medico gli avrebbe prescritto l'antimonio.

Già tendenzialmente ipocondriaco, Mozart assumeva farmaci di ogni tipo e accumulò un debito con gli speziali, i farmacisti dell'epoca, di oltre tremila euro attuali.

Fu assalito da una strana febbre, gonfiore alle mani e ai piedi e conati di vomito. Si diffuse la leggenda secondo cui sarebbe stato avvelenato, per gelosia, dal compositore italiano Antonio Salieri. Anche se priva di fondamento, questa diceria ha ispirato diversi artisti nel corso dei secoli. Lo scrittore russo Aleksandr Puškin diede credito a queste voci e nel 1830 scrisse Mozart e Salieri, un dramma in versi, in cui Salieri consumato dalla gelosia fa commissionare a Mozart un Requiem, col progetto di uccidere Mozart e spacciare il brano per suo, per poi poterlo suonare al funerale di Mozart e potersi vendicare di Dio: "Anche Salieri è stato toccato da Dio". La versione è stata ripresa quasi integralmente dalla versione cinematografica Amedeus. Come giustamente è stato detto "Se Salieri non ha ucciso Mozart, di sicuro Puškin ha ucciso Salieri".[82]

Antonio Salieri non ebbe nessuna colpa. Si saprà poi che lo sconosciuto messaggero era Anton Leitgeb, servitore del conte Franz Walsegg-Stuppach, il quale voleva far passare la Messa come sua. Nella mente depressa e paranoica del compositore, il Requiem fu vissuto come un funesto presagio della morte imminente. Nell'agonia finale, Mozart credeva di essere stato avvelenato con acqua toffana (piombo).

A ottobre Mozart aveva già perso molto peso e il 20 novembre si mise a letto per non uscirne più. Ebbe febbre alta, accompagnata da abbondante sudorazione, dolori addominali e vomito. I piedi e le mani molto gonfi e doloranti a causa della poliartrite e dell'edema.

Il medico curante di Mozart era Nicholas Closset e, al peggiorare delle condizioni, chiese aiuto al collega Mathias von Sallaba, medico-capo dell'ospedale generale, il quale notò un esantema sulle gambe e sulle natiche e diagnosticò una "accesa febbre miliare". A Mozart venne fatta una flebotomia e gli fu somministrato un sedativo, quasi certamente oppio. Vennero applicate compresse fredde per abbassare la febbre. Al tempo si usavano anche purganti al mercurio e sostanze per sudare a base di antimonio. Erano disponibili più di venti diverse preparazioni al mercurio, utilizzate per diverse indicazioni. È improbabile che Mozart ne abbia fatto uso poiché non ci sono prove di tremore o demenza o della particolare salivazione che accompagna l'avvelenamento cronico da mercurio, come avvenne per Paganini.

Mozart si sforzò di completare il Requiem consapevole della fine imminente. La domenica, il 4 dicembre, erano completate solo sette battute del «Lacrimosa» e il compositore cercava di cantare e dettare la parte del contralto a Süssmayr.

"Sento già il sapore della morte sulla lingua" - disse agli amici - sono le scorie azotate che accumulandosi rendono l'alito pesante. Nella notte salì la febbre, forse dovuta a broncopolmonite, una complicanza dell'uremia che predispone a infezioni al torace. Poi sopraggiunsero delirio e torpore. Gli fu somministrata l'estrema unzione e Mozart, cercando di sollevarsi per ricevere l'ostia, ricadde morto, cinquantacinque minuti dopo la mezzanotte del 4 dicembre 1791. Il registro delle morti della parrocchia di Santo Stefano, alla data del 6 dicembre 1791, riporta come causa del decesso una "febbre miliare acuta". Non venne fatta l'autopsia e il certificato di morte è scomparso.

La moglie Constanze scelse un funerale da 8 fiorini e 56 kreuzer, la soluzione meno costosa scelta dalla maggioranza dei viennesi. La bara fu lasciata aperta fino alle 18 del 6 dicembre nella cattedrale di Santo Stefano. La versione romanzata racconta che durante i funerali piovesse a dirotto e che per questo non partecipò nessuno. In realtà il 6 e 7 dicembre il tempo era ottimo.

Fu la stessa Constanze a creare un alone di mistero e confusione su quello che realmente accadde. Constanze si rese gradualmente conto del genio musicale dell'uomo che aveva sposato. Alla morte di Mozart ricevette due pensioni, una da Vienna e una da Praga, e si arricchì organizzando concerti di successo in memoria del marito. Quando la mania mozartiana crebbe e iniziò la gara delle biografie, fu lei a creare aneddoti e alimentare voci secondo convenienza, descrivendo il marito come un artista illuminato oppure come un poveraccio vittima di editori e impresari. In un modo o nell'altro, Constanze morì quasi cinquant' anni dopo il marito, nel 1842, ricca sfondata.

Mozart fu il primo compositore a raggiungere fama postuma, le sue musiche furono infatti eseguite con regolarità soprattutto dopo la sua morte. Prima di Mozart il repertorio moriva con il suo compositore.

Constanze lasciò avvolta nel mistero anche l'immagine del volto del marito quando, non sappiamo se volutamente, fece cadere la maschera mortuaria che il conte von Stritez aveva preso sul letto di morte. Andò in mille pezzi. Ne erano state fatte due copie, entrambe distrutte.

Tuttavia, due anni dopo la fine della Seconda guerra mondiale, nel 1947, il musicista Jacob Jelinek in un negozio di anticaglie comprò, per dieci scellini austriaci, una vecchia maschera funebre in bronzo che gli sembrava assomigliasse incredibilmente a Mozart. Sulla fronte e sulle guance si potevano scorgere diverse cicatrici che facevano pensare al vaiolo che Mozart aveva avuto a undici anni; anche gli edemi sul viso e sulle palpebre corrispondevano al quadro clinico della morte di Mozart.

Ma da dove arrivava questa maschera di bronzo se le copie originali erano andate distrutte? E soprattutto, a che serve avere una presunta maschera mortuaria se al Mozarteum di Salisburgo è esposto al pubblico, sotto una teca di vetro, il teschio di Mozart?

Falso anche questo.

Le salme, al tempo, venivano lasciate sepolte per dieci anni e poi riesumate per trasferire i resti negli ossari, e spesso sul teschio veniva inciso il nome del defunto: al Museo di Storia Naturale di Vienna ce ne sono 40mila e, tra questi, diversi teschi di Mozart. Quello del Mozarteum sembra quello più credibile poiché si racconta che un certo Joseph Rothmayer, nel 1801, dieci anni dopo la sepoltura del compositore, alla riesumazione del cadavere abbia riconosciuto e conservato il vero teschio di Mozart. Rothmayer era il sacrestano di San Marco (o forse il becchino) che, prima di inumare il corpo, gli aveva avvolto un filo metallico attorno al collo, grazie al quale avrebbe potuto identificarlo dieci anni dopo. A metà del XIX secolo il teschio arrivò nelle mani dei fratelli Jakob e Josef Hyrtl, uno incisore e l'altro anatomista, il quale segò la base del cranio, che infatti manca, insieme alla mandibola. I fratelli Hyrtl chiusero allora il teschio in una teca e lo regalarono alla città di Salisburgo.

L'antropologo Gottfried Tichy disse che l'età del teschio era compatibile con l'età di Mozart, e anche la frattura dell'osso frontale era compatibile con i tratti somatici dei ritratti del compositore. Tichy, studiando il cranio, si spinse addirittura a dire che doveva essere stata un'emorragia cerebrale ad accelerare la morte del Mozart. Poi fu la volta del professor Peter Davies di Melbourne, che invece confutò l'importanza della frattura.

Bisognerà aspettare gli anni duemila, quando due team di scienziati dell'Università di Innsbruck e del Laboratorio dell'Esercito Americano a Rockville, sottoposero il teschio all'esame del DNA e lo confrontarono con quello della famiglia Mozart sepolta nel cimitero di Salisburgo: il padre Leopold, la nipote Jeanette Berchthold zu Sonnenburg (figlia della sorella Nannerl), e la nonna materna Euphrosina Pertl. Risultato: il teschio del Mozarteum di Salisburgo non è quello di Mozart, con buona pace dei fratelli Hyrtl e del professor Davies. È quello che succede quando si applicano metodi rigorosi a presupposti infondati: si perde tempo. Ma perché tante persone sono interessate al tema?

La ricerca della vulnerabilità dei grandi geni li rende più simili a noi comuni mediocri. Avere un osso, una reliquia di un grande artista, serve ad avvicinarli a noi, a renderli più comprensibili e a rendere più materiale la spiritualità dell'arte.

Ludwig van Beethoven

Mentre Mozart si trovava dalle parti di Milano, nel dicembre del 1770, a Bonn nasceva Ludwig van Beethoven. Il nonno Ludwig, da cui prese il nome, discendeva da una famiglia di contadini delle Fiandre, originari di un piccolo villaggio della provincia di Liegi che si chiamava Bettenhoven.

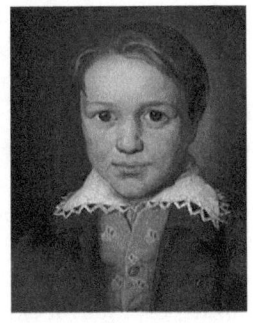

Il nonno, Ludwig *da* Bettenhoven (*van* Bettenhoven in tedesco), si trasferì a Bonn nel 1732, e dopo essere diventato maestro di cappella del principe di

20- *L. van Beethoven da piccolo*

Colonia, il cognome fu germanizzato in Beethoven. La madre, Maria Magdalena Keverich era la figlia di un cuoco. Il padre, Johan, anch'egli musicista, era un uomo mediocre, dedito all'alcool e severo, anzi brutale, con i figli. Avendo notato il talento del figlio Ludwig, pensò di poterne ricavare profitto, come aveva fatto Leopold Mozart col suo piccolo genio Wolfgang, esibito in tournée concertistiche in tutta Europa. Così, Johan van Beethoven cercò di presentare il suo talentuoso figlio come pianista virtuoso in un tour di concerti attraverso la Renania e il Belgio. Il tentativo non ebbe l'esito sperato.

Il talento del piccolo Ludwig era paragonabile a quello di Mozart, ma Johan van Beethoven non era Leopold Mozart. Johan era quasi sempre ubriaco e costringeva con la forza Ludwig a suonare il pianoforte o il violino. In qualche modo ricevette un'educazione musicale, anche se non ottimale, il talento innato fece il resto.

Bonn era una gradevole città barocca di circa diecimila abitanti. La vita era movimentata dal traffico fluviale delle chiatte e dei barconi sul Reno. Le strade erano pavimentate di lastroni di pietra lavica nera che faceva risaltare il bianco del poderoso Palazzo del Principe elettore di Colonia, attorno al quale orbitavano tutte le attività culturali, mondane e artistiche della città. La famiglia Beethoven faceva parte dei musicisti di corte. Beethoven iniziò la sua carriera sotto la guida dell'organista Christian Gottlob Neefe.

Già dal 1792, ormai ventunenne, Beethoven sentiva che il suo talento era sprecato per una città come Bonn. Si iscrisse all'Università e incontrò il conte Ferdinand von Waldstein, che lo portò a Vienna, nell'aprile 1787. In questa occasione forse ebbe un fugace incontro con Mozart. Nel luglio 1792 il conte Waldstein presentò Beethoven a Joseph Haydn che accettò di averlo a Vienna come suo allievo.

Vienna era la capitale della musica occidentale e il luogo ideale per un musicista desideroso di fare carriera. Quando vi arrivò, a ventidue anni, aveva composto un buon numero di opere, ma era ancora lontano dalla maturità artistica. Questo lo differenzia da Mozart, divenuto il simbolo del genio precoce. Altra differenza con Mozart e che Beethoven era intenzionato ad affermarsi come pianista virtuoso più che come compositore.

Nell'arco di quarantacinque anni, Beethoven ha composto circa settecentocinquanta opere. Anche chi non ascolta la musica classica conosce, o almeno riconosce per averla già sentita, alcune sue composizioni come la *Sinfonia del destino n.5* o *l'Eroica n.3*, oppure una delle sue numerose sonate per pianoforte, come la *Sonata al chiaro di luna*, o *Per Elisa*, e non c'è quasi nessuno che non abbia mai ascoltato l'*Inno alla Gioia* della Nona sinfonia.

Il culmine della fortuna artistica e personale di Beethoven fu nel 1814, al Congresso di Vienna, quello che tutti abbiamo studiato a scuola. Quello che non ricordiamo dai libri di storia è che non fu solo l'evento politico che ridisegnò l'assetto europeo dopo la stagione napoleonica, ma anche un rilevante evento mondano. Si svolse nella maestosità del Palazzo di Schönbrunn (Schloss Schönbrunn in tedesco), la reggia imperiale, sede della casa imperiale d'Asburgo dal 1730 al 1918. Vienna, che all'epoca contava poco più di 250.000 abitanti, venne letteralmente invasa da circa 100.000 persone, provenienti da ogni Paese e di ogni condizione sociale. Come oggi accade per le Olimpiadi o per i Mondiali di calcio, furono ristrutturati palazzi e abitazioni, inaugurati alberghi e locande, aperti negozi, laboratori di artigianato, fabbriche per la costruzione e la riparazione delle carrozze, creati nuovi luoghi di ritrovo, sale per concerti e balli, teatri e caffè. Tutto per il Congresso. Una grandiosa manifestazione senza precedenti che durò ben sette mesi, dal 1 novembre 1814 a giugno. Era stata la prima volta nella storia in cui i capi di stato, e non i loro ambasciatori, si riunivano, faccia a faccia, per negoziare.

Beethoven fu ingaggiato come responsabile musicale e venne acclamato come il più grande musicista vivente, una vera star del tempo. C'erano anche il maestro di cappella della corte viennese, Antonio Salieri[a], e il giovanissimo Schubert. La musica di Beethoven venne applaudita e richiesta da tutti i rappresentanti delle nazioni europee. Per l'occasione Beethoven compose *Der Glorreiche Augenblick op. 136* (Il momento glorioso), una cantata per quattro solisti, coro e orchestra, con una durata di oltre trenta minuti di musica. Furono eseguite tre sinfonie di Beethoven, la n.7, la n.8 e la sinfonia della vittoria di Wellington. Lui stesso si esibì in diversi in concerti da camera, ad esempio suonando il Trio Arciduca, per archi e pianoforte, n. 7, in Si bemolle maggiore, op. 97. L'imperatore Francesco I d'Austria mise a sua disposizione due saloni, per due serate consecutive, nella Redouten Saal, invitando tutti i sovrani d'Europa convenuti a Vienna.

Eppure, Beethoven era considerato scostante, indisponente e solitario, se non addirittura misantropo.

Il suo comportamento divenne sempre più "stravagante e scontroso", come raccontò Franz Gerhard Wegeler, amico d'infanzia di Ludwig e poi suo medico personale. Wegeler aveva sposato Eleonore von Breuning, figlia di Helene von Breuning, "il primo amore" di Beethoven. [b]

Altri amori giovanili di Beethoven furono Giulietta Guicciardi e poi Teresa Malfatti, di cui si innamorò perdutamente, pensando anche al matrimonio. Forse il famoso pezzo per pianoforte *Per Elisa* era in origine *Per Teresa*, dedicato alla sua amata e erroneamente trascritto da un copista.

Beethoven era tarchiato, aveva la testa grande e le ossa parietali e temporali prominenti e coperte da folti capelli grigi ricci; la faccia era arrossata e segnata dalle cicatrici del vaiolo; il naso era corto e con le narici dilatate dalla dispnea; gli occhi erano profondi e

---

[a] Antonio Salieri (Legnago, 1750 – Vienna, 1825)

[b] Helene von Breuning (1750-1838) ingaggiò Ludwig van Beethoven per insegnare musica ai suoi figli, e lo introdusse nei circoli sociali. È stata definita la "seconda madre di Beethoven" perché influì favorevolmente sulla sua carriera.

innaturalmente brillanti; le labbra sottili. Era alto circa 165 centimetri, di carnagione scura, con la faccia leggermente butterata, le mani coperte di peli e le dita corte, non proprio quello che ci si aspetti da un pianista.

Nei suoi primi anni a Vienna, Beethoven visse appieno in società e con successo. Gradualmente però, l'impulsività e un modo di vivere disordinato e stravagante lo tennero lontano dalle relazioni durature con le donne, ma non era un misogino. La leggenda della verginità di Beethoven fu messa in circolazione dal suo ultimo biografo, Schindler. Furono i problemi di salute che lo resero asociale e trascurato. Nel giro di pochi anni, dal primo apparire dei disturbi, l'aspetto fisico di Beethoven cambiò. Chi lo vedeva, ne parlava come di un uomo delle caverne o di una scimmia. Trascurava a tal punto il suo aspetto e i suoi abiti che una volta venne addirittura scambiato per un mendicante senzatetto e imprigionato.

Beethoven era un arrogante snob: "Il potere – disse - è la moralità di uomini che si ergono sopra gli altri, ed anche il mio". Il suo appartamento era disordinatissimo: fogli di musica, strumenti, lettere, biancheria intima sporca a terra, vestiti su tavoli e sedie, vino ovunque, anche sul pianoforte. Fu l'incubo dei padroni di casa e fu costretto a cambiare 28 case in 33 anni. Dal punto di vista igienico era trascurato, non si cambiava e il suo odore era intenso.

Beethoven soffriva di dolorose coliche e diarrea, intervallati a periodi di costipazione, occhi infiammati, cefalee, catarro e itterizia, gotta e asma. Ma, soprattutto, la sua preoccupazione maggiore erano gli acufeni e la perdita dell'udito. Quando la "Nona sinfonia fu eseguita per la prima volta a Vienna, il 7 maggio 1824, la direzione d'orchestra fu affidata a Michael Umlauf, perché Beethoven a quel tempo era ormai quasi completamente sordo e anche mezzo cieco; condivise il palcoscenico col direttore compiendo gesti esasperati, agitando mani e piedi. I musicisti ovviamente lo ignoravano seguendo la conduzione di Umlauf. Durante le prove della sua unica opera, il *Fidelio*, creò un tale caos che dovette essere allontanato dal podio.

Nel Testamento di Heiligenstadt del 1802, Beethoven aveva esternato tutta la sua disperazione per la sordità che lo aveva portato al punto di fargli pensare al suicidio. Il testamento è in realtà una lettera, mai spedita, ritrovata in un cassetto segreto della credenza di Beethoven qualche giorno dopo la sua morte. Fu scritta durante un periodo di depressione, mentre stava completando la Seconda Sinfonia: "O voi uomini che mi stimate o mi definite astioso, scontroso o addirittura misantropo, come mi fate torto! Voi non conoscete la causa segreta che mi fa apparire a voi così. [...] Da sei anni mi ha colpito un grave malanno, peggiorato per colpa di medici incompetenti. Di anno in anno le mie speranze di guarire sono state gradualmente frustrate, ed alla fine sono stato costretto ad accettare la prospettiva di una malattia cronica (la cui guarigione richiederà forse degli anni o sarà impossibile). Pur essendo dotato di un temperamento ardente, vivace, e anzi sensibile alle attrattive della società, sono stato presto obbligato ad appartarmi, a trascorrere la mia vita in solitudine. E se talvolta ho deciso di non dare peso alla mia infermità, ahimè, con quanta crudeltà sono stato allora ricacciato indietro dalla triste, rinnovata esperienza della debolezza del mio udito. Tuttavia, non mi riusciva di dire alla gente: Parlate più forte, gridate, perché sono sordo".

Lo stato di depressione di Beethoven in quel periodo forse non era legato solo all'avanzare della sordità, ma anche alle delusioni amorose per Giulietta Guicciardi e Josephine von Brunsvik. Proprio nel tentativo di trovare sollievo, su consiglio del dottor Schmidt, Beethoven si trasferì per sei mesi in una piccola casa situata nel sobborgo viennese di Heiligenstadt, dove scrisse il Testamento. Non ci fu nessun miglioramento e, dopo questi sei mesi, Beethoven si rese conto che la sua sordità era incurabile.

A fargli riassaporare la vita godereccia delle taverne fu il suo amico George Polgreen Bridgetower, un violinista talentuoso dimenticato dalla storia. Bridgetower era un musicista di colore, mulatto per l'esattezza. Beethoven gli era affezionato al punto da dedicargli una Sonata: quella che sarà ricordata come la *Sonata Kreutzer*, inizialmente era invece dedicata al suo amico Bridgetower. Come tanti altri artisti neri, fu dimenticato dalla storia narrata dai bianchi. Quando, nel 1789, si esibì a Parigi con il Concerto per violino di Giornovichi, fu presentato come un "giovane negro delle colonie". La rivista letteraria francese Le Mercure de France lo aveva descritto come "un talento, tanto genuino quanto precoce, una delle migliori risposte che si possono dare ai filosofi che desiderano privare quelli del suo colore della facoltà di distinguersi nelle arti". Nella biografia di Beethoven del 1840 di Anton Schindler, Bridgetower venne definito erroneamente come "un capitano di mare americano", e questo contribuì a cancellare la sua carriera di violinista. Beethoven aveva 32 anni quando il ventiquattrenne Bridgetower arrivò a Vienna e strinsero subito amicizia. All'epoca Beethoven era soprannominato "lo spagnolo" per la sua carnagione scura. Dopo aver ascoltato Bridgetower suonare, Beethoven decise di voler fare un concerto per lui all'Augarten e iniziò a comporre brani da eseguire insieme. Beethoven compose le parti per violino pensando a Bridgetower.

Il concerto era stato programmato per il 22 maggio 1803, fu rinviato di due giorni perché la sonata non era pronta. Beethoven incaricò il suo allievo, Ferdinand Ries, di trascrivere le parti per violino dei primi due movimenti. Quando Beethoven e Bridgetower salirono sul palco per il concerto, la parte del pianoforte era ancora in forma di bozza e Ries era riuscito a trascrivere solo il primo movimento. Non avevano mai provato insieme e Bridgetower suonò, leggendo a prima vista, le prime quattro battute in La maggiore dell'assolo di apertura. A un certo punto, Bridgetower sorprese Beethoven imitando, e poi improvvisando, una variazione della cadenza del pianoforte che commosse Beethoven. Dopo il concerto, Beethoven scrisse una dedica sulla partitura: "Sonata mulatta composta per il mulatto Bridgetower".

L'amicizia si spezzò bruscamente perché Bridgetower si permise di fare un commento sgarbato su Giulia Guicciardi, la ragazza italo-austriaca che piaceva molto a Beethoven. Per questo motivo gli tolse l'amicizia e cancellò la dedica dalla Sonata. Quando fu pubblicata, la dedica fu cambiata in favore del violinista francese Rudolphe Kreutzer, una mossa politica calcolata di un Beethoven che appena giunto a Parigi voleva ingraziarsi i favori del famoso violinista. Quello che Beethoven non poteva sapere era che Kreutzer disprezzava la sua musica. Bridgetower se ne tornò a Londra, Beethoven a Vienna e Kreutzer non suonò mai "la Sonata Kreutzer", per pianoforte e violino in la maggiore n. 9, op. 47.

L'amico violinista Bridgetower contribuì senz'altro al superamento della crisi depressiva, ma a dissuaderlo dal suicidio fu soprattutto la musica: "mi sembra impossibile abbandonare questo mondo, – scrisse Beethoven - prima di avere creato tutte quelle opere che sento l'imperioso bisogno di comporre".

La bellezza e la potenza della musica di Beethoven ha reso la sua sordità uno dei casi clinici più noti in assoluto. In realtà, il caso clinico-musicale potrebbe essere visto anche all'inverso, in quanto Beethoven probabilmente non avrebbe mai sviluppato la sua musica rivoluzionaria se non fosse stato sordo. Un po' come il daltonismo di Vincent van Gogh,[a] cioè, la visione distorta dei colori, grazie alla quale utilizzò i colori in modo surreale, soprattutto il giallo.

La proverbiale sordità di Beethoven ha eclissato anche gli altri, e forse più preoccupanti, disturbi gastrointestinali che hanno costretto Beethoven al progressivo allontanamento dalla vita sociale ed al ricorso continuo a medici e medicine.

Quattro degli oltre 15 medici che seguirono Beethoven erano tra i più noti che la Vienna di quel tempo poteva offrire. C'era Johan Peter Frank,[b] pioniere nella medicina preventiva; un altro fu Jakob Ritter von Staudenheimer[c], che fu anche a corte dell'imperatore Giuseppe II e consigliò a Beethoven i bagni a Teplitz nel 1812; un altro era Anton Braunhofer, medico omeopatico, che, tra il 1820 e il 1826, consigliò al musicista di smettere di bere alcol e lo trattò con Chincona Officinalis, un rimedio omeopatico.

Beethoven si trasferì a Baden, a 300 miglia da Vienna, e chiese a Braunhofer di recarsi lì per curarlo, ma il medico rifiutò perché troppo distante. Allora Beethoven lo consultò ogni volta che si recava a Vienna, per la sua dissenteria e per la gotta.

Il dottor Braunhofer gli prescrisse una dieta rigorosa: "Niente vino, niente caffè; niente spezie di alcun tipo. Sistemerò le cose con il cuoco. Ti garantisco il pieno recupero, il che significa molto

---

[a] Vincent Willem van Gogh (Zundert, 1853-Auvers-sur-Oise, 1890)
[b] Johann Peter Frank (1745 –1821)
[c] Jacob Ritter von Staudenheim (Mainz 1764-Vienna 1830)

per me, come tuo ammiratore e amico. Una malattia non scompare in un giorno. Non ti preoccuperò più a lungo con la medicina, ma devi aderire alla dieta, non morirai di fame. [...] Devi fare un po' di lavoro fisico durante il giorno in modo da poter dormire la notte. Se vuoi guarire completamente e vivere a lungo, devi vivere secondo natura. Sei molto soggetto agli attacchi infiammatori e sei stato vicino a un grave attacco di infiammazione delle viscere; la predisposizione è ancora nel tuo corpo. Ti darò una polvere."

Beethoven non seguì le indicazioni di Braunhofer sugli alcolici, e questo creò dei dissapori tra loro. È probabile che facesse abuso anche di analgesici, poiché Beethoven lamentava frequenti mal di testa e attacchi di reumatismi o gotta. Tra l'altro era un pessimo paziente che interpretava le prescrizioni a sua convenienza e prendeva farmaci a suo piacimento. Beethoven correggeva le prescrizioni, trasformando le virgole in punti. In una delle biografie di Beethoven è riportato che 'Il flacone si vuota entro poche ore e subito viene ordinata una nuova scorta". [83] Per Beethoven, non era difficile farlo poiché il fratello minore, Nikolaus Johan, era un farmacista, che lo riforniva di medicine senza controllo.[84]

Sicuramente gli forniva chinino. I sintomi classici della tossicità da chinino, nota come cinconismo, sono la nausea, la confusione mentale, i disturbi acustici, le turbe visive e, alla lunga, anche l'insufficienza renale.

Per i dolori intestinali, certamente Beethoven usò anche della corteccia secca del salice, che contiene la salicina, che a sua volta è la matrice naturale dell'acido salicilico. Ippocrate, Galeno e Plinio il Vecchio sapevano che la corteccia di salice poteva alleviare il dolore e ridurre la febbre. Il rimedio è menzionato anche in testi dell'antico Egitto, dei Sumeri e degli Assiri.[85] Beethoven non avrebbe potuto usare direttamente la salicina perché fu Francesco Fontana, un chimico italiano che la isolò per la prima volta dal salice bianco, nel 1825, un anno prima della morte di Beethoven.[86]

La corteccia di salice, essiccata e in polvere, veniva somministrata in dosi fino a 20 grammi ogni quattro ore in caso di "disturbi acuti o disturbi intermittenti". Supponendo un contenuto medio di salicina tra 4 e 11% nella corteccia secca dei salici tedeschi, si può stimare una dose giornaliera di circa 0,8 – 2,2 g di salicina assunta da Beethoven. Oppure si preparava un decotto in mezzo litro acqua con 30-50 grammi di corteccia secca, corrispondenti a circa 1-5 grammi di salicitati. A queste dosi, e con un uso frequente e cronico, come presumibilmente fece Beethoven, è possibile che si siano verificati effetti tossici.

I salicilati possono dare necrosi papillare renale ed epatiti, che furono in effetti riscontrate a Beethoven con l'autopsia. A dosi elevate, la salicina può causare gastriti, stipsi e nausea, nonché problemi respiratori come la dispnea, fino ad attacchi acuti di asma, e può indurre l'insorgenza di tinnito e diminuzione dell'udito.

Oltre alla corteccia di salice, come antidolorifico è possibile che Beethoven abbia fatto uso di oppioidi: a quei tempi non c'erano altre sostanze analgesiche efficaci disponibili.[87]

Durante la fase terminale della malattia, Beethoven compose i quartetti d'archi, le sue ultime composizioni, completate nel novembre 1826, appena 4 mesi prima della sua morte. Nei quartetti Beethoven sperimentò un nuovo stile di musica polifonica e una nuova visione musicale. Non si può escludere che il chinino, i salicilati e gli oppioidi possano aver contribuito alle nuove *visioni* musicali di Beethoven. Il chinino e i salicilati possono compromettere temporaneamente l'udito. Gli oppioidi possono indurre effetti che vanno dal semplice assopimento a disturbi di tipo psichiatrico come l'agitazione psicomotoria, i cambiamenti di umore e le allucinazioni. Per verificare se Beethoven fosse "dopato", il Dr. Werner Baumgartner, della Psychemedics Corporation di Los Angeles, ha eseguito una analisi su venti capelli di Beethoven per accertare la presenza di oppiacei assunti negli ultimi mesi della sua vita. Il risultato fu negativo, e quindi sembrerebbe che Beethoven fosse pulito, come si direbbe oggi. [88] Le nuove visioni musicali dei quartetti sono quindi frutto del genio artistico e non dei salicilati.

La causa esatta della perdita dell'udito non è mai stata determinata con esattezza. L'autopsia indicò che le orecchie interne erano malformate e con diverse lesioni sviluppate nel tempo. Dalle prime avvisaglie del 1796, Beethoven iniziò ad usare trombe per le orecchie e libri di conversazione. Di scarsa utilità furono anche i cornetti acustici costruiti dall'abile meccanico di Corte, Johan Nepomuk Maelzel, che è stato anche l'inventore del metronomo. Al pianoforte, per riuscire a percepire almeno le vibrazioni di quello che suonava, Beethoven teneva l'estremità di una bacchetta di legno tra i denti e appoggiava l'altra estremità sulla cassa di risonanza del pianoforte.

Arrivò a utilizzare anche rimedi bizzarri, ad esempio quello di legare della corteccia umida alle braccia, tenuta fino a quando non si seccava producendo vesciche. Il 16 novembre 1801 scrisse all'amico Wegeler: "...vuoi sapere come sto e di cosa ho bisogno? Il dottor Vering mi mette dei vescicanti alle braccia... Questo trattamento mi è molto sgradevole; a parte i dolori, vengo privato ogni volta dell'uso delle braccia per due o tre giorni. Devo convenire che il ronzio alle orecchie è diminuito, specialmente all'orecchio sinistro, dal quale è cominciata la malattia, ma l'udito non è migliorato. Non cambio medico volentieri, ma mi sembra che Vering sia un po' praticone".

Le cure a cui ricorse furono le più disparate: sudoripari, vescicanti, lavaggi saponosi, suffumigi, diuretici, soggiorni in campagna, instillazione di varie sostanze nei condotti uditivi, diete, bagni termali caldi e freddi. Numerose furono le stazioni termali frequentate: Toepliz, Baden, Rodaun, Karlbad, Franzesbrunn. Si affidò anche all'omeopatia e al galvanismo, un trattamento che utilizzava stimolazioni elettriche. Dopo aver tentato di tutto, dal 1822 si arrese e non provò nient'altro.

Nel 1824 la sua sordità era così profonda che non riuscì a sentire gli applausi alla prima della sua Nona Sinfonia e dovette accontentarsi di guardare il pubblico esultante.

Sullo stato di salute e mentale di Beethoven certamente gravarono anche i problemi economici che ebbe dopo il 1812. I suoi tre principali protettori decisero di riconoscergli una rendita di 4000 fiorini l'anno per il resto della vita. Meno di due anni dopo però, le guerre napoleoniche causarono una drastica svalutazione del fiorino. I prezzi per il vitto e l'alloggio a Vienna aumentarono in modo astronomico. La disoccupazione era dilagante e, nel dicembre 1816, le botteghe di molti piccoli artigiani dovettero chiudere. In questa situazione, il valore delle entrate annue di Beethoven si ridusse a circa un terzo.

Anche il Principe Lobkowitz, a cui avrebbe potuto rivolgersi, ebbe un dissesto finanziario, e il Principe Kinsky morì cadendo da cavallo. Si indebitò fortemente chiedendo prestiti e anticipi agli editori. Beethoven cominciò ad essere seriamente ossessionato dallo spettro della povertà, e iniziò a lavorare incessantemente: questo contribuì al peggioramento della salute.

Iniziò ad avere attacchi ricorrenti di cefalea durante i mesi invernali, probabilmente causati da una sinusite cronica. Tra il 1814 e il 1816, si suppone che abbia contratto la sifilide, ipotesi avallata dal fatto che il dottor Andreas Bertolini prescrisse a Beethoven un unguento al mercurio, che a quel tempo era il rimedio per eccellenza contro la sifilide. È possibile però che si trattasse di un medicamento chiamato *Volatile Salbe*, Linimentum volatile, che era invece a base di ammonio e non di mercurio. La questione non è irrilevante poiché la sifilide è caratterizzata da lesioni oculari e sordità.

All'età di 18 anni, nel 1798, notò i primi segni della sordità con la comparsa di acufeni (tinniti) e la perdita della percezione dei toni alti. L'acufene e la perdita dell'udito peggiorarono progressivamente.

Per comunicare fu costretto a usare i famosi "Libri di conversazione", dei quaderni che portava sempre con se, su cui l'interlocutore poteva scrivere ciò che voleva comunicargli.

Forse la causa è da ricercare nell'infanzia. In gioventù, Beethoven aveva avuto il vaiolo e la febbre tifoide, una malattia infettiva a trasmissione oro-fecale provocata dal batterio Salmonella enterica. All'età di 17 anni, aveva iniziato ad avere attacchi d'asma, che ritornavano puntualmente ogni inverno, insieme a un grave tosse grassa.

Nel 1801, all'età di 31 anni, ebbe i primi episodi di diarrea e coliche, seguiti da periodi di costipazione. Questi cicli alternati di diarrea e costipazione si ripresentarono periodicamente e con gravità crescente fino all'ultima malattia. La colica era spesso tanto grave da costringerlo a letto. Cominciò a rifiutare il cibo. Di solito si limitava a un po' di brodo, frutta e caffè. Poi scoprì che il vino alleviava le coliche e così iniziò a bere pesantemente, anche se era raramente ubriaco. Bertolini, riferì di averlo visto completamente ubriaco nel 1814 dopo un'esecuzione della sua cantata, *Un lieto Brindisi*.

Nel 1817, quando lavorava alla Nona Sinfonia, il suo medico era il dottor Jacob Staudenheimer, un professore molto rinomato a Vienna. Era stato il medico personale dell'Imperatore Francesco I, e grande sostenitore dell'uso curativo dei bagni termali, come quelli di Baden, dove Beethoven soggiornò a più riprese. Nel 1821, si ammalò di ittero e fu curato da Braunhofer, che lo mandò a Baden per la terapia termale.

L'ittero scomparve durante l'inverno del 1824-1825. Poi ci furono diversi episodi di epistassi ed emottisi spontanea, e l'edema alle gambe e ai piedi.

Nel 1825 Beethoven, già gravemente malato, lavorava ai primi due movimenti del Quartetto d'archi in La minore, op. 132. Il quartetto è composto da cinque movimenti. Quando si sentì meglio scrisse il terzo movimento *Molto Adagio*, come ringraziamento a Dio per la guarigione, "Heiliger Dankgesang eines Genesenen an die Gottheit" (Canto del santo ringraziamento di una persona guarita a Dio), e l'andante *Neue Kraft fühlend* (Sensazione di nuovo potere). Beethoven si sentiva decisamente meglio. In segno di riconoscenza, dedicò a Braunhofer il Canone in quattro parti in do maggiore *Doktor, sperrt dad Tor dem Tod* (Dottore, chiudi la porta alla morte), e il Canone in due parti in do maggiore *Ich war hier, Doktor!* (Ero qui, dottore!). Beethoven, infatti, di ritorno da Baden, il 4 giugno 1825, era passato a trovare il suo medico, che però non era in casa. Fu così che pensò di lasciagli lo spartito del Canone con un appunto scritto al momento "Ero qui, dottore! [a]

A Braunhofer dedicò anche *Abendlied unterm gestirnten Himmel* (Canzone serale sotto il cielo stellato).[b]

Il meno noto, ma probabilmente il più valido, dei medici di Beethoven fu il ceco Andreas Ignaz Wawruch,[c] che era stato un chirurgo a Praga ma praticava a Vienna. Wawruch fu chiamato a trattare Beethoven come ultima disperata risorsa durante la malattia terminale del compositore, quando tutti i suoi più famosi predecessori, per un motivo o per l'altro, avevano rifiutato l'incarico. Oltre che un medico coscienzioso, Wawruch era anche un eccellente violoncellista. Non si tirò indietro e accettò di seguire

---

[a] WoO 190 "Ich war hier, Doktor, ich war hier!", canone per Braunhofer, 4 giugno 1825.

[b] Abendlied unterm gestirnten Himmel, WoO 150

[c] Andreas Ignaz Wawruch (1782-1842), Repubblica Ceca

la malattia di Beethoven nella fase più acuta e con un quadro clinico in rapido deterioramento.

Wawruch si pose con molta umiltà e stima nei confronti dell'illustre e difficile paziente. In occasione del suo primo consulto si presentò con questo biglietto da visita: "Uno che riverisce il tuo nome e farà tutto il possibile per darti un rapido sollievo. Prof. Wawruch".

A Beethoven però Wawruch non piaceva affatto e spesso lo salutava girandogli la schiena e gridando "Oh, il culo!"

Wawruch prescrisse una terapia antipiretica molto forte sin dall'inizio, a differenza delle inutili cure omeopatiche del dottor Braunhofer. Non dette peso all'arroganza di Beethoven e continuò fino alla fine a trattare il suo paziente con dedizione e professionalità.

Wawruch prese in carico il suo illustre paziente quando Beethoven aveva 56 anni. La prima volta fu martedì 5 dicembre 1826. Alla prima visita, il paziente lamentava dispnea, tosse, emottisi e dolore nella parte destra del torace. Quasi certamente una polmonite. Gli prescrisse un farmaco a base di sali di piombo, per "dissolvere le infezioni".

È stato proposto che l'intossicazione da piombo possa essere una delle possibili cause della sordità di Beethoven. Ma come è possibile che Beethoven si sia intossicato di piombo? Non certo per il farmaco di Wawruch, ma per il vino.

Se il piombo si accumula nell'organismo può indurre un'intossicazione chiamata plumbismo. I primi sintomi includono mal di testa, affaticamento, febbre, irrequietezza, insonnia, perdita dell'appetito, letargia e diarrea. Le fasi successive sono contrassegnate da costipazione grave, spesso associata a una contrazione interna della regione ombelicale e dolori di colica; anche l'ittero, a seguito della disfunzione epatica, si verifica frequentemente; e poi ci sono vari disturbi del sistema nervoso centrale: perdita di controllo delle estremità, perdita della parola, visioni, cecità e sordità.

La sintomatologia era nota fin dall'antichità e venne descritta dal medico bizantino Paolo di Egina (600 d.C.).[89] Ne parlarono anche Avicenna (980-1037), Paracelso (1493-1541) che descrisse diversi episodi in Germania, Francia e Svizzera,[90] e Thomas Sydenham (1624-1698) in Inghilterra, che proponeva di curare il dolore con *il balsamo del Perù a dosi elevate e frequenti*.[91]

Colica saturnina, colica del Devonshire, colica biliare, colica paralitica, spasmodica o epilettica, grimmen (in Germania), mal di pancia secco in Inghilterra), laccio, lamentela o presa delle viscere: sono i modi diversi di indicare i dolori addominali da plumbismo. I medici, invece, li chiamavano Colica Pictonum. Ma cosa c'entra il vino?

I vini venivano adulterati col piombo. La pratica era già in voga nell'antica Roma e si diffuse con l'espansione dei confini dell'Impero Romano. Ai primi tempi della Repubblica, il bere vino era scoraggiato ed era consentito solo agli uomini oltre i trentacinque anni e del tutto vietato alle donne; Equatius Maetennus uccise sua moglie proprio per aver violato questa regola e l'omicidio fu considerato giustificabile. Solo durante i tempi dell'Impero il consumo di vino fu consentito anche alle donne. Con l'aumentare del consumo di vino e l'espansione dell'Impero, aumentò la richiesta e con essa l'adulterazione del vino. Marziale, in una delle sue poesie, accusa Munna, un commerciante di vino a Massilia (l'attuale Marsiglia), di spedire all'estero i suoi veleni mortali a un prezzo elevato. Occorre dire però, a parziale discolpa di Munna e degli altri sofisticatori di vino, che la rarità di bottiglie di vetro, di tappi di sughero e, soprattutto, della conoscenza di condizioni sterili per fermentare e conservare i vini, rendeva necessario usare qualcosa che fungesse da conservante, per evitare che i vini si rovinassero durante i lunghi viaggi attraverso l'Impero, in condizioni climatiche e di trasporto non ottimali.

I Greci preferivano gli additivi a base di resina e l'odierna *retsina greca* è un discendente di tali vini. I romani usavano come conservante uno sciroppo chiamato *sàpa*, *defrutum* o *caroenum*, termini che venivano spesso affiancati al nome del vino per indicare il modo di preparazione, un po' come accade oggi per lo champagne metodo Champenoise o metodo Charmat, o per le birre ale, lager o stout.

Gli sciroppi dei Romani erano preparati dal mosto non fermentato. Lo si faceva bollire in un recipiente di piombo, a fuoco lento, fino a ridurre il volume a circa un terzo. Il *sàpa* dei Romani è praticamente il nostro "mosto cotto" che, ancor oggi, in Emilia-Romagna, Marche, Umbria, Puglia e Sardegna, è chiamato anche *saba*.

Il defrutum era ricavato sempre da mosto bollito ma fino a ridurre il volume a metà. In pratica il defrutum era un *sapa* un po' più diluito e, infatti, con un seconda bollitura del defratum si ricavava il sapa. Plinio scrisse che "I vasi [di vino] non devono mai essere riempiti completamente e lo spazio sopra la superficie del vino deve essere colmato con passum [uva passa] o defrutum mescolato con zafferano o iris mischiato con sapa. I coperchi dei vasi dovrebbero essere trattati allo stesso modo, con l'aggiunta di mastice o pece di Bruttian. Dovrebbero essere utilizzati i vasi di piombo e non di bronzo". [92]

Columella,[a] un ricco proprietario terriero spagnolo, che possedeva terreni in varie parti dell'Italia centrale, pubblicò diversi trattati di agricoltura e scrisse che "Bisogna fare attenzione che il mosto immagazzinato non si rovini per un anno, o almeno fino a quando non viene venduto. Si dovrebbe aromatizzare il vino solo con il defrutum di buona qualità invecchiato di un anno".

Il problema dell'intossicazione da piombo non è ovviamente il mosto cotto ma la sua preparazione o, meglio, la preparazione al tempo dei romani. Sapa e defrutum erano preparati dalla bollitura in recipienti di piombo e i vasi di vino colmati di sapa erano fatti di piombo. Cuocendo a fuoco lento il succo d'uva in una pentola rivestita di piombo fino a ridurlo a un terzo del suo volume originale, si otteneva il sapa, uno sciroppo marrone scuro, dolciastro, con la consistenza del miele e un sapore di melassa. Il livello di piombo in una preparazione di sapa dipendeva dalla velocità di riscaldamento, dall'acidità del mosto e dalle dimensioni e dalla forma del recipiente in cui veniva preparato. È stato stimato che il sapa dei Romani contenesse circa 1 grammo di piombo per litro.

Per stimare la tossicità dei vini trattati con sapa, è ovviamente necessario conoscere la proporzione in cui veniva aggiunto al vino. Columella fornisce istruzioni specifiche su questo punto: la

---

[a] Lucio Giunio Moderato Columella (Gades, 4 – 70)

regola generale era che "un sestario di defrutum addensato" doveva essere aggiunto a un'anfora di vino. Il sestario equivaleva a 1/6 di congius, poco più di mezzo litro, 0,545 litri per l'esattezza. Un'anfora vinaria aveva una capacità di 26 litri. In un'anfora vinaria c'era quindi più di mezzo grammo di piombo, circa 20 milligrammi di piombo per litro di vino. Certamente si trattava di dosaggi a rischio di accumulo e di tossicità, se si considera che oggi è definita tossica una concentrazione di piombo nel sangue superiore a 300 milligrammi per litro.

Dal sedicesimo secolo si verificarono frequenti epidemie in molte parti della Francia, dell'Italia, della Spagna, della Boemia, della Svezia, dell'Olanda, dell'Inghilterra, della Svizzera, dell'Austria e della Germania, quasi tutte in autunno e dopo estati fredde. La scarsa maturazione dell'uva dopo estati non abbastanza calde aveva dato vini molto aspri che necessitavano di essere adulterati per migliorarne il gusto. Si usavano gli additivi contenenti piombo *per addolcire le annate acide*.

Nelle Americhe, la colica Pictonum era causata dal rum preparato da alambicchi con serpentine di piombo. Nell'Inghilterra del XVIII secolo, era causata dal sidro preparato in presse e vasche rivestite di piombo. Un'epidemia verificatasi ad Amsterdam fu causata dall'acqua potabile raccolta dai tetti con le grondaie di piombo.

Il piombo che intossicò Beethoven quindi derivava dal vino che beveva. Consumava quantità relativamente elevate di alcol ogni giorno, principalmente vino e vino da dessert (vino Tokay ungherese, forse *tokaji aszú*) preso con i pasti giornalieri, e talvolta birra, come riferirono alcuni suoi amici. Beethoven era un intenditore di vini. Uno dei suoi preferiti, il Tokay, venne definito "re dei vini e vino dei re" (epiteto coniato secondo la leggenda da Luigi XIV), un tempo era il prezioso dono che gli ungheresi offrivano ai re e ai grandi ecclesiastici di tutta Europa. Ne parla anche Ludovico Ariosto in una sua satira. Paracelso ne dimostrò le proprietà terapeutiche ed era molto apprezzato da Voltaire, Jean-Jacques Rousseau e Giuseppe Parini.

Dando un'occhiata ai registri delle spese giornaliere, aggiornati dalla governante di Beethoven, è possibile calcolare approssimativamente la quantità di vino consumato. Durante due periodi, di un anno non specificato, in casa di Beethoven furono consumati una media di 2.9 litri di vino al giorno dal 7 luglio al 5 agosto e 1,1 litri dal 28 ottobre al 13 novembre: per lo più vino rosso, quattro quinti di rosso e un quinto di vino bianco. Occorre precisare che Beethoven viveva da solo, con una domestica e a volte una cuoca. Quindi, se questo non è un consumo eccezionale ma quello abituale di Beethoven, allora l'alcol potrebbe essere la causa della cirrosi epatica e della colica Pictonum.

Quando il piombo viene assorbito dall'organismo, i livelli ematici aumentano per diversi giorni e diminuisce progressivamente in poco più di un mese. Nei capelli invece resta, diciamo per sempre. Le proteine dei capelli, le cheratine, sono molto ricche di residui di cisteina, un amminoacido in grado di legame il piombo. Per questo motivo, per verificare una eventuale intossicazione da piombo, venne fatta un'analisi sui capelli di Beethoven. I capelli non crescono con un ritmo uniforme ma a cicli con una media di 0,36 millimetri al giorno, più o meno 1 cm al mese; crescono dalla radice, e quindi la punta è la parte più vecchia del capello.

Fu visto che, nella lunghezza del capello, c'erano dei punti con presenza di piombo ed altri in cui era assente, vale a dire che c'erano state delle esposizioni di 2-5 giorni in tempi diversi con intervalli vuoti. Ipotizzando una crescita di 0,36 mm al giorno, un capello lungo 4 cm corrisponde a 111 giorni dalla radice alla punta, che corrispondono più o meno agli ultimi quattro mesi di vita di Beethoven. Un'altra analisi su un capello di 15 cm, che quindi copriva un periodo di circa quattordici mesi, mostrò un picco di piombo circa un anno prima ed un secondo sei mesi prima della morte di Beethoven. È probabile quindi che le ultime forniture di vino che Beethoven aveva bevuto, fossero adulterate al piombo, nonostante fosse già vietato.[93]

Un'altra possibilità è che sia stata utilizzata una pomata contenente piombo come antisettico dopo le operazioni di paracentesi addominale. Non si può neppure escludere l'assorbimento di piombo da inquinamento atmosferico.

Un'efficace terapia del plumbismo cronico richiederebbe farmaci chelanti, che legando gli ioni di piombo nel sangue ne facilita l'escrezione. Ma la terapia di chelazione fu introdotta nel XXI secolo e non era certo nota al tempo di Beethoven.[94] I trattamenti di allora erano inefficaci e alcuni addirittura disastrosi, come il mercurio, gli emetici e i clisteri, o anche, in una discutibilissima quanto insensata logica omeopatica, medicinali contenenti piombo (il piombo per curare il plumbismo). Altro rimedio, tanto stravagante quanto inutile, era l'applicazione di burro non salato sullo stomaco e sulla schiena del paziente, o il cinabro (solfuro di mercurio), o l'equitazione *per rafforzare i visceri indeboliti dalla malattia*. I medici più coscienziosi concentravano i loro sforzi nell'alleviare l'ansia del paziente e fornire sollievo al dolore, con l'oppio, che Huxham considerava "il dono più benefico del cielo per il miserabile, per ridurre il dolore lancinante".[95]

Il piombo contenuto nel vino dà una intossicazione lenta e i sintomi della colica Pictonum possono comparire già qualche settimana dopo il primo utilizzo, mentre la paralisi può manifestarsi anche diversi anni dopo. Insomma, è possibile il plumbismo da vino abbia contribuito alle coliche e alla sordità di Beethoven.

L'ultima fase della malattia era iniziata alcune settimane prima, quando Beethoven cercava di comporre, lontano dalle distrazioni di Vienna, su una collina boscosa isolata, vestito con abiti leggeri, noncurante del freddo e delle forti nevicate. Iniziò una tosse insistente, poi un edema alle caviglie e ai piedi.

Il 1 dicembre, venerdì, decise di tornare a Vienna, a tutti i costi, anche se non c'erano carrozze disponibili. L'unico mezzo in partenza era un carro che trasportava latte. Il carro non era coperto ed era una giornata fredda e piovosa. Inzuppato e infreddolito, per la notte si fermò in una locanda dove gli fu data una stanza poco riscaldata. Ebbe forti brividi e febbre, sete estrema e un dolore al petto, sulla destra. La sete lo spinse a bere parecchio, ma c'era solo acqua fredda, per cui i brividi e la febbre aumentarono di intensità. Al mattino, sabato 2 dicembre, riprese il viaggio verso Vienna e arrivò a casa con una febbre altissima, brividi e dolori al torace.

La salute di Beethoven continuò a dissolversi e, dopo aver composto il quartetto d'archi in Do maggiore, nel 1826, peggiorò improvvisamente.

Così arriviamo alla prima visita del dottor Wawruch il 5 dicembre 1826, dopo il rocambolesco viaggio di rientro a Vienna sul carro per il trasporto di latte.

La terapia antipiretica di Wawruch consistette in una serie di decotti a base di erbe con latte di mandorla e liquore di Salep,[a] allo scopo di indurre la diaforesi, cioè una sudorazione molto intensa. La terapia funzionò, Beethoven sudò molto e la febbre scese. Al quinto giorno il paziente migliorò tanto da essere in grado di camminare e lavorare all'Oratorio Saul e David. La settima notte, improvvisamente, comparve vomito grave e diarrea e la mattina seguente ittero. Il fegato era ingrossato e nodulare, le gambe e i piedi molto gonfi. Durante la settimana successiva l'ittero aumentò e il fegato si ingrossò ulteriormente. Alla terza settimana, l'addome iniziò a gonfiarsi, si formarono asciti e si sviluppò una dispnea notturna parossistica, che gli rese molto difficoltosa la respirazione. Per l'ascite si rese necessaria la paracentesi addominale. Per farla, Wawruch chiamò il chirurgo primario della Allgemeines Krankenhaus, il dottor Seibert. Furono drenati undici litri di liquido color paglierino.

Beethoven fu così sollevato che si congratulò con Siebert. Ma la paracentesi provocò un'infezione da ferita, di tipo erisipeloide. È una infezione cutanea causata dal batterio Erysipelothrix rhusiopathiae, che si cura facilmente con gli antibiotici, che allora però non erano disponibili.

In pochi giorni i bordi della ferita iniziarono a mostrare segni di cancrena. Fortunatamente, con una accurata pulizia periodica fu scongiurato l'avanzamento dell'infezione. Furono eseguite altre tre paracentesi, con drenaggio di altri 20 litri di fluido, fortunatamente senza infezioni.

Poiché le asciti non si arrestavano, fu chiesto il consulto del dottor Malfatti che prescrisse un punch alcolico ghiacciato, uno dei drink preferiti di Beethoven.

Il paziente dormì per tutta la notte, per la prima volta dopo settimane insonni. Il giorno seguente ebbe una abbondante sudorazione e si sentì così bene che si rimise a lavorare al suo Oratorio, gridando per tutto il tempo: "Che miracolo! I saggi dottori sono

---

[a] Il salep è una farina, anticamente considerata un ricostituente o un medicinale, e utilizzata ancora oggi in Turchia per la produzione di bevande e gelati da passeggio, come il dondurma, il salep si ricava da tuberi essiccati di diverse orchidee.

stati sconfitti e io vivrò per l'abilità di Malfatti!" Giovanni Malfatti[a] era uno dei fondatori della Society of Physicians di Vienna e fautore della teoria secondo cui la malattia è un'interazione dinamica di fisiologia e patologia.

Incoraggiato dai risultati miracolosi del punch alcolico ghiacciato, Beethoven ne iniziò a consumare grandi quantità, ma finì per sviluppare forti dolori addominali e diarrea. Poi divenne semicomatoso e con la respirazione affannosa.

Wawruch proibì l'uso dell'alcol, consentendo solo piccole quantità di vino renano come stimolante, più volte al giorno. Ben presto non trovò più giovamento neppure nel vino. La malattia avanzò e con essa la consapevolezza della fine.

Il 24 marzo 1827, acconsentì a ricevere l'estrema unzione, e scrisse nel suo libro di conversazione "Plaudite, amici, finita est comoedia!" (Amici, applaudite. La commedia è finita).

Diverse ore dopo, cadde in coma, che durò fino 26 marzo, un lunedì insolitamente tempestoso, con grandine, pioggia e tuoni. Alle sei del mattino, un tuono particolarmente forte interruppe il coma. Beethoven si mise a sedere sul letto e, con rabbia, allungò il braccio con il pugno chiuso verso la finestra. Poi si lasciò cadere sul cuscino e spirò.

L'autopsia fu eseguita due giorni dopo, mercoledì 28 marzo, dal dottor Johan Wagner e dal suo assistente Karl von Rokitansky. Sul referto fu scritto che Beethoven era morto di cirrosi portale e coma epatico.[96]

Eppure c'era qualcosa che Beethoven riusciva a sentire nonostante la sordità: il cuore. Secondo uno studio delle università del Michigan e di Washington, pubblicato su 'Perspectives in Biology and Medicine', Beethoven compose alcune delle sue più famose sinfonie seguendo il battito del suo cuore. Aveva il battito cardiaco irregolare, riscontrabile negli improvvisi e inaspettati cambiamenti di ritmo della musica di Beethoven, derivanti dall'aritmia di cui soffriva. [97]

Nel 1989, venne comparato lo spettro di frequenze della Prima Sinfonia composta nel 1799, quando Beethoven aveva trent'anni,

---

[a] Johann Baptist Malfatti, Edler von Monteregio o Giovanni Domenico Antonio Malfatti (1775 Lucca –1859 Hietzing, Vienna)

e quello di altre composizioni successive, fino alla Nona Sinfonia terminata nel 1824, quando era completamente sordo. Siccome la perdita dell'udito di Beethoven iniziò con i toni alti, alcuni studi recenti hanno verificato se ci fosse uso diverso dei toni alti (regione tra 2500 Hz e 5000 Hz) nelle varie fasi dell'evoluzione della sordità. Lo scopo era quello di verificare l'esistenza di elementi indicativi dell'evoluzione della sordità.

Non è stata riscontrata nessuna differenza. I tracciati sono perfettamente sovrapponibili (fig.21). Una piccola differenza è osservabile nell'intervallo di frequenze tra 500 e 1000Hz. Sembra però più una conseguenza dell'alcol che della sordità. [figura 21]

Il tasso alcolico elevato, infatti, attutisce specificatamente le frequenze tra 500 e 1500 Hz, con un picco intorno a 1000 Hz, che corrisponde alle frequenze tipiche di violini, flauto all'ottava alta, ottavino, oboe, clarinetto e tromba. A parte questo, non sono state rilevate differenze importanti, sottolineando che la coerenza creativa di Beethoven è indipendente dalla sordità. Insomma, Beethoven componeva allo stesso modo anche da sordo. In pratica, il vero orecchio di Beethoven è stato il suo cervello. [98]

Un'altra analisi, più sofisticata, si è basata sui quartetti per archi, raggruppati in opere iniziali, intermedie e tardive. I periodi in cui furono composti coincidono con l'inizio della sordità (primi quartetti: opera 18, tra il 1798-1800), il secondo periodo del peggioramento dell'udito (quartetti intermedi: opera 59, del 1805-1806 e opera 74 e 95, del 1810-1811), e il terzo periodo della totale sordità (ultimi quartetti: opera 127, 130, 131, 132 e 135, del 1824-1826). L'analisi concluse che l'uso delle note alte nella parte del primo violino (sopra il Sol6, 1568 Hz) diminuì nel periodo 1798-1801 per poi ri-aumentare intorno al 1824-6, gli anni dei quartetti tardivi e della completa sordità. In pratica, man mano che la sordità progrediva, Beethoven tendeva a usare note a media e bassa frequenza, cioè quelle che riusciva a sentire meglio. Col passare del tempo ed il progredire della sordità non riuscì a distinguere neppure queste e dovette fare affidamento sempre più alla memoria musicale. Il suo orecchio fu sostituito dal cervello, l'orecchio interiore.

Quando arrivò a fare completamente affidamento sul suo orecchio interiore, non fu più costretto a produrre musica che potesse effettivamente poi riascoltare all'esecuzione e tornò quindi lentamente all'utilizzo dell'intera gamma di frequenze e di suoni. [99]

Per Richard Wagner, le opere tardive di Beethoven furono "una rivelazione da un altro mondo", poiché la sordità proteggeva il compositore dai disturbi del mondo esterno e lo costringeva a vivere nel suo mondo interiore.

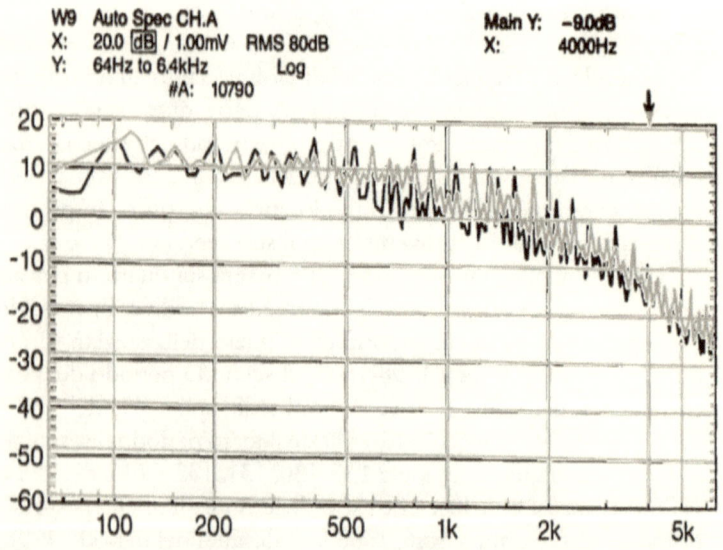

21- Sovrapposizione dello spettro della prima e della nona sinfonia. Laryngoscope 1989.

Franz Schubert

"Sono purtroppo costretto a constatare di aver visto diverse volte Schubert in stato di ubriachezza" – disse Joseph Sonnleithner, il direttore artistico del teatro di Vienna, nel 1829.[a]

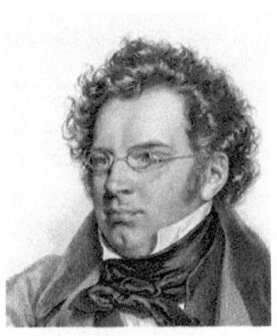

22- *Franz Schubert*

Il più delle volte beveva birra bavarese, ma anche vino e punch. Era timido e taciturno e forse cercava nelle bevute con gli amici il conforto per una condizione molto modesta e la forza per una integrazione sociale a cui aspirava.

Franz Peter era nato a Vienna, il 31 gennaio 1797, dodicesimo di quattordici figli, di cui solo cinque superarono l'adolescenza. Il padre faceva il maestro elementare, prima nella scuola del distretto povero di Lichtental, e poi nel ricco distretto borghese di Rossau. La madre, Elisabeth Vietz, era figlia di un fabbro e, prima di sposarsi, aveva lavorato come cuoca. Le condizioni economiche familiari erano decisamente precarie.

A quei tempi un maestro delle scuole austriache doveva conoscere la musica e così Franz ricevette le prime lezioni dal padre e dal fratello maggiore Ignaz. A sette anni fu affidato al maestro del coro della parrocchia di Liechtental, Michael Holzer, che gli diede lezioni di contrappunto e gl'insegnò a cantare e a suonare l'organo. Ad Holzer, nel 1816, Schubert dedicò la Messa in Do maggiore N.4 D452.

Studiò musica ma soprattutto, come voleva il padre, studiò per diventare maestro di scuola. Così fu. Rimase ad aiutarlo per qualche tempo nella scuola locale ma poi, con l'appoggio della madre, ruppe col padre e si stabilì a Vienna per seguire la carriera di musicista. Entrò nel coro del Convitto Reale di Vienna e, in questo periodo, compose la *Fantasia in Sol maggiore per pianoforte a quattro*

---

[a] Joseph Ferdinand Sonnleithner era un librettista austriaco, regista teatrale, archivista e avvocato.

mani (D1), e altri brani contrappuntistici, ispirandosi a Mozart. Per l'addio al Convitto compose a *Sinfonia n. 1 in Re maggiore (D82)*.

Ottenne un discreto successo locale con i Lied, la forma romantica per eccellenza, ma non sfondò, almeno non come avrebbe voluto. Oltre i Lied, Schubert scrisse undici sinfonie, di cui tre incompiute, ma dopo la sua morte la sua musica fu presto dimenticata dai pochi ammiratori e restò sconosciuta a tutti per decenni. La partitura della *Sinfonia N.8 in Si minore D759*, meglio nota come *Incompiuta*, scritta nel 1822, fu ritrovata 37 anni dopo la morte di Schubert. Gli editori non lo avevano appoggiavano e la salute era stata sempre alquanto precaria.

Iniziò ad ammalarsi nel febbraio del 1823 quando, come lui stesso scrisse, dovette rinviare un trasloco per motivi di salute. Si trattava della sifilide, che aveva contratto in una delle tante serate a base di sesso e alcol tra la fine del 1822 e l'inizio del '23: aveva 25 anni.

Schubert era probabilmente omosessuale ed il suo primo amante fu Franz von Schober[a], chiamato "Schobart" in intimità, nomignolo che indica chiaramente una fusione tra i due cognomi. Von Schober era un librettista e scrisse per Schubert il libretto dell'opera Alfonso ed Estrella.

Alla fine della relazione con von Schober, nel 1826, andò a vivere con il poeta Johan Mayrhofer[b], che gli scrisse i testi per una cinquantina di lieder. Poi ebbe una relazione col baritono Johan Michael Vogl[c]. Von Schober non la prese bene e fece circolare una caricatura che raffigurava Schubert come un cagnolino al seguito di Vogl.[100] [figura 23]

Alla luce di un riesame delle fonti storiche, le prove che sostengono l'omosessualità di Schubert sono state ridimensionate e deporrebbero piuttosto a favore di una bisessualità serenamente vissuta. Schubert era un bohémien libero da vincoli familiari e convenzioni sociali. Incarnava lo stereotipo romantico del genio sofferente e la lotta contro i cliché della sessualità e del genere. Schubert è stato definito un artefatto culturale della società in cui viveva.[101]

---

[a] Franz von Schober (Torup 1796 – Dresda, 1882)
[b] Johann Baptist Mayrhofer (Steyr, 1787– Vienna, 1836)
[c] Johann Michael Vogl (Steyr, 1768 – Vienna, 1840)

La legge austriaca del tempo distingueva tra omosessualità attiva e passiva. Per il partner attivo era prevista una pena, da quattro a sei settimane di prigione; al partner passivo spettavano otto o quattordici giorni. Solo in caso di recidiva scattava l'accusa più infamante di "mancanza di valori, gratificazione animale e depravazione morale", punita con un anno di reclusione. Non si può dire quindi che ci fosse una persecuzione dell'omosessualità, era più una questione morale.[102]

Ma le malattie non si curano degli stereotipi, delle mode e delle inclinazioni sessuali, e Schubert contrasse la sifilide.

Come previsto dal decorso della malattia, entro due mesi, verso la fine di aprile 1823, iniziarono febbre, malessere, un'eruzione generalizzata di macchie rosate. I sintomi manifesti della sifilide, specialmente quelli sul volto, esantemi, papule, vescicole e alopecia, lo spinsero in un profondo senso di vergogna, umiliazione e depressione, che Schubert somatizzava in vertigini, cefalee violente e nausea.

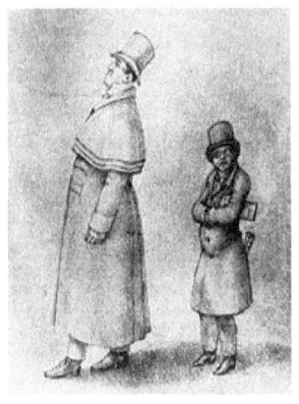

23 - Vogl seguito da Schubert

Nella Vienna dell'epoca la sifilide era nota e restava un taboo. Tutti sapevano, tutti conoscevano la trasmissione sessuale dell'infezione ma nessuno sapeva ancora come curarla. Schubert fu seguito da due medici che certamente erano tra i massimi esperti del settore, Ernest Rinna von Sarenbach e Joseph von Vering. Il primo scrisse addirittura un trattato in due volumi "Repertorio dei migliori centri benessere. Rimedi, metodi chirurgici degli ultimi decenni".[103] L'altro, von Vering, scrisse due libri sulla "Cura dell'epidemia del piacere mediante sfregamenti di mercurio".[104] Il dottor Vering si occupò di Schubert fino agli ultimi giorni.

Passò un periodo ricoverato all'ospedale maggiore di Vienna, tra maggio e luglio del 1823, dove fu sottoposto a una dieta senza carne e amidi, solo acqua e tè, senza latte, caffè o vino; da 3 a 10 bagni per preparare il paziente alle *unzioni*, cioè gli sfregamenti con mercurio, da farsi in una piccola stanza, asciutta e priva di correnti d'aria, con temperatura tra i 24 e i 29°C, mantenuta costante con bracieri a carbone; nessun cambio di lenzuola consentito durante l'intero trattamento e nessun cambio di biancheria intima; il paziente non poteva mai lasciare la stanza e non doveva lavarsi. Le unzioni erano fatte con una mistura di mercurio e lardo rancido, generalmente la sera, col paziente a letto. Potevano contenere fino a mezza oncia di mercurio, circa 14 grammi (una oncia equivale a 28,35 grammi). Si partiva dalle gambe, dalle caviglie alle cosce, poi le braccia, quindi il dorso e infine la pancia; si andava avanti così per non meno di 10-15 minuti. Dopo gli sfregamenti le parti del corpo venivano coperta con panni o asciugamani. Generalmente non si praticavano due unzioni nello stesso giorno. Dopo 9-10 giorni di trattamenti con mercurio iniziava una forte infiammazione alla mucosa orale accompagnata da gusto metallico e una fortissima salivazione, fino a un litro di saliva al giorno, spesso accompagnata da diarrea e diuresi, entrambi considerati segni favorevoli. Pochi giorni dopo la salivazione arrivava la febbre, anch'essa considerata una sana reazione al mercurio e per questo non veniva trattata. Dopo 12-20 unzioni il paziente era "guarito", e i segni della malattia e la febbre erano scomparsi. A questo punto il paziente veniva trasferito in una stanza ventilata, e finalmente poteva fare un bagno tiepido con sapone e gli era permesso di cambiare la biancheria intima e quella del letto.

L'avvelenamento da mercurio era noto e, nel caso se si fossero manifestati i sintomi, le unzioni avrebbero dovuta essere interrotte. A quel punto il paziente poteva essere trattato con oppio, chinino e altri farmaci per stimolare l'appetito.

Dopo una decina di giorni di unzioni al mercurio, sempre nella stessa stanza, con le finestre chiuse, a 24-29°C costanti, l'inalazione dei vapori di mercurio doveva essere abbastanza elevata. Una parte veniva trattenuta negli alveoli polmonari, il resto entrava nella circolazione sanguigna e penetrava la barriera emato-encefalica, raggiungendo rapidamente il cervello. Tutto ciò avveniva molto più velocemente di quanto impiegasse il mercurio ad essere metabolizzato nei suoi sali meno nocivi.

Il mercurio inalato è, infatti, più neurotossico di quello ingerito. L'emivita del mercurio per via inalatoria nel corpo dopo esposizioni ripetute è di 58 giorni e 21 nel cervello, cioè occorrono tre settimane perché i livelli di mercurio nel cervello diventino la metà.[105]

In ospedale Schubert compose *Die schone mullerin* [La bella mugnaia], la storia di un ragazzo che fa di tutto per conquistare la sua bella mugnaia. In agosto stava già meglio ed era seguito dal dottor Schaeffer che lo vedeva frequentemente.

Perse molti capelli, gli venne rasata la testa e indossò una parrucca.[106] Osservò per un certo tempo una rigorosa e ristretta dieta e bevve moltissimo thè.

Nell'aprile del '24 iniziarono i dolori alle ossa lunghe, in particolare alla gamba sinistra, e divenne afono. Schubert non riusciva né a cantare né a suonare il pianoforte. Qualche mese dopo fortunatamente i sintomi si attenuarono. Così continuò, tra alti e bassi per quattro anni durante i quali fu ricoverato un paio di volte e alternava periodi sereni a periodi depressione.

Come spesso accade dopo le fasi depressive, seguirono quattro anni musicalmente molto intensi: opere corali, sonate per pianoforte, la Sinfonia *Die Grosse* D944, la sonata per l'arpeggione D821, trii, quartetti e quintetti, l'ottetto D803, gli Improvvisi D899-935-946 e trentaquattro Valse sentimentale.

Poi la seconda infezione, quella fatale, nell'ultimo mese di vita: una setticemia intestinale trasmessa dalle carni suine infette; al tempo era noto come il colera del porco, il morbo di Salmon o salmonellosi. Lamentava dolori ai muscoli, alle ossa e alle articolazioni, sbalzi d'umore, vertigini e ipertensione. Di tanto in tanto ebbe anche delirio, accompagnato da febbre e disturbi del sistema nervoso. Trascorse gli ultimi mesi di vita in una casa nel Kettenbru, un quartiere viennese con condizioni igieniche molto precarie.[107]

Ebbe un rigetto totale per il cibo, una vera fobia, assieme a una dipendenza da farmaci. Accanto al letto volle un orologio, una pendola che gli ricordasse l'ora precisa per l'assunzione dei suoi farmaci. "Mi sento di cadere a precipizio dentro al letto" – disse.

Il 13 novembre gli fu fatto un salasso. Il giorno dopo stava male e volle che i suoi amici suonassero per lui il quartetto N.14 Op.131 in Do diesis minore, un "Adagio ma non troppo e molto espressivo" che Beethoven aveva scritto nel 1826. È un brano di una intimità e profondità meditativa sconvolgenti di cui Wagner disse: "È la furia della danza del mondo: piacere feroce, agonia, estasi di amore, gioia, rabbia, passione e sofferenza; lampi e tuoni; e sopra il tumulto l'indomabile violinista ci porta nell'abisso". Schubert la scelse per il suo finale. Era grave e fu chiamata un'infermiera a tempo pieno, oltre all'infermiere che già c'era. Un consulto dei medici che lo seguivano, Vering e Wisgrill, il 16 novembre concluse che si trattava di nervenfieber, febbre tifoide. La mattina del giorno dopo era ancora lucido, il delirio iniziò in serata. Morì il 19 novembre 1828, mercoledì, alle 3 del pomeriggio, stringendo la mano al medico mentre farneticava sproloqui su Beethoven.

La causa ufficiale della morte fu la febbre tifoide, erroneamente confusa col tifo, nonostante nei trattati di Rinna il tifo e la febbre tifoide fossero già trattate separatamente e distinte. Il decorso della malattia negli ultimi tre giorni non aveva niente che potesse far pensare al tifo, la febbre si manifestò troppo tardi dopo i primi segni della malattia, e a Vienna in quel momento non c'era nessuna epidemia di tifo. Piuttosto si trattò di neurosifilide. Non a caso il dottor Rinna chiamò Vering, l'esperto di malattie sifilitiche, a rimpiazzarlo, e non i medici che avevano precedentemente già trattato Schubert. Nervenfieber può essere la manifestazione della sifilide terziaria, causata dall'infiammazione dei vasi cerebrali o da un'ischemia focale o dall'occlusione di un'arteria. Gli altri sintomi, l'insonnia, le vertigini e i frequenti mal di testa sono le conseguenze dell'avvelenamento da mercurio.

Qualunque cosa fosse, non ebbe il tempo di influenzare la creatività musicale di Schubert. La Sinfonia n.8 rimasta incompiuta proprio alla fine del 1822 potrebbe lasciar pensare ad un'interruzione dovuta alla sifilide contratta proprio nello stesso periodo. In realtà, Schubert continuò a comporre anche durante la malattia.

Prima della morte ebbe il tempo di scrivere la Sinfonia n. 9. Forse se ne disinnamorò o, più probabilmente, per timore di non essere compreso o per l'angoscia di non riuscire a comporre altri due movimenti all'altezza di quel sublime e tormentato secondo. Si era addentrato in un territorio che i contemporanei avrebbero giudicato troppo avanti.

I più hanno accettato l'Incompiuta per quello che è, altri hanno cercato di completarla scrivendone le parti mancanti; altre volte, come finale, è stato utilizzato l'ultimo movimento della Sinfonia n. 3. È stata usata anche l'intelligenza artificiale per completare gli ultimi due movimenti dell'Incompiuta, con il processore Kirin980 di Huawei, basato sulla NPU, la neural processing unit. Analizzando il timbro, il tono e la metrica del primo e del secondo movimento composti da Schubert, in sei settimane, l'intelligenza artificiale di uno smartphone, dopo 197 anni, ha completato la partitura orchestrale per il terzo movimento e composto interamente il quarto movimento, fedele allo stile e allo spirito dell'originale Sinfonia N.8. È stata eseguita 'interamente' dalla English Session Orchestra il 5 febbraio del 2019 alla Cadogan Hall di Londra. [108]

L'estrazione mediante intelligenza artificiale di melodie, motivi e frasi musicali, per quanto "intelligente" non può portare a una composizione naturale e artisticamente ispirata. Il risultato dell'esperimento di Huawei è scientificamente interessante ma artisticamente ed esteticamente ingenuo.

Chissà cosa avrebbe detto Schubert che, anche durante gli ultimi mesi della sua vita, nelle sue peggiori ore, riuscì a comporre musica ispirata, come il grande *quintetto in sol maggiore* e le tragiche melodie del *Die Winterreise* [Il viaggio invernale]. A riempire i vuoti di un'altra sinfonia incompiuta di Schubert, la decima *Sinfonia in Re maggiore D936a*, ci ha pensato il compositore italiano Luciano Berio[a] con "Rendering" nel 1989.

Berio prese come struttura la partitura frammentaria della Sinfonia e la riempì con frammenti onirici che richiamano i temi originali. Il risultato è un lavoro a sé stante, più che una versione eseguibile della Decima di Schubert. L'incompiuto resta incompiuto: come chiedere a Raffaello di completare un quadro di Michelangelo.

Nei decenni successivi alla sua morte, Schubert fu ricordato come *liederfürst*, il principe della melodia e del canto. Schumann scrisse: "Chiunque non conosca la Grande sinfonia in Do mag-

---

[a] Luciano Berio (Imperia, 1925 – Roma, 2003)

giore sa ben poco di Schubert". Dopo il 1900, il ricordo del compositore Schubert svanì lentamente ma il suo genio naturale, la persona fragile e vulnerabile, e la morte prematura hanno contribuito alla creazione di una icona tragica.

Vincenzo Bellini

La morte di Bellini, il 23 settembre 1835, per Gioacchino Rossini fu un fulmine a ciel sereno. Scrisse: "amavo Bellini, che mi era stato raccomandato". Rossini si trovava nella sua villa di Passy, a Parigi, quando il suo pupillo si ammalò. A pochi chilometri di distanza, a Puteaux, Bellini era assistito da un medico italiano che non faceva avvicinare nessuno. Morì all'improvviso, proprio quando sembrava che si

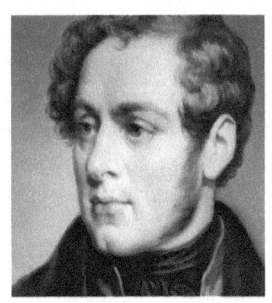

24- *V. Bellini*

stesse riprendendo. Si era sparsa la voce che fosse stato avvelenato per gelosia.

Re Luigi Filippo ordinò l'autopsia e l'imbalsamazione del corpo dell'artista. Fu il professor Adolphe Dalmas ad occuparsi dell'esame, trentasei ore dopo il decesso, e giunse alla conclusione che la morte era stata dovuta a colite ulcerosa. Il professor Dalmas riportò: "L'intestino era ricoperto da ulcerazioni piene di pus, l'estremità del fegato conteneva un ascesso della grandezza di un pugno, pieno di denso pus giallo, omogeneo e del tutto compatto".

Rossini scrisse che aveva una malattia al retto e che "non avrebbe potuto vivere molto ma che la cura del medico asino gli abbreviò la vita. Io ne fui afflittissimo: mandai a suo padre e ai suoi fratelli in Sicilia alcuni ricordi in cose preziose di quel povero ragazzo ma essi mi risposero che avrebbero voluto denari". [109]

L'ipotesi di avvelenamento resta aperta e affascinante.

Vincenzo Salvatore Carmelo Francesco Bellini era nato a Catania il 3 novembre 1801. Figlio di un'organista, compositore e maestro di cappella, seguì le prime lezioni con il nonno e il padre, dimostrando subito di essere un ragazzino musicalmente dotato. Studiò musica a Catania e poi, con una borsa di studio, nel 1819, entrò al conservatorio di Napoli. Nel 1826 arrivò il primo inaspettato successo con *Bianca e Fernando*, un'opera in due atti su libretto di Domenico Gilardoni, eseguita al San Carlo di Napoli il 30 maggio dello stesso anno. Per non mancare di rispetto al principe Ferdinando di Borbone[a], l'opera andò in scena con il titolo modificato in *Bianca e Gernando*.

A Maddalena Fumaroli, una colta e avvenente ragazza dell'alta borghesia napoletana, dedicò la famosissima aria *Casta diva*. Maddalena era la ragazza di cui si era follemente innamorato e che avrebbe voluto sposare se non gli fosse stato impedito dal padre. Nel 1827, grazie ad una commissione di un'opera da rappresentare al Teatro alla Scala di Milano, si staccò da Napoli e dalla sua Maddalena.

Alto, biondo, con gli occhi azzurri, gentile nella figura e dai modi accattivanti, Bellini era l'idolo delle donne milanesi che lo soprannominarono "il cigno etneo".

La seconda travolgente passione fu Giuditta Cantù, moglie infelice di Ferdinando Turina, un latifondista e ricco imprenditore. I coniugi Turina ospitarono Bellini nella loro villa in campagna. L'incontro con il giovane musicista fu folgorante. Grazie alla complicità della famiglia e della ingenuità del marito, orgoglioso dell'amicizia dell'illustre ospite, gli amanti riuscirono per un lungo periodo a vivere felicemente la relazione clandestina. Quando il marito scoprì l'adulterio consumato nella sua stessa casa, scacciò la moglie lasciandola in miseria. Bellini, temendo lo scandalo nel mondo della musica e, spaventato dalle conseguenze di un tale disdicevole evento sull'opinione pubblica, abbandonò Giuditta alla vergogna e alla solitudine, per salvare la sua carriera musicale.[110] Partì per Parigi, dove fu ospitato a casa del suo amico inglese Samuel Levys e sua moglie, a Puteaux.

Per il teatro di Milano scrisse *La sonnambula* e *La Norma* nel 1831 e per quello di Parigi *I puritani* nel 1835. È proprio a Parigi che conobbe Fryderyk Chopin restandone affascinato e musicalmente influenzato per sempre. I Puritani furono un successo e Bellini ricevette due onorificenze: una dal re Luigi Filippo, che lo nominò cavaliere della Legion d'Onore, la seconda dal re Ferdinando II a Napoli, che gli conferì la croce dell'Ordine di Francesco I.

---

[a] Ferdinando Antonio Pasquale Giovanni Nepomuceno Serafino Gennaro Benedetto; Napoli, 1751–1825)

Successivamente, Bellini dedicò l'opera "Alla regina dei francesi", la regina Marie-Emélie. Il periodo parigino fu molto propizio a Bellini che pensò di stabilirsi definitivamente. Il suo desiderio fu in qualche modo esaudito poiché morì prematuramente nella casa di Puteaux. Vincenzo Bellini fu sepolto nel cimitero Père Lachaise, accanto a Chopin. La salma rimase a Parigi per oltre quarant'anni, fino al 1876, quando fu trasferita nel Duomo di Catania.

I suoi padroni di casa, i coniugi Levys, avrebbero avuto un ruolo importante nella improvvisa morte del musicista: avvelenamento da mercurio.

Nel corso del 1835, ad appena 33 anni, Bellini iniziò ad accusare uno strano ed indefinibile malessere intestinale che lo convinse a prendersi una pausa dai suoi impegni e a concedersi un periodo di riposo. Nella speranza di ristabilire una buona condizione di salute, accettò di trasferirsi a Puteaux, sulla riva destra della Senna, ospite dei suoi amici.

Cercò di contrastare la diarrea con i farmaci, come aveva fatto già a Milano, ma questa volta senza successo. I medici lo sottoposero a rigoroso e assoluto riposo, proibendogli di uscire dalla propria camera. Non poteva ricevere visite, tranne qualche amico, e il medico. L'infiammazione intestinale aumentò e Bellini iniziò a presagire il peggio.

L'11 settembre, il barone Aymé d'Aquino, ministro plenipotenziario, si recò a Puteaux e trovò Bellini a letto con un forte mal di testa. Ritornò il giorno dopo, ma questa volta gli venne impedito l'ingresso, e il giardiniere, su ordine della signora Levys, gli negò ogni informazione sulla salute del maestro. Il 13 settembre, Saverio Mercadante[a], che si trovava a Parigi da alcuni giorni, tentò di fargli visita ben quattro volte ma gli fu negato. Il giorno dopo, il musicista Michele Carafa[b], riuscì a entrare spacciandosi per medico di Corte, e trovò Bellini molto debole.

Il mattino del 23 settembre del 1835 il barone d'Aquino tornò alla villa ma non riuscì ad entrare; ritornò alle 17,30, e questa volta dinanzi al cancello non trovò nessuno. Attraversò il giardinetto e

---

[a] Giuseppe Saverio Raffaele Mercadante (Altamura, 1795-Napoli, 1870)
[b] Michele Carafa (Napoli, 1787 – Parigi, 1872)

si precipitò al capezzale di Bellini, gli prese la mano che pendeva fuori dal letto, pensando che il musicista stesse dormendo. Il giardiniere gli disse che il maestro era spirato in preda al delirio alle cinque del pomeriggio. Trentatré anni, dieci mesi e ventidue giorni di vita. Appena otto mesi prima aveva espugnato Parigi con il grande successo de I puritani, al Théâtre Italien.

Cosa fu di tanto terribile a stroncare improvvisamente Vincenzo Bellini? La morte era strana e inaspettata. Dovette pensarlo anche il re Luigi Filippo che ordinò alla *Facoltà Medica* di fare chiarezza sulla morte del compositore. Circolavano alcune voci sospette di avvelenamento, avvalorate anche dallo strano comportamento dei padroni di casa.[111] Infatti, i Levys, che per tutto il periodo avevano impedito a chiunque di avvicinare l'agonizzante Bellini, il giorno della morte avevano abbandonato frettolosamente la casa portando via denaro e gioielli. Scrissero una lettera ai genitori di Bellini in cui li avvisavano della morte del figlio avvenuta per "un'ostinata diarrea". Il sospetto indusse il re a ordinare l'autopsia che fu affidata al dottor Dalmas, aggregato alla Facoltà medica di Parigi e componente della Legion d'onore. Il 25 settembre, due giorni dopo il decesso, Dalmas procedette. Scoprì che negli intestini erano presenti molte ulcere della grandezza media di una lenticchia, mentre all'estremità destra del fegato c'era un ascesso grande come un pugno. Il referto riportava pertanto infiammazione dell'intestino complicata da un ascesso come causa del decesso.

Forse non c'è niente di misterioso né nella morte né nella condotta dei Levys.

Nella Francia meridionale era in corso una epidemia di colera e le condizioni di Bellini potevano far pensare ad un paziente affetto da colera, il che potrebbe aver spinto i Levys a limitare i contatti e le visite, e il loro successivo allontanamento frettoloso.

Bellini soffriva da vari anni, forse dal 1830, di enterocolite amebica, o amebiasi, causata da Entamoeba histolytica. L'uomo si infetta ingerendo accidentalmente cisti mature presenti su alimenti (verdure crude, frutta) o in acque contaminate. Si manifesta con dolori addominali crampiformi, diarrea a contenuto inizialmente mucoso e poi ematico, alternata a periodi di stipsi, senza febbre. La mucosa intestinale è edematosa ed infiammata, con ulcere disposte "a pelle di leopardo" spesso ricoperte di fibrina. Oggi si cura con gli amebicidi (diloxanide, metronidazolo, tinidazolo) che non erano disponibili al tempo di Bellini, quando neppure i batteri erano stati ancora scoperti.

A quel tempo per la diarrea cronica si usavano le tisane astringenti a base di cannella e sciroppo di cotogno, estratto di chinachina, tintura d'oppio, ratania, angostura e cannella in polvere, gomma arabica, solfato di rame, radice d'arnica e rabarbaro. Per il colera si usava la "pozione anticolerica" a base di estratto di giusquiamo, canfora, gomma arabica, emulsione di papavero, succinato d'ammoniaca e zucchero. Se ne usava un cucchiaio ogni ora nelle prime fasi del colera.[112]

"È orrenda cosa a pensare – disse Bellini – che dopo morto l'uomo non lascia che una lieve traccia inosservata spesso e talora anche dimenticata".

Bellini ci ha lasciato pagine musicali immortali: dieci opere liriche, tra cui La Norma, La Sonnambula e I Puritani, sei sinfonie, musiche per organo e per pianoforte, musica sacra e forse sua anche la canzone Fenesta ca lucive. Dal 1985 fino all'entrata in vigore dell'euro, l'effige di Vincenzo Bellini era sulla banconota da 5.000 Lire.

"Ah! non credea mirarti sì presto estinto, o fiore" - così inizia l'aria de La Sonnambula, presagio della breve vita del musicista, e così è scritto sulla lapide della tomba di Bellini.

Nicolò Paganini

Nicolò Paganini aveva probabilmente la sindrome di Marfan, e questo ha in qualche modo contribuito a farne il più grande virtuoso del violino di tutti i tempi. È una malattia rara che colpisce il tessuto connettivo ed è causata da una produzione anomala di una proteina, la fibrillina-1. La colpa è di una mutazione del gene FBN1 situato nel cromosoma 15. I sintomi si manifestano a livello cardiovascolare, muscolo-scheletrico, oculare

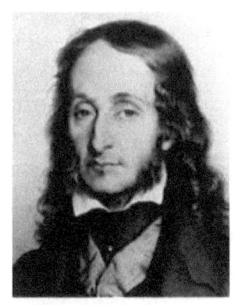

25- N. Paganini

e polmonare. Il coinvolgimento cardiovascolare può portare a dilatazione dell'aorta con possibile insufficienza mitralica, aritmie, endocarditi o insufficienza cardiaca. Le ripercussioni sui muscoli e sullo scheletro comprendono la dolicostenomegalia, cioè l'eccessiva lunghezza delle dita, e l'aracnodattilia, vale a dire articolazioni particolarmente mobili ed elastici, e la deformità del torace, o torace carenato. A livello oculare si possono manifestare la miopia, il distaccamento della retina e la dislocazione del cristallino, che possono portare alla cecità.

Paganini le aveva tutte, ma le dita lunghe e le articolazioni iperestensive furono i segni che il violinista seppe sfruttare alla perfezione, capitalizzando favorevolmente la disgrazia della malattia. Un secolo dopo lo farà anche Rachmaninov.

In Italia ci sono circa quindicimila persone affette dalla sindrome di Marfan, una su cinquemila. Tra i personaggi famosi Paganini non è solo: il faraone egizio della XVIII dinastia Akhenaton, il presidente francese Charles De Gaulle, e quello americano Abramo Lincoln.

Niccolò o Nicolò (Paganini si firmava indifferentemente in un modo o nell'altro) era nato a Genova nella notte del 27 ottobre 1782, sotto il segno dello scorpione, terzogenito dei sei figli di Antonio Paganini, che faceva il camallo, e la popolana Teresa Bocciardo. Camallo è un termine di origine araba, con cui si indicava lo scaricatore che operava sulle navi nel porto di Genova. Il carattere di Paganini ed il suo stile musicale si formarono nei carruggi che dalla sua casa, in Piazza di Santa Maria in Passione, scendevano al porto vecchio di Genova.

Tra gennaio e marzo del 1786, quando aveva quattro anni, prese il morbillo assieme alla sorellina Angela. Furono creduti entrambi morti. Fu portato al cimitero, avvolto in un lenzuolo, ma la madre si accorse di un impercettibile movimento, il piccolo Niccolò non era morto, mentre la piccola Angela non ce l'aveva fatta. Per i medici del tempo si trattò di morte apparente; catalessi da encefalite virale da morbillo, secondo la medicina odierna. Lo stesso fenomeno di morte apparente era accaduto al piccolo Liszt.

A sette anni, Paganini ebbe, e superò, anche la scarlattina. Il padre lavorava al porto ma era anche un musicista mandolinista, e avviò Niccolò allo studio del mandolino e del violino, come lui stesso raccontò: "A sette anni ebbi le prime lezioni di violino da mio padre che non aveva molto orecchio, ma aveva una grande passione per la musica. In pochi mesi fui capace di eseguire qualche pezzo a prima vista".

Anche la madre, sebbene semianalfabeta, amava la musica ed il canto. A dodici anni Niccolò iniziò a suonare nella chiesa di San Filippo Neri, a meno di un chilometro da casa. Poi si interessò anche alla chitarra e ne diventò un virtuoso nel giro di un anno. A 18 anni era così bravo col violino che si poté permettere di saltare il conservatorio e insegnare a Lucca. Dal 1804 al 1813 suonò nelle corti di Lucca e Firenze. Nel 1817, il principe di Metternich-Winneburg lo invitò a suonare a Vienna, ma Paganini declinò l'invito per motivi di salute, e preferì andare a Palermo, dove il clima era più caldo, con la speranza che potesse giovare alla sua salute cagionevole.

Per tutti, Paganini era il figlio del diavolo. L'aspetto certamente non lo aiutava; camminava tutto storto, claudicante, con una spalla più alta dell'altra, aveva un colorito cadaverico ed era spaventosamente magro. Trasgressivo, irriverente ed irrispettoso delle regole sociali, frequentava bettole di terz'ordine e prostitute, giocava a carte e finì anche in galera per rissa e debiti di gioco non pagati. Venne condannato per avere ingravidato una minorenne che aveva partorito una bambina nata morta. Fu anche accusato di avere strangolato la sua fidanzata. Donne, alcol, oppio, gioco d'azzardo e la mostruosa tecnica violinistica, contribuivano ad alimentare l'immagine diabolica che gli fu attribuita e che si era lui stesso costruito.

Perfettamente consapevole del suo talento superiore e grande manager di sé stesso, Paganini alimentava le dicerie o almeno non le smentiva: si cucì addosso un look demoniaco, abito nero e pantaloni svolazzanti, che rafforzavano il suo colorito cadaverico. A volte entrava in scena su una diligenza nera trascinata da cavalli neri. Il suo aspetto era longilineo e scheletrico, la bocca senza denti (forse a causa del mercurio usato per trattare la sifilide), la diabolicità della sua musica e il suono del suo violino lo rendevano oscuro e misterioso. Tutto contribuì alla credenza che avesse fatto un patto con il diavolo.

Nel 1835 si recò al Lazzaretto di Genova con l'intenzione benevola di suonare per i malati di colera, ma creò tensione tra i degenti più gravi che lo videro come la personificazione della morte che veniva a prenderli.

Non trascurò neppure il merchandising: si creò, in tutta Europa, un vero mercato di gadgets, ritratti, caricature, biscotti di Paganini, scarpe alla Paganini, scialli alla Paganini, cappelli alla Paganini, pipe alla Paganini. Demoniaco, arrogante, prepotente, malaticcio, deforme, avaro, misogino, puttaniere e ubriacone: Paganini fu tutto questo ma il suo violino faceva dimenticare e perdonare tutto.

Ci ha lasciato un'opera molto vasta: i famosissimi 24 capricci per violino; 12 sonate per violino e chitarra; 15 quartetti per chitarra, violino, viola e violoncello; 3 quartetti per archi; 6 concerti e oltre 20 sonate per violino e orchestra.

Si dice che sia riuscito a suonare 2272 note in 3 minuti e 20 secondi. Sono circa 11 note al secondo, forse un'esagerazione, ma serve a dare un'idea dell'agilità sovrumana raggiunta.[a] Tuttavia, la pratica può migliorare la velocità e la precisione dell'esecuzione ma non può mai portare a produrre un movimento impossibile e innaturale.

---

[a] Mantero R. Le mani iperabili di Niccolò Paganini. Savona, Italy: Manovre; 1993.

Paganini sviluppò una tecnica violinistica superiore perché possedeva caratteristiche anatomiche non comuni. Il dottor Martecchini da Trieste, che incontrò e visitò Paganini a Venezia nel 1824, disse: "È straordinario quello che può fare con la sua mano. Piega letteralmente le dita ... può allungare il pollice fino a sinistra per avvolgerlo attorno al mignolo. Muove la mano come se non ci fossero muscoli né ossa attorno alle articolazioni". [a]

Paganini non aveva solo la mano e le dite particolari. Un altro suo medico, il dottor Francesco Bennati, parlò anche della straordinaria "estensibilità dei legamenti capsulari di entrambe le spalle e la lassità dei legamenti che collegano il polso all'avambraccio, il carpo al metacarpo e la falange tra di loro. La sua mano non era più grande delle dimensioni giuste ma raddoppia la sua larghezza a causa dell'elasticità di tutte le strutture al suo interno".

Paganini dunque possedeva caratteristiche fisiche sopra la norma che lo rendevano capace di compiere sul violino movimenti impossibili.[113] Il compenso che riuscì a ottenere dalla sua malattia fu elevato ma fu alto anche il prezzo che dovette pagare.

Nel 1823 contrasse la sifilide e fu curato con mercurio e oppio, mentre per i dolori addominali e le stomatiti usò l'Elisir di Le-Roy. Paganini fu vittima della pubblicità: sedotto dalle qualità vantate sull'etichetta dell'Elisir − "sgombra, rimuove, purifica, rarefà, espelle, pulisce, lava", un lassativo insomma - ne abusò fino a distruggersi l'apparato gastro-intestinale.

Il rimedio del signor Le-Roy fu oggetto di molte discussioni, satire[114] e battaglie legali. In un testo del 1825 si legge che "era composto d due differenti formule, la prima chiamata *purgativo di quattro gradi*, composto di vari *drastici* violentissimi in alcol e sciroppo di melasso. Uno scritto medico dell'epoca riportava che "Nel rimedio del signor Le-Roy le dosi di sostanze drastiche sono portate fino ad un punto mortale". La seconda formula era il *vomi-*

---

[a] Da una lettera del magistrato ragusano Matteo Niccolò de Ghetaldi, che conobbe Paganini a Venezia nel 1824. La lettera è scritta in sloveno e racconta del dottor Martecchini, arrivato il giorno prima da Trieste, che ispeziona la mano sinistra di Paganini.

purgativo, un decotto estremamente abbondante di senna[a] ed una dissoluzione di tartaro antimoniato di potassa e di vino bianco.[115] Il rimedio Le-Roy doveva essere davvero tossico perché causò effettivamente diverse morti.

Paganini usò il vomi-purgativo per due anni e dovette certamente aver sperimentato i ben documentati effetti collaterali: "poco dopo averlo preso provoca vomiti considerabili, affanno profondo, spasimi dell'epigastrio, soffocazione con rinserramento dolorosissimo del torace, svenimenti continui, pallore e scompiglio della faccia. Ben presto si verificano deiezioni alvine così frequenti che si fatica a credere, pruriti, dolori con raffreddamento delle estremità inferiori ed una orripilazione generale. Il polso diviene fiacco, frequente, spesso anche intermittente. Questo stato dura per più giorni". *116*

L'elisir Le-Roy costava venti soldi, quattro volte i purganti convenzionali. D'altra parte, era composto di quattro ingredienti, e poi era alcolico, cosa che invogliava ad abusarne.

In un manuale medico del 1867, la ricetta dell'Elisir Leroy prevedeva scamonea di Aleppo[b], turbitti[c], sciarappa, senna alessandrina, zucchero acqua e alcol. Erano previsti diversi dosaggi crescenti, definiti come Elisir di primo, secondo, terzo e quarto grado. Il principio attivo della scamonea è la scammonina che è inerte fino a quando non passa dallo stomaco al duodeno; qui incontra la bile e reagendo chimicamente con il taurocolato e glicocolato di sodio, viene convertito in un potente lassativo. Agisce in circa quattro ore e, a grandi dosi, come nell'elisir Le-Roy, è un irritante gastrointestinale violento. I turbitti vegetali erano le radici polverizzate e avevano anch'essi proprietà lassative; il turbitto minerale era invece un precipitato giallo di solfato basico di mercurio, ampiamente usato come purgante ed emetico. La sciarappa,

---

[a] La senna è un lassativo di origine naturale composta dalle foglie e dai frutti (baccelli) essiccati di Cassia acutifolia e Cassia angustifolia, raggruppate sotto il nome di Senna alessandrina Miller.

[b] La scammonea (Convolvulus scammonia L.) è una pianta della famiglia delle Convolvulaceae. Aleppo è la città della Siria settentrionale.

[c] Turbitti o radice di Convolvulus turpethum L.

(detta anche scialappa o gialappa) era una radice medicinale perenne del Messico, l'Exogonium purga, dotata di una forte azione purgativa.

Se ancora non bastasse c'era anche la senna, la polpa dei baccelli della Cassia angustifolia le cui proprietà lassative erano già note da secoli; si usava in polvere (un elettuario) in un preparato noto come catolicon che conteneva anche radice di rabarbaro, polpa di tamarindo, liquirizia, semi di viole, cicoria, agrimonia, scolopendrio e semi di finocchio. Utilizzato già nel 1600, il *catolicon* è citato in *Il Malato Immaginario* di Molière.

L'elisir Le-Roy vomi-purgativo era preparato più o meno allo stesso modo [117] e conteneva vino bianco, senna e *tartaro emetico*, cioè un tartrato doppio di potassio e antimonio.[a] Già da secoli era noto che l'antimonio fosse altamente tossico (oggi sappiamo che si accumula nella milza, nel fegato e nelle ossa). Nel 1700 fu messo al bando dalla Facoltà Medica di Parigi, ma la proibizione cadde quando la guarigione di Luigi XIV dalla febbre tifoide venne attribuita all'antimonio.[118]

Dunque, stanco dei rimedi inefficaci dei medici italiani e tedeschi, Paganini si rivolse al ciarlatano francese Le-Roy per l'aiuto che la medicina non poteva e non avrebbe potuto dargli. Ovviamente, l'elisir Le-Roy non fece il miracolo atteso ma lo spinse in una condizione più debilitata di quanto non fosse prima.

Paganini fu spesso soggetto ad accessi di tosse tanto gravi da impedirgli di tenere concerti. Furono interpellati oltre venti tra i medici più illustri dell'epoca, ma senza alcun esito positivo. Fu curato con mercurio, salassi, oppio e latte d'asina. Gli fu diagnosticata anche una laringite tubercolare che lo provò fortemente e lo fece diventare completamente afono, tanto da essere costretto a scrivere dei bigliettini per farsi capire. Il figlio Achille gli faceva da interprete, leggendogli le labbra. Era talmente emaciato che gli fu rifiutata una camera d'albergo a Napoli perché si pensò che fosse consunto dalla tubercolosi.[119] In quei tempi, tra l'altro, era un'idea diffusa che la tubercolosi fosse associata al genio o alla

---

[a] Era usato nella terapia di alcune infezioni da protozoi; l'antimonio è stato abbandonato a causa dell'elevata tossicità.

creatività. Spesso, infatti, si notava che i malati di tubercolosi possedevano una speciale energia creativa e nervosa, che era chiamata *spes phthisica*.

Poco prima che Paganini spirasse, venne chiamato un prete per l'estrema unzione. Paganini avrebbe voluto confessare i suoi peccati ma non riusciva più a parlare; anche scriverli avrebbe richiesto troppo tempo. Il prete se ne andò via seccato, convinto che il musicista non volesse confessarsi e ricevere l'estrema unzione, cosa che alimentò ancor più le dicerie sul presunto patto col diavolo. Il prete raccontò l'accaduto al vescovo di Nizza che, dopo la morte di Paganini, ne impedì la sepoltura in terra consacrata. Il corpo venne allora imbalsamato col metodo Gannal e conservato nella cantina della casa. Una iniezione nel sistema arterioso (in carotide per l'esattezza) di un fluido conservante e una serie di cure estetiche che consentivano di ritardare per alcune settimane il processo di decomposizione. Il procedimento di Gannal era già stato introdotto dal medico siciliano Giuseppe Tranchina (1797-1837) qualche anno prima di Gannal, e addirittura un secolo prima dall'anatomista olandese Frederik Ruysch (1638-1731) che usava il suo liquor balsamicum. In America la tecnica fu ripresa dal dott. Thomas Holmes (1817-1900) con l'aiuto di un allievo di Gannal. Il presidente Lincoln, assassinato nel 1865, venne imbalsamato più o meno con lo stesso metodo.

Il corpo imbalsamato di Paganini, dopo varie peregrinazioni, nel 1845 venne finalmente sepolto nel Cimitero della Villetta di Parma.

Felix Mendelssohn

Nonno Moses, banchiere, aveva assicurato una florida situazione economica alla sua discendenza. Decisamente dotato per la musica, come sua sorella Fanny, Felix era bravo anche come pittore paesaggista. Iniziò a suonare il pianoforte con la madre, a nove anni scrisse il primo concerto per piano e a tredici la prima composizione orchestrale.

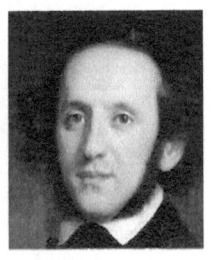

26- F. Mendelssohn

L'istruzione e l'educazione musicale a casa Mendelssohn era una faccenda seria. Nel 1825, a Parigi, conobbe Rossini, Cherubini e Meyerbeer. Poi andò a studiare all'Università di Berlino. Nel '29 riesumò la Passione secondo San Matteo di Bach, segnando l'inizio della rivalutazione di questo musicista, fino ad allora caduto nell'oblio e pressoché sconosciuto.

Nel '35 era a Lipsia a dirigere nella famosa sala da concerto Gewandhaus. Era un uomo di grande cultura, non soltanto musicale ma anche filosofica e storica; oltre all'inglese, parlava il tedesco, il francese e l'italiano. A ventisei anni godeva già di grande fama. Per provare le sue composizioni, disponeva di una intera orchestra personale. Insomma, Felix Mendelssohn ebbe una vita facile e questo, secondo alcuni critici, fu il motivo della sua incompleta maturità musicale e artistica. La sua musica riflette la sicurezza e l'agiatezza di una vita tranquilla, senza preoccupazioni, e di una visione ottimistica della vita e della condizione dell'uomo.[120]

L'eleganza formale è mantenuta anche nella scelta del modello sinfonico tradizionale. Tanto fu agiata la sua vita quanto breve. Mendelssohn morì giovanissimo, a soli trentotto anni. Era bello e dall'aspetto raffinato ed elegante anche se non molto alto, cento sessantadue centimetri.

Si sposò con la bellissima Cécile Jeanrenaud e aveva una stretta amicizia con la regina Vittoria e col principe Alberto. Tutti restarono profondamente sconvolti dalla improvvisa e prematura morte di Felix, anche se non era il primo in famiglia: il padre e la nonna erano morti improvvisamente; la sorella Fanny, già affermata pianista e sposata al pittore Wilhelm Hensel, morì improvvisamente a quarantadue anni, il 14 maggio 1847. La morte di Fanny fece piombare Felix in una profonda depressione, anche se continuò a comporre e fare concerti. La depressione lo fece apparire più invecchiato, debole e fragile. Felix morì sei mesi dopo Fanny, il 4 novembre dello stesso anno, a Lipsia. Anche Rebecca Mendelssohn, l'altra sorella più giovane , morì di morte improvvisa a quarantasette anni.

Jakob Ludwig Felix Mendelssohn Bartholdy era nato ad Amburgo, il 3 febbraio 1809. Il nove ottobre del '47 si era sentito male: un forte mal di testa improvviso, il polso molto debole a quaranta battiti al minuto, e sudore freddo. Qualcosa di simile era già successo sette anni prima. Il medico che lo visitò sentenziò che si trattava di disturbi di stomaco, per i quali prescrisse un salasso con sanguisughe. Una ventina di giorni dopo stava meglio e riuscì a fare anche una passeggiata. Il 1 novembre si ammalò nuovamente. Restò a letto per due giorni, durante i quali ebbe diversi attacchi. Il terzo giorno arrivò quello fatale che lo stroncò alle due del pomeriggio.

Come causa ereditaria di morte prematura è stata avanzata l'ipotesi di "aneurisma congenito delle arterie alla base del cervello di tipo subaracnoideo o ipertensivo".

Un aneurisma è una dilatazione di un vaso arterioso cerebrale, spesso localizzata nella biforcazione dei vasi cerebrali. Se la parete dei vasi sanguigni è debole, la pressione del sangue fa formare dei rigonfiamenti, tipo palloncini. Gli aneurismi, proprio per l'indebolimento della parete arteriosa possono arrivare a rompersi, determinando una emorragia cerebrale diffusa che viene tecnicamente definita emorragia subaracnoidea. Nella maggior parte dei casi l'aneurisma può rimanere silente per tutta la vita. A volte aumenta progressivamente di dimensioni e, premendo, può causare cefalea e compressione di nervi cranici. Altre volte, per fortuna una minima percentuale, va incontro a rottura. Un aneurisma di 6-7 mm ha un rischio di rottura basso; se è invece è più grosso, è necessario intervenire. Per la diagnosi, oggi basta fare una TAC che rivela l'emorragia e una angiografia con un mezzo di contrasto iodato per visualizzare direttamente l'aneurisma. Al tempo di

Mendelssohn, ovviamente, questo non c'era, l'aneurisma non venne diagnosticato e si ruppe.

Felix Mendelssohn potrebbe aver sperimentato i primi segni di un aneurisma cerebrale quando rischiò di annegare mentre nuotava nel Reno. L'improvvisa perdita di coscienza nell'acqua, i suoi successivi mal di testa e l'irritabilità, così come la diminuita creatività, potrebbero essere stati causati da piccole emorragie.

Tre anni dopo la morte di Mendelssohn, ne1850, Richard Wagner pubblicò il saggio *Judaism in Music* in una rivista di Lipsia, la Neue Zeitschrift für Musik (La nuova rivista musicale). Nell'articolo Wagner criticava duramente Mendelssohn definendo la sua musica troppo coltivata e non struggente, come invece avrebbe dovuto essere la grande arte tedesca: "Mendelssohn ci ha mostrato che un ebreo può possedere talento e cultura senza mai essere in grado di suscitare in noi la passione e il sentimento che ci aspettiamo dalla musica".

L'antipatia di Wagner era chiaramente razzista e il suo saggio alquanto vile: non si firmò neppure col suo nome ma con lo pseudonimo Freidenker [libero pensatore]. Dopo la morte Mendelssohn divenne una vittima dell'antisemitismo.

Mendelssohn si convertì al cristianesimo da bambino e si considerò un devoto luterano. Nonostante ciò, era consapevole e fiero della sua origine ebraica tanto che rifiutò la proposta del padre di firmarsi come "Felix M Bartholdy"; lui invece volle fermamente che Mendelssohn non sparisse dalla firma.

Nonostante Wagner, Mendelssohn rimase popolare e la sua memoria non sembrò minimamente alterata. Non contento, Wagner ripubblicò il suo saggio nel 1868, ampliandolo, e questa volta lo firmò col suo nome. L'antisemitismo si stava diffondendo in Germania e il saggio del Freidenker trovò terreno fertile.

La musica di Mendelssohn fu messa al bando, troppo ebraica per le ariane orecchie. Il motivo dell'astio di Wagner era probabilmente perché si sentiva minacciato. Mendelssohn era la figura più importante della cultura musicale tedesca e, dunque, per poter attuare le sue rivoluzioni musicali e sociali, Wagner aveva bisogno di distruggere Mendelssohn, trasformandolo nell'anti-Wagner. La musica di Mendelssohn era effeminata e vaga, invece di essere virile e passionale, l'orchestrazione era flaccida e incolore quando invece doveva essere espressiva e coraggiosa; un compositore dovrebbe interpretare e comunicare l'emergente nazionalismo tedesco, e invece Mendelssohn, in quanto ebreo, era "fuori dai confini della vita artistica tedesca".

L'astio era iniziato anni addietro, quando, nel 1836, il ventitreenne Wagner inviò a Mendelssohn, solo quattro anni più vecchio ma molto più famoso di lui, una copia della sua sinfonia in do maggiore. Mendelssohn non apprezzava la musica di Wagner e non rispose mai.

Il 2 gennaio del 1843, Felix Mendelssohn si trovava a Dresda con Robert Schumann e assistettero alla prima di Der Fliegende Holländer (l'Olandese volante) di Wagner. Schumann riferì che Mendelssohn restò "assolutamente indignato". Se Mendelssohn fosse vissuto più a lungo, la scena musicale tedesca sarebbe stata meno unilaterale di quella che diventò con l'inesorabile ascesa dei drammi musicali di wagneriani.

L'aneurisma congenito delle arterie alla base del cervello di Mendelssohn fu l'inizio del trionfo di Wagner. Se ci fosse stata la TAC sarebbe stata tutta un'altra musica.

Fryderyk Chopin

Si dice che Chopin assumesse regolarmente oppio con una zolletta di zucchero per combattere i sintomi della tubercolosi.

Era slanciato, con un "torace a barilotto" e sottopeso: a trent'anni pesava meno di 45 chilogrammi per una statura di circa 170 centimetri. Fin da bambino aveva sofferto di una strana forma di stanchezza: se suonava il pianoforte per più di venti minuti consecu-

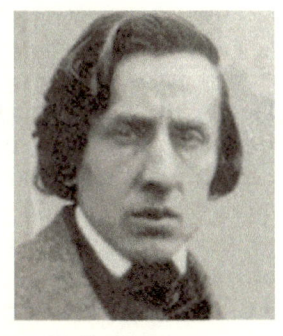

27- F. Chopin

tivi spesso sveniva esausto. Questa condizione lo sottrasse all'esecuzione concertistica, e forse anche alla pratica sessuale.

Fryderyk Chopin era nato vicino Varsavia nel 1810, figlio di un francese emigrato in Polonia per insegnare il francese al Liceo di Varsavia. Fryderyk era il secondogenito, dopo la sorella maggiore Ludwika e le due sorelle Izabella ed Emilia, più piccole. Nella famiglia Chopin la musica era di casa: il padre suonava il violino ed il flauto e la madre insegnava pianoforte.

A causa della avversa situazione politica della Polonia, nel 1830, si trasferì a Vienna, pochi giorni prima dello scoppio dell'insurrezione al potere zarista russo. Ma poiché anche gli austriaci si schierarono contro l'indipendenza polacca, il giovane Frydryk si sentì circondato di ostilità anche a Vienna. Dalla Polonia ricevette notizie sull'avanzata russa, sull'epidemia di colera e sulla disperazione dei suoi connazionali. Quando arrivò la notizia che Varsavia era caduta in mano russa, compose *La caduta di Varsavia*, op.10 n.12. L'anno dopo si trasferì a Parigi, dove c'erano anche Rossini, Cherubini, Liszt, Berlioz e Meyerbeer. Chopin non fu tenero con i suoi amici Schumann e Liszt: definì la musica di Schumann "una non-musica"; Liszt fu per un po' suo coinquilino e suo idolo, ma la crescente invidia per il successo di Liszt, e il disprezzo per le sue cadenze che inseriva nei concerti, definite volgari da Chopin, fece finire la loro amicizia. Tra gli amici c'era anche il pittore Delacroix, che poi lo ritrarrà nel celebre ritratto conservato al Louvre.

Chopin visse gran parte della sua vita seduto, sul divano o a letto. Per suonare senza stancarsi troppo, scelse un pianoforte non troppo duro, "un Pleyel di morbidissima tastatura". I pianoforti Pleyel erano diffusissimi in Francia insieme ai concorrenti Erard. Il pianoforte a coda di Ignace Pleyel (il fondatore della ditta) seguiva le tecniche di costruzione degli artigiani inglesi e non aveva il "meccanismo del doppio scappamento" come i pianoforti di Sébastien Érard, il che gli conferiva una minore durezza e un timbro più delicato.[a] Chopin inoltre preferiva i pianoforti verticali per il contatto più intimo e ravvicinato che si poteva avere con essi.

In gioventù aveva avuto problemi respiratori, diarrea ricorrente e perdita di peso. Nel 1826, all'età di 16 anni, ebbe una malattia che durò sei mesi, durante i quali accusò gravi disturbi respiratori, forti mal di testa, adenopatie cervicali e un ingrossamento dei linfonodi. Nel 1831, all'età di 21 anni, si lamentò di dolore al petto, emottisi e mal di testa. All'età di 22 anni non aveva ancora la barba, come egli stesso disse. Non ebbe figli nonostante la lunga relazione di otto anni con Amantine Aurore Lucile Dupin, la scrittrice francese meglio nota con lo pseudonimo George Sand.

Nel febbraio 1837 si ammalò ancora ed ebbe una febbre molto alta. Restò confinato a letto per diverse settimane. Il dottor Pierre Gaubert, medico di Chopin, disse che non si trattava di tubercolosi, e suggerì che un clima mite avrebbe giovato alla sua salute. Andò a Maiorca con George Sand, nel 1838, per curarsi. In dicembre scrisse: "Sono stato malato come un cane, avevo i brividi nonostante la temperatura di 33°C. Dei tre medici più famosi dell'isola, uno diceva che ero morto, il secondo che stavo morendo e il terzo che sarei morto". Nel febbraio del 1839 lasciò Maiorca per Marsiglia.

Tre anni dopo rientrò finalmente a Parigi. I medici che lo avevano visitato prima e dopo il viaggio a Maiorca erano certi che

---

[a] Il meccanismo del doppio scappamento consiste in una corda che fa rimbalzare il martelletto mantenendolo più vicino alle corde e permettendo in tal modo di eseguire rapidamente le note ribattute. Il doppio scappamento si trova esclusivamente nel pianoforte a coda.

non si trattava di tubercolosi. Tuttavia, tutti i biografi di Chopin ritengono che la tubercolosi sia stata la malattia che lo ha colpito fin da giovane e che ne causò la morte.

La sua salute peggiorò visibilmente dal 1840, dimagrì tantissimo e diventò molto pallido. Una caricatura realizzata dalla sua amica Pauline Viardot, nel 1844, lo ritrasse con il torace a botte e le gambe estremamente sottili.

Dall'inverno del 1847, con la fine della sua relazione con George Sand, la sua salute peggiorò ulteriormente. Fece un viaggio a Londra e scrisse "Sono stato malato negli ultimi diciotto giorni, da quando sono a Londra non ho lasciato la casa. Ho avuto raffreddore, mal di testa e dispnea. I dottori mi visitano ogni giorno". Poi ancora, rientrando a Parigi "Sono gonfio, con nevralgia, non riesco a respirare o dormire". Un altro duro colpo per la sua salute mentale fu quando seppe della morte del suo dottore preferito, il dottor Molin. Era talmente debole che riusciva a malapena a parlare. A fine giugno del 1849, ebbe due episodi di emesi, gli si gonfiarono entrambi gli arti inferiori ed era letargico. Il 2 luglio scrisse: "Non ho avuto un'emottisi da ieri, le gambe sono gonfie, sono debole e pigro, non riesco a salire le scale, soffoco".

I primi di ottobre era così debole che non riusciva neanche a rimanere seduto. Nel pomeriggio del 15 ottobre si sentì molto male, non riusciva a respirare e perse conoscenza più volte. Al mattino trovò le forze per dare istruzioni testamentarie sulle sue composizioni. Chiese a sua sorella Ludwika che il suo cuore fosse sepolto in Polonia e che al suo funerale fosse suonato il Requiem di Mozart.

Ebbe convulsioni durante la notte e forti dolori, poi si addormentò fino a mezzanotte. Si svegliò e disse al medico: "Non più". Morì intorno alle 2 del mattino del 17 ottobre 1849.

Il dottor Cruveihier constatò il decesso e scrisse sul certificato di morte "Tubercolosi dei polmoni e della laringe". Fu lo stesso Cruveilhier a fare l'autopsia, ma purtroppo il rapporto è andato perso. Tuttavia, sappiamo che Jane Stirling, una pianista amica di Chopin, in risposta a una lettera di Liszt, scrisse che l'autopsia di Cruveilhier non riuscì a determinare la causa della morte e, poiché i polmoni sembravano meno colpiti del cuore, Cruveilhier parlò di "una malattia mai incontrata prima".

Potrebbe essersi trattato di un deficit di antitripsina alfa-1, un deficit metabolico congenito associato a malattie degenerative del polmone, enfisema acinare, bronchite cronica e infezioni bronco-polmonari ricorrenti. Potrebbe spiegare molto della sintomatologia di Chopin ma non la diarrea cronica. L'ipotesi è compatibile anche con la malattia del padre e della sorella Ludwicka e con il dolore alle caviglie, ai piedi e alle mani di cui spesso si lamentava Chopin.[121]

Centocinquant'anni dopo la morte di Chopin, il 25 giugno 2009, Michael Jackson morì probabilmente per lo stesso deficit ereditario, anche se, secondo il rapporto ufficiale dell'autopsia, morì di intossicazione acuta da propofol, un farmaco anestetico e un agente ipnotico somministrato per via endovenosa per facilitare il sonno. Nel dicembre 2008 però, un comunicato stampa aveva riportato: "Ha avuto la carenza di antitripsina alfa-1 per anni, ma è peggiorata. Ha bisogno di un trapianto di polmone, ma potrebbe essere troppo debole per sopportarlo. Ha anche un enfisema e un sanguinamento gastrointestinale cronico. Riesce a malapena a parlare. Inoltre, la visione nell'occhio sinistro è ridotta".[122]

Per Michael Jackson, come per Chopin, il deficit ereditario di antitripsina alfa-1 non è del tutto convincente. Generalmente la malattia si manifesta con sintomi respiratori dopo i venticinque anni di età, e Chopin si ammalò molto prima. D'altra parte, Cruveilhier non parlò mai di enfisema, una diagnosi che certamente conosceva, essendo stata già descritta da Laënnec[a].

Se guardiamo la storia familiare di Chopin, il padre Nicolas soffrì per tutta la vita di infezioni respiratorie, Ludwicka, la sorella maggiore morì all'età di 47 anni, mentre la più giovane, Emilia, soffrì di tosse, respiro affannoso e dispnea, e morì all'età di 14 anni per emorragia gastro-intestinale. Sembrerebbe la storia di una condizione ereditaria. La diagnosi più probabile potrebbe essere la mucoviscidosi, cioè la fibrosi cistica, che spiegherebbe la maggior parte dei sintomi di Chopin, eccetto che la sopravvivenza fino

---

[a] René-Théophile Hyacinthe Laënnec (1781-1826).

all'età di 39 anni, decisamente straordinaria per questa malattia e per quei tempi.

L'infertilità maschile è tipica della fibrosi cistica, e Chopin ebbe una relazione di otto anni con George Sand senza avere figli. George Sand scrisse "Per sette anni ho vissuto con lui come una vergine". Ma questa non può essere una prova di sterilità. Dunque, la fibrosi cistica può spiegare la maggior parte dei sintomi di Chopin, ma resta alquanto improbabile. Nei pazienti adulti con fibrosi cistica si manifestano le cosiddette "dita ippocratiche" o a bacchetta di tamburo, con ingrossamento dell'ultima falange e unghie a vetrino d'orologio. Chopin non aveva niente di tutto ciò.

Chopin avrebbe potuto avere la sindrome di Lansteiner, una "disporia entero-bronco-pancreatica", cioè una pancreatite fibrocistica. È una patologia che colpisce diversi organi, soprattutto l'apparato respiratorio e quello digerente. E' dovuta ad un gene mutato che determina la produzione di muco eccessivamente denso.[a] Questo muco chiude i bronchi e porta a infezioni respiratorie ripetute, ostruisce il pancreas e impedisce che gli enzimi pancreatici raggiungano l'intestino; di conseguenza i cibi non possono essere digeriti e assimilati. È una malattia invisibile che non danneggia in alcun modo le capacità intellettive e non si manifesta sull'aspetto fisico se non nella difficoltà nella digestione dei grassi, delle proteine e degli amidi, nella carenza di vitamine liposolubili e nella perdita progressiva della funzione polmonare. Quest'ultima era probabilmente la causa principale dell'affaticamento di Chopin.

Diarree acute, tosse convulsa, meteorismi, e intolleranze ai grassi e ai salumi costrinsero Chopin a scelte dietetiche restrittive: dolciumi secchi, carboidrati senza grassi, qualche filetto di pollo e pesce marinato; mai uova e formaggi. Ne conseguì uno sbilanciamento metabolico che lo debilitò ulteriormente e non gli consentì di affrontare la tubercolosi finale che lo afflisse con "scodelle piene di sputi sanguinolenti, cachessie impressionatamente funeree, sollievi mattinali susseguenti a intere notti impegnate a reggere parossismi di tosse".

---

[a] Gene CFTR (Cystic Fibrosis Transmembrane Regulator)

La lunga durata della malattia di Chopin non è compatibile neppure con la diagnosi di tubercolosi. Sopravvivere più di ventiquattro anni con una tubercolosi ricorrente era straordinariamente atipico, anche se non impossibile. Tuttavia, a metà del XIX secolo era la diagnosi più logica: la tubercolosi era la causa di morte più frequente nel nord Europa. Il coinvolgimento intestinale, comune nella tubercolosi polmonare cronica, potrebbe spiegare alcuni dei sintomi.

Dopo centosessantaquattro anni non è possibile conoscere la natura della malattia di Chopin, e le congetture sui diversi problemi di salute restano solo un affascinante esercizio intellettuale. Forse, nel prossimo futuro, l'analisi genetica dei resti di Chopin e dei suoi parenti più stretti potrebbe fornire qualche indizio.[123]

Un indizio interessante è stato recentemente fornito dal cuore di Chopin. Secondo la sua volontà, il cuore fu infatti rimosso durante l'autopsia e portato in un barattolo di vetro nella casa di Varsavia della sorella Ludwika. Il barattolo fu trasferito nella cripta della Holly Cross Church.

Un'analisi visiva del cuore ha confermato una pericardite tubercolare progredita rapidamente in un periodo di tempo piuttosto breve, che depone a favore della diagnosi di tubercolosi.[124] Oggi Chopin sarebbe stato trattato con antibiotici: isoniazide, rifampicina, pirazinamide e etambutolo in associazione, giornalmente, per qualche mese. Allora si usava "la cura lattea", a base di latte tiepido, possibilmente latte d'asina. Oppure, la cura dell'uva, in caso di tosse e diarrea persistenti.

C'erano poi le acque minerali, quelle acidulo-carbonate di Selters, quelle acidule ferruginose di Salzbrunn e quelle saline di Franzensberg. Come medicamenti si usavano 3-4 cucchiaini al giorno di una soluzione di solfato di ferro, carbonato di potassio e gomma resina di mirra in acqua di menta. Contro il dimagrimento, tipico dei tisici, si dava olio di fegato di merluzzo e una pillola, mattina e sera, di estratto di ferro, polvere di trifoglio e estratto di tarassaco. Per calmare il dolore, un cucchiaio ogni due ore di soluzione arsenicale e estratto di laudano. E per la febbre, una pillola, tre volte a giorno, a base di solfato di chinino, polvere di digitale, ipecacuana, oppio e estratto di liquirizia. Chopin assumeva fortissime dosi di belladonna e oppio, che prendeva su una zolletta di zucchero, e di cui divenne dipendente.

La fragilità esistenziale, l'inesorabile consapevolezza di una vita breve, l'assenza di pulsioni sessuali e le aspirazioni sentimentali insoddisfatte sono il piedistallo della monumentale musica di Chopin. Era stato un adolescente insicuro, con un ego troppo fragile per dichiarare la sua infatuazione per la giovane cantante Konstancja Gladkowska, che fu l'ispirazione per il suo primo concerto per pianoforte.

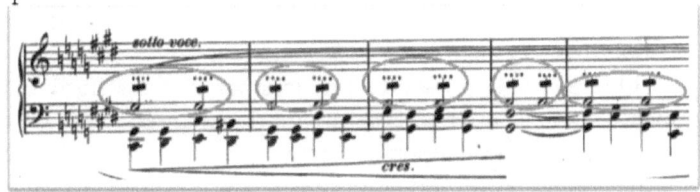

28 - *particolare dal Preludio op.28 n.15, "La goccia d'acqua" con il Sol ripetuto per cinque battute.*

A Parigi ebbe alcune ammiratrici, ma si sa poco della sua vita sessuale. Capelli arruffati, il naso a becco, la bocca pronunciata e gli occhi languidi, era tutt'altro che bello. Si disse anche che fosse sessualmente attratto da Solange, la figlia di George Sand. L'infatuazione era forse iniziata a Maiorca. Chopin aveva composto il preludio op.28 n.15, *La goccia d'acqua,* la goccia che scava anche la pietra e che ti martella il cervello: nel brano c'è una nota che si ripete ostinatamente come una goccia, il sol, e Sol era il nomignolo di Solange.

È la stessa Sand che lo riporta in una sua lettera sottolineando anche la sua scarsa prestanza fisica: "Solange non gli accorderà quello a cui lui aspira, quello che lui non otterrebbe del resto, nello stato in cui è, se non lasciandoci il suo ultimo respiro".

Pare addirittura che Solange lo avesse soprannominato Sans-Sexe, cioè senza-sesso; in una lettera del luglio del 1841, indirizzata alla madre, scrisse "Dì a Sans-Sexe di scrivermi".[125]

La solitudine di Chopin e il suo dandyismo fanatico fatto di gilet, guanti e stivali rigorosamente sartoriali, erano probabilmente dettati da qualcosa di più profondo e più oscuro che non la mera vanità: una fuga dalla rabbia, dalla malinconia e dalla consapevolezza della negazione della vita che il destino gli aveva riservato.[126]

Prima di George Sand, aveva avuto una prima infelice storia sentimentale con Maria Wodzinska. George Sand gli dette la stabilità e l'amore materno di cui aveva bisogno. Ebbe anche un piccolo assaggio di paternità, verso i figli di lei, Maurice e Solange.

E poi arrivarono le allucinazioni: "Stavo suonando quando, improvvisamente, ho visto emergere dal coperchio semiaperto del mio pianoforte quelle stesse creature maledette che mi erano apparse in una notte lugubre al monastero certosino di Valldemossa. Ho dovuto allontanarmi per un po' per riprendermi, e dopo ho continuato a suonare senza dire una parola".

Questi episodi possono essere interpretati come frutto di una mente sensibile e fantasiosa; oppure potrebbe essersi trattato di epilessia del lobo temporale. Chopin, pallido, davanti al pianoforte, a tarda notte, con gli occhi sbarrati e i capelli arruffati, in stato allucinato, parlava di una "coorte di fantasmi" che lo perseguitava, e diceva di vedere i suoi amici che camminavano come morti, e di sentirsi "come vapore". Aveva il terrore di essere sepolto vivo.

La stessa George Sand raccontò dei fantasmi visti da Chopin nel monastero di Maiorca, e lo stesso accadde durante un concerto privato, nel 1848, quando smise improvvisamente di suonare e lasciò di corsa la stanza, spaventato dai piccoli fantasmi demoniaci che uscivano dalla cassa armonica del pianoforte.

Le visioni dei demoni che fuoriescono dal pianoforte, di persone o oggetti molto più piccoli di quanto non siano nella realtà, sono oggi conosciute come "allucinazioni lillipuziane", riconducibili a disordini psichiatrici come la schizofrenia o i disturbi dissociativi. Gli episodi allucinatori di Chopin erano brevi e improvvisi.

Sappiamo che Chopin assumeva laudano per i dolori fisici che lo affliggevano, ma questo tipo di allucinazioni non è associabile all'assunzione di laudano, ma compatibili con l'epilessia del lobo temporale che, infatti, provoca allucinazioni brevi, frammentarie e ripetitive.[127]

La pioggia e il freddo di Maiorca esacerbarono i sintomi della tubercolosi e il riacutizzarsi della malattia lo spinse in una profonda depressione. In questo periodo compose i famosi *Preludi*.

Gli anni della massima creatività, tra i 29 e i 36 anni, furono proprio quelli in cui si manifestarono le malattie polmonari e crisi depressive. Lui stesso disse: "Al pianoforte esprimo la mia disperazione".

Nel 1848 tenne l'ultimo concerto a Parigi. Assistito dalla sorella Luisa, Fryderyk Chopin morì il 17 ottobre 1849. Dopo la morte fu preso il calco della maschera e della mano sinistra. La maschera mortuaria di Chopin venne alterata per dare l'impressione di un sereno riposo. Il calco originale, riscoperto recentemente, mostra invece le tracce evidenti delle indescrivibili sofferenze. I funerali furono celebrati solo due settimane dopo, il 30 ottobre, nella Chiesa della Madeleine. La causa del ritardo fu il fatto che, per volontà di Chopin, doveva essere eseguito il Requiem di Mozart che prevede un coro misto e due voci femminili soliste. Nella Parigi del tempo, alle donne non era consentito partecipare ad un rito liturgico senza un permesso. Per ottenerlo occorsero diversi giorni. Le donne poterono cantare in chiesa, ma nascoste da una tenda. Fu una grandiosa cerimonia, più mondana che religiosa, con oltre tremila partecipanti, tutti rigorosamente su invito stampato. Partecipò tutta la Parigi che contava, tranne George Sand. All'offertorio furono suonati all'organo i Preludi n.4 e n.6 dell'Op. 28 e, ovviamente, il Requiem di Mozart. Venne sepolto accanto a Bellini e a Cherubini; il suo cuore fu portato a Varsavia, nella chiesa di Santa Croce.

Con le solide basi del contrappunto di Bach, la musica di Mozart, e le melodie popolari polacche, Chopin spinse i confini armonici della musica al di là di qualsiasi cosa precedentemente raggiunta, anticipando in alcune opere l'atonalità del XX secolo. In una Parigi piena di pianoforti e di pianisti, nel momento in cui il pianoforte veniva aggiornato con la stessa rapidità dei computer di oggi, Chopin riuscì a diventare il più grande rivoluzionario nella storia pianistica. Debussy disse: "Chopin è il più grande di tutti noi, perché del pianoforte ha scoperto tutto".

Robert Schumann

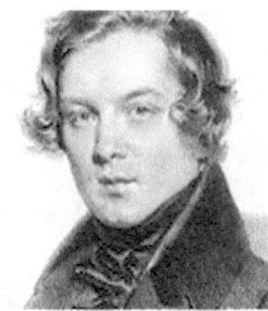

29- R. Schumann

"Chopin si riconosce perfino nelle pause" disse Robert Alexander Schumann. Erano nati lo stesso anno: Frederic a Varsavia e, quattro mesi dopo, l'8 giugno 1810, Robert in Sassonia. Il padre, August Schumann, che era un ricco libraio-editore, morì quando Robert aveva appena 16 anni. La madre era una pianista.

Robert sposò la figlia del suo maestro di pianoforte, Clara Wieck, anche lei pianista e compositrice. All'inizio, il matrimonio fu negato dal padre di Clara per via dello scarso equilibrio mentale e la tendenza all'alcolismo di Robert.

Il musicologo tedesco Martin Geck, recentemente scomparso, ha liquidato Schumann come "attivista politico, padre di otto figli e tossicodipendente". Da notare che non c'è menzione, neppure critica, alla sua attività di musicista e compositore.[128]

Nel 1843 fu chiamato da Felix Mendelssohn come insegnante al conservatorio di Lipsia, e ci restò per un anno. Dal 1850 fu chiamato a Düsseldorf come direttore generale, ma dopo qualche anno fu licenziato per l'aggravarsi dei sintomi della sua instabilità mentale, già manifestati in precedenza: amnesie e allucinazioni sonore. Inizialmente era un semplice acufene, sulla nota LA, che si trasformò presto in una "magnifica musica, con splendide risonanze mai ascoltate prima", come riferì lo stesso Schumann. Oltre a riferirle Schumann trascrisse in musica "le splendide risonanze" nel concerto per violino in Re minore, pensato per il violinista amico Joseph Joachim.[129]

Il concerto, sottoposto al giudizio della moglie Clara e del violinista Joachim, fu liquidato come un'opera mediocre e indegna del genio di Schumann. La conseguenza dell'ingrato verdetto fu che la partitura fu chiusa in un armadio e dimenticata. A questo punto la storia del concerto assume contorni misteriosi: se ne riparlò soltanto nel 1937, durante una seduta spiritica nella quale la violinista ungherese Jelly d'Aranyi aveva evocato lo spirito di

Schumann. La notizia fece ovviamente scalpore e uscì sul Times di Londra il 23 settembre 1937. Jelly d'Aranyi rintracciò lo spartito e lo studiò.

Il concerto era pronto per essere eseguito in pubblico dalla d'Aranyi quando l'editore, che aveva pubblicato la partitura, scelse per l'esecuzione l'emergente violinista americano Yehudi Menuhin. Ma neanche a quest'ultimo fu dato di eseguire il Concerto per primo, perché le autorità naziste volevano che il primo esecutore dell'opera fosse un ariano (Menuhin era ebreo). Così, la prima esecuzione in Germania fu affidata al violinista Georg Kulenkampff accompagnato dalla Berliner Philharmoniker, il 26 novembre 1937. Il giovane Menuhin riuscirà poi a suonarlo alla Carnegie Hall di New York e Jelly d'Aranyi lo fece a Londra.

Menuhin riteneva Schumann "l'anello mancante" tra Beethoven e Brahms, "per il calore e la carezzevole morbidezza, i ritmi virili audaci, il delizioso trattamento arabesco del violino, i temi e le armonie ricche e nobili".

Nel concerto, al tema appassionato si contrappone l'agitazione delle terzine agitate dei secondi violini e delle viole. Ci sono molti momenti di contemplazione e ricerca dell'anima, ma anche la disperazione che tormentò Schumann. Anche il malinconico e tenero tema del secondo movimento si alterna a frasi infantili, insicure e incompiute che creano un senso di ansia nostalgica. Il terzo tempo non è quello che ci si aspetta dall'ultimo movimento di un concerto romantico, dove solitamente il violinista deve dare sfoggio e spettacolo di tecnicismo e virtuosismo. Schumann, invece, scrive "Lebhaft, doch nicht schnell" (vivace ma non veloce), specificando anche, a scanso di equivoci, un metronomo a 63 per una nota da un quarto, un tempo che non aiuta a emozionare il pubblico, figuriamoci un pubblico ottocentesco che si aspettava fuochi d'artificio. [figura 30]

Per questo motivo il concerto non piacque a Joachim e a Clara che pensarono che Schumann fosse realmente uscito di senno.

In effetti, la follia creativa-artistica e quella mentale-fisica di Schumann sono aspetti interdipendenti e indissociabili.

Nel febbraio del 1854 Robert Schumann tentò di suicidarsi gettandosi nel Reno, da uno dei ponti di Dusseldorf, e fu salvato da barcaioli. Fu internato nel manicomio di Endenich presso

Bonn per due anni, assistito da Brahms e da altri amici che andarono frequentemente a trovarlo fino alla morte. Clara andò a visitarlo solo negli ultimi giorni di vita.

I disturbi nervosi di cui Schumann soffrì per lunghi anni della sua vita e della sua attività compositiva furono attribuiti dai suoi medici a un'infezione di sifilide contratta molti anni prima della morte. Forse ebbe anche un meningioma e soffriva di disturbo bipolare. Non fu il primo, nella famiglia Schumann la storia delle malattie mentali era lunga. Il padre era depresso e ipocondriaco. Robert lo superò in qualità e quantità.

Schumann è l'incarnazione di come l'arte e la creatività possano essere profondamente influenzate, ispirate o dettate dalle malattie e dai farmaci.

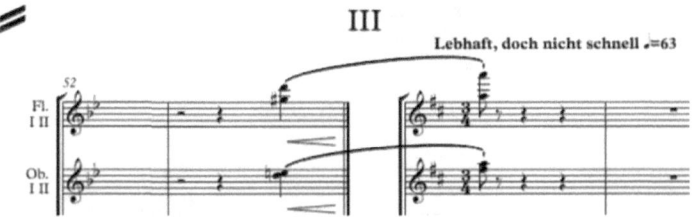

30- Inizio del 3° movimento del Concerto per violino in Re minore WoO 23

Non aveva l'orecchio assoluto ma, già a sette anni, mostrò un forte talento musicale, così come una predisposizione per le lingue straniere. Si immerse nella letteratura romantica e ne restò irreversibilmente influenzato. A nove anni ebbe in regalo un pianoforte a coda. A quindici anni fu sconvolto da due lutti in famiglia, la sorella maggiore Emilia, quattro anni più grande, e il padre, dieci mesi dopo. Emilia aveva una malattia cronica della pelle e aveva già tentato di suicidarsi gettandosi da una finestra.

Dopo i lutti, Schumann divenne taciturno, solitario e scontroso. Soffriva di depressione e disturbi del sonno, spesso con attacchi d'ansia e palpitazioni. Alla ricerca di un sollievo alle sue sofferenze, si rifugiò nell'alcol e nei bordelli. Ossessionato dalla morte, cercò l'immortalità nella carriera artistica e musicale. Trovò appagamento nella cultura e vi si dedicò con fanatismo.

Aveva bisogno di un maestro di pianoforte, e ne trovò uno che gli cambiò la vita, sia quella pianistica che quella privata, poiché ne sposò la figlia. Poi ebbe una lesione alle dita che lo costrinse a rinunciare al suo sogno di essere il più famoso dei pianisti e si concentrò, con tutte le sue forze, nel voler diventare il più famoso dei compositori.

Forse si trattò di una tenosinovite o una perdita di forza nelle dita. Certamente non una paralisi, poiché era ancora in grado di suonare, ma non ai livelli che avrebbe voluto. Potrebbe essere stato un danno che si procurò utilizzando dei macchinari per una specie di ginnastica pianistica assistita o forse una perdita di funzionalità di origine psicogena.

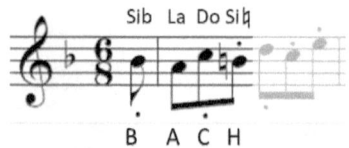

31- Inizio della fuga n.5 delle Sei fughe sul nome di Bach Op.60

Schumann aveva fobie e sbalzi d'umore, da sempre. Nel '44, per un violento attacco di nervi dovette ricorrere alle cure del dottor Carl Carus di Dresda. Soffriva di vertigini ed era molto miope. Una delle fisse che aveva era quella di dover abitare solo al pianoterra, probabilmente come conseguenza di un tentato suicidio, quando si era gettato da un edificio o, forse, in ricordo del tentato suicidio della sorella Emilia. Quando andò a trovare il pianista Henselt, che non abitava al piano terra, non volle salire e proibì anche alla moglie Clara di farlo: "Lei non deve andare – disse – dove io non vado". Aveva anche paura di morire avvelenato.

Ogni anno, nel giorno della ricorrenza della morte di Beethoven, cadeva in depressione e ogni volta si curava componendo. In uno di questi anniversari depressivi, nel 1846, ideò le Sei fughe sul nome di Bach, Op.60. "Questa è un'opera a cui ho lavorato tutto l'anno scorso – disse in seguito - per renderla in qualche modo degna dell'alto nome che porta, un lavoro che, credo, sopravviverà forse più a lungo dei miei altri". Il nome di Bach è in realtà la sequenza delle quattro note B-A-C-H nella notazione anglosassone, cioè Si-La-Do-Si. La lettera H indica il bequadro (♮) che serve ad annullare l'effetto del bemolle (♭) in chiave. [figura 31]

Anche Liszt compose un *Preludio e Fuga sul nome BACH* nel 1855.

Depressione ed euforia creativa si alternarono fino alla morte. Sentiva le voci delle Muse che lo incitavano alla composizione. La Fantasia in Do maggiore op.17 fu composta in cinque giorni e il famoso e unico Concerto per violino in Re minore, in quattordici.

Come disse Berlioz, "Schumann era ossessionato dalla genialità". Notte e giorno sentiva le note risuonare nella sua testa: "Il suono è come di lontani ottoni, - disse – sottolineato dalle più meravigliose armonie". Confidò alla moglie che cercava di trascrivere musiche che gli angeli gli cantavano mentre gli volteggiavano intorno.

La psicosi maniacale e le rivelazioni divinatorie diventarono un vero e proprio incubo, e Schumann ne era affascinato e terrorizzato allo stesso tempo. Gli angeli ben presto diventarono demoni che volevano trascinarlo all'inferno e vedeva bestie feroci che lo inseguivano per dilaniarlo. In questi stessi anni, Schumann scoprì il fascino delle sedute spiritiche che gli permettevano di collegarsi con i grandi geni scomparsi e dai quali cercava di carpire segreti e le rivelazioni più profonde, come il mistero stesso di Dio. Nelle sedute c'erano anche gli angeli che gli provocano "meravigliose sofferenze", e i musicisti scomparsi che gli suggerivano musica sublime: un tema in Si bemolle maggiore gli fu dettato direttamente da Mendelssohn, morto qualche anno prima.

Sono gli anni in cui conobbe Brahms, che visse a casa Schumann per qualche tempo rimanendo sempre vicino alla moglie Clara anche dopo l'internamento di Robert in manicomio. L'amicizia fra Brahms e Clara, separati da 23 anni di età, è stata molto chiacchierata.

Il 27 febbraio del 1854 Schumann voleva farla finita. Uscì di casa, in veste da camera e ciabatte, e si gettò da un ponte del Reno. Fu ripescato da due pescatori e portato nella clinica psichiatrica di Endenich. Clara non volle più vederlo fino alla morte, due anni dopo. Era seguito costantemente dal dottor Richard Hasenclever, un dottore che, come riferì Clara, "puzzava di medicine". La clinica era diretta da Franz Richarz, uno psichiatra della scuola degli *organicisti* che consideravano i disturbi mentali come conseguenze delle disfunzioni cardiocircolatorie cerebrali e le curavano con erbe e droghe. Nel 1845, il dottor Richarz aveva elaborato una terapia per la cura della psicosi-schizofrenica basata sull'isolamento. Franz Richarz era un *degenerazionista*, convinto che "gli artisti e gli uomini di genio sono destinati alla follia". La scienza degenerazionista vedeva la follia come un fenomeno degenerativo e i pazienti dovevano essere internati e isolati, in manicomio.

Non sapremo mai se la demenza di Schumann fosse organica o psicotica. Nel 1856 si esprimeva male, a monosillabi e a gesti, il che lascerebbe pensare ad una origine anatomica. Si manifestò presto una insufficienza cardiaca con edema degli arti inferiori. Morì il 29 giugno dello stesso anno.

È probabile che la morte di Schumann sia stata causata, o quantomeno accelerata, da una malattia iatrogena, cioè causata dalle cure inappropriate del dottor Richarz. Gli somministravano in continuazione farmaci nella minestra: Schumann era convinto che lo stessero avvelenando e si rifiutava di mangiare.[130] Venne nutrito con un sondino nasale. Per aumentare l'appetito usarono il Liquore Arsenicale di Fowler, una soluzione di acido arsenioso e carbonato di potassio in acqua distillata e tintura di lavanda. Nel 1786, Thomas Fowler ne aveva riportato gli effetti benefici nella cura delle febbri e dei mal di testa cronici.[131]

Durante l'epoca vittoriana,[a] l'arsenico fu anche usato come cosmetico per "migliorare la carnagione" e ciò provocò diverse morti; infatti, gli uomini che baciavano donne con arsenico sulle labbra venivano letalmente avvelenati. Delle proprietà ricostituenti dell'arsenico aveva parlato anche l'eminente chirurgo scozzese G.N. Hill nel suo saggio *On the effects of arsenic* apparso sull'Edinburgh Medical and Surgical Journal nel 1809: «la professione medica ha trascurato l'arsenico a causa di ipotetici timori su effetti deleteri sul corpo!».

---

[a] Il periodo della storia inglese del regno della regina Vittoria del Regno Unito, cioè dal 20 giugno 1837 fino alla sua morte, il 22 gennaio 1901.

Il liquore di Fowler, se non correttamente usato, provocava arrossamento della pelle del viso, del tronco, delle estremità e l'edema palpebrale. Fu Robert Christison, nei primi anni Trenta dell'Ottocento, a descrivere in dettaglio gli effetti del farmaco, sia quando era utilizzato a livello cutaneo, sia per via orale. Identificò correttamente alcuni effetti collaterali derivanti dai trattamenti prolungati come le convulsioni, la paralisi parziale, la dispepsia e la depressione circolatoria, ma ne interpretò male altri: il viso arrossato e leggermente gonfio, causato dalla vasodilatazione, che conferiva al volto del paziente un colorito rosaceo ed un aspetto paffuto, fu visto come un segnale di miglioramento del quadro clinico; il sollievo dal dolore articolare, provocato dall'attenuazione parziale dell'impulso nervoso, fu anch'esso scambiato per un effetto curativo del farmaco.

Per l'epoca, gli studi di Christison non potevano che essere giudicati affidabili e provocarono una diffusione capillare di tonici e liquori simili al Fowler. Ci vollero ancora un centinaio di anni prima che i liquori di arsenico venissero tolti dal mercato. Fu il giapponese Idengaku Zassh, nel 1965, che dimostrò che i bevitori abituali di Liquore di Fowler sviluppavano insufficienza epatica e renale ed in alcuni casi anche tumori. Schumann ne fece certamente largo uso e, più tardi, fece uso anche di forte dosi di misture di ferro e di rame disciolti in vino e cognac, come antianemico e ricostituente.

All'autopsia, il cervello di Schumann non mostrò nessuna lesione organica. Aveva invece i polmoni congestionati e edematosi. È stata avanzata l'ipotesi della neurosifilide. Richarz parlò di paralisi generale incompleta, riconducibile alla neurosifilide, e Schumann ebbe una perdita del riflesso pupillare, anch'essa comune nella neurosifilide. Durante l'adolescenza, Schumann aveva avuto una lesione al glande a seguito di una ferita conseguente a un rapporto sessuale anomalo e violento o, più semplicemente, ad un'ulcera da lue venerea, cioè sifilide.

Schumann assumeva diversi farmaci, tra cui mercurio, chinino e arsenico. Il mercurio era la terapia standard per la sifilide e nei capelli di Schumann ne sono state trovate tracce.

La casa di Schumann assomigliava ad una farmacia, tanto era piena di rimedi, pozioni, erbe e farmaci, che si procurava autonomamente e prendeva costantemente. Era fortemente ipocondriaco e si autodiagnosticava malattie per le quali si auto-prescriveva terapie. È altamente probabile, dunque, che facesse uso di mercurio, che può causare demenza e pazzia.

Al mercurio va aggiunto l'alcol. Si accorse che l'alcol aumentava le allucinazioni acustiche, che spesso usava come spunti di composizione, e si ubriacava volutamente per cercare ispirazione. Per potenziare l'effetto creativo associava la caffeina e il tabacco forte da sigaro.

Dunque, chi è il vero compositore delle musiche di Schumann? La malattia, la pazzia, i farmaci?

Un professore di psichiatria della Cornell University, Richard Kogan, nonché pianista, sostenne con certezza che Carnaval op.9 non avrebbe potuto essere scritto se non da qualcuno che soffriva di disturbo bipolare. Questo si evincerebbe in maniera evidente dal modo in cui Schumann passa da un tema all'altro in modo disorganizzato e illogico, tipico degli stati d'animo depressivi e maniacali. [132]

Già nel 1906, lo psichiatra tedesco Paul Julius Möbius aveva detto che, anche senza conoscere la storia medica di Schumann, ascoltando la sua musica si poteva capire chiaramente che si trattava di un compositore estremamente instabile. Secondo Möbius si trattava di demenza precoce, cioè schizofrenia.

Alla fine del XIX secolo c'era un consenso unanime sull'origine ereditarietà delle malattie mentali, la tara genetica. In Italia, Cesare Lombroso, un professore di antropologia criminale, era certo della connessione tra genialità e instabilità mentale, che non equivale a "genio e sregolatezza" ma piuttosto a "genio e pazzia". Lombroso diceva che la criminalità ha origini biologiche e che un delinquente potesse essere anatomicamente riconoscibile anche solo guardandolo in volto. Lombroso fu quello che, al seguito dell'esercito piemontese in Calabria durante la repressione e le epurazioni del brigantaggio, cercò gli indizi della delinquenza e dell'alienazione nell'anatomia del cranio dei meridionali.

Nel 1925 fu pubblicato un articolo che dimostrava che la demenza di Schumann era ereditaria, prendendo in esame un centinaio di parenti del compositore.[133] In Germania l'ereditarietà della schizofrenia divenne una vera e propria ossessione criminale tanto che, durante gli anni '30 e poco dopo l'ascesa del nazismo, una legge impose la sterilizzazione per chiunque fosse diagnosticato di schizofrenia o malattie maniaco-depressive.

Nel 1945 circa 400.000 persone furono sterilizzate e almeno 70.000 assassinate. In questo contesto, la morte dell'ariano Schumann in un manicomio costituiva un serio problema per la psichiatria e la propaganda nazista. Nel 1937 Joseph Goebbels ripropose in pompa magna il Concerto per Violino di Schumann nel tentativo di far dimenticare ai tedeschi il più famoso e amato Concerto in Mi minore per violino e orchestra op. 64, dell'ebreo Mendelssohn.

Secondo una dissertazione medica del 1943, quella di Schumann era una demenza causata da una ischemia cerebrale e non una schizofrenia ereditaria. L'articolo riscattava in questo modo non solo la famiglia Schumann ma anche tutta la razza ariana.

La diagnosi di patologia di origine cardiovascolare è perdurata fino agli anni Ottanta del secolo scorso. Negli anni '50 gli psichiatri inglesi Eliot Slater e Alfred Meyer ripresero la diagnosi di malattia maniaco-depressiva e neurosifilide; notarono che, nel corso degli anni, la produzione musicale di Schumann era incostante e che i periodi di esaltazione euforica coincidevano con quelli di maggiore produttività e, viceversa, i periodi di assenza di ispirazione corrispondevano ai periodi di depressione.

Il lavoro aveva molti punti deboli ma servì a riaprire il caso Schumann insabbiato dai nazisti. Nel 1991 riemersero le cartelle cliniche, misteriosamente perdute dal manicomio Endenich dove Schumann era stato rinchiuso. Aribert Reimann, un compositore berlinese la cui sorella del nonno aveva sposato un figlio di Richarz, il medico di Schumann, aveva ereditato i documenti a condizione che li mantenesse segreti. Reimann alla fine li offrì all'Accademia delle Arti di Berlino.

Nel 1993, in un libro dello psichiatra americano Kay Redfield Jamison, il caso Schumann fu preso come esempio del temperamento artistico ispirato da sindromi maniaco-depressive, il primo studio sulla connessione tra genio e disturbo bipolare.[134] I documenti di Reimann furono pubblicati nel 2006, 150 anni dopo la morte di Schumann, interamente, tranne poche pagine mancanti, forse perse durante la seconda guerra mondiale.

C'è un'ultima diagnosi: disturbo maniaco-depressivo scaturito dalla brama di immortalità artistica minacciata dal terrore della morte e dell'oblio dei posteri. È l'analisi, forse conclusiva, di Peter Otswald in Music and Madness.[135] Schumann, in definitiva, creò meravigliosi deliri musicali.

Gioacchino Rossini

Gioacchino Rossini, battezzato Gio-
vacchino Antonio, era nato a Pesaro, il
29 febbraio del 1792. Quando nacque,
suo padre aveva trentatré anni ed era un
povero e mediocre suonatore di corno.
Due anni prima aveva ottenuto la posizione di trombettista comunale (paragonabile a un banditore) a Pesaro, dove
suonava anche nella banda locale e, per
arrotondare, faceva l'ispettore dei ma-
celli pubblici. Repubblicano e franco-
filo, fu imprigionato dagli austriaci nel
1796, quando Gioacchino aveva quattro

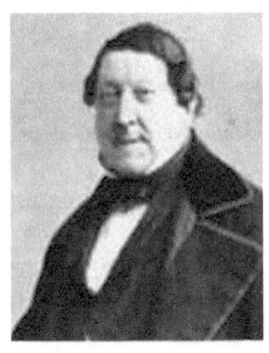

32- G. Rossini

anni, e perse il posto di trombettista. La madre del compositore,
Anna, dodici anni più giovane di suo marito, era una delle ragazze
più belle di Pesaro, sempre allegra e sorridente. Quando il marito
uscì di prigione, la coppia vagò da una città all'altra, lui suonava
nell'orchestra e lei cantava sul palco, mentre Gioacchino viveva a
Pesaro con la zia e la nonna e lavorava come apprendista da un
fabbro.

Dal 1804 la famiglia si trasferì a Bologna. Qui cominciò la sua
carriera musicale di Rossini, ma come cantante. Aveva una voce
così talentuosa che i genitori, istigati dallo zio Francesco Maria
Guidarini, fratello della mamma di Gioacchino, valutarono seriamente di castrarlo.

La famiglia Rossini era a corto di denaro e, a quel tempo, la
florida carriera artistica da falsettista era da tenere in seria considerazione, ma ne abbiamo già parlato nel capitolo dei Puttini castrati. Giacchino la scampò, a salvarlo dallo zio fu la madre. La
cosa però lasciò il segno e, non a caso, una delle prime opere di
Rossini compositore tratta proprio dei castrati, ovviamente in
modo ironico: "Lo credono gallina ed è cappone" o "Pezzo di
birbantaccio, Volea darmi per moglie un castrataccio". Dice il baritono ne *L'equivoco stravagante*. Per il castrato Giovan Battista Velluti, Rossini scrisse la parte del protagonista dell'*Aureliano in Palmira*.

Iniziata la carriera di musicista, a 21 anni Rossini era già famoso. Scrisse *Il Barbiere di Siviglia* in tredici giorni e *La Cenerentola* in quattordici, una media di sei commedie all'anno. Metternich lo invitò a suonare al congresso della Santa Alleanza, Beethoven lo definì il musicista più significativo del suo tempo, gli inglesi e i francesi lo coprirono di soldi. Eppure, a 37 anni, a metà della sua esistenza (morirà a 74 anni) abbandonò tutto, senza dare spiegazioni, e non compose più nulla.

Si disse che stesse dedicandosi all'allevamento dei maiali, ai piaceri del cibo, ai caprioli, ai cotechini e ai tartufi. Mentre lui era dato per disperso, il suo Guglielmo Tell trionfava all'Opéra di Parigi e l'avrebbero replicato per seicento volte.

Perché, nel pieno del successo, Rossini abbandono la scena?

Niente di misterioso: Rossini era depresso e malato: una crisi nervosa che "mi ha tolto sonno, palato, alterato l'udito e la vista, e gettato in tal prostrazione di forze che non posso vestirmi né spogliarmi senza aiuto".

Una foto del 1845 lo ritrasse in precarie condizioni fisiche, scarno, sguardo spento, l'espressione ed i lineamenti di chi non ha più voglia di vivere.

Qualcosa componeva, ma solo per sé stesso. Nel 1835 furono pubblicate dodici sonate a sua insaputa dal suo editore Troupenas col titolo *Soirées musicales*. Liszt ne riprese alcune e ne fece delle trascrizioni per pianoforte virtuoso che pubblicò con Ricordi.[136]

Il matrimonio con Isabella Colbran fin dall'inizio si era rivelato un fallimento e Isabella aveva commesso il fatale errore di litigare con l'amata madre di Rossini. Si innamorò poi di Olympe Pélissier che gli restò vicino fino alla morte.

Già dal 1832 si era ammalato di gonorrea, una brutta malattia venerea. La gonorrea è una delle malattie sessualmente trasmissibili più diffuse a livello mondiale. È provocata dal batterio Neisseria gonorrhoeae, in grado di infettare le vie uretrali nell'uomo e le vie uro-genitali nella donna. Per crescere e riprodursi, questo batterio necessita di un ambiente caldo e umido, e gli organi genitali femminili e l'uretra (sia nella donna che nell'uomo) sono l'ambiente ideale. Il trattamento oggi prevederebbe gli antibiotici, ma al tempo di Rossini non erano ancora stati scoperti.

A quel tempo la gonorrea veniva confusa con la sifilide. Fu il medico francese Philippe Ricord[a], nel 1838, a distinguerle: infettò oltre seicentocinquanta persone con pus gonococcico e nessuno di loro sviluppò la sifilide.

Era una malattia da nascondere ma che non si poteva occultare: la cistite gonococcica procurava a Rossini abbondanti e dolorose secrezioni, emorragie e disturbi urinari, oltre ad una indicibile e profonda vergogna. Tutti erano a conoscenza delle origini del male: l'aveva presa da una prostituta e se ne vergognava moltissimo. Era tale la vergogna che, da allora, pare si dette ad uno stretto e rigoroso celibato. A quarant'anni rinunciò alle donne e poi anche all'alcol.

A nulla giovò l'assunzione di medicinali rinfrescanti e purghe, e addirittura l'introduzione di sostanze emollienti a base di olio di mandorle, latte e malva direttamente nell'uretra. Il rimedio più efficace per attenuare le notevoli difficoltà di urinare fu l'autocateterismo, cioè l'autointroduzione giornaliera di un sottile catetere nell'uretra per 15-20 minuti. Gli era stato prescritto dal noto urologo parigino, Jean Civiale, quello che inventò il litotribo[b]. Non servì a molto, ma almeno gli evitò l'occlusione completa ed irreversibile delle vie urinarie, che lo avrebbe condannato a morte certa. Restò a letto per tre mesi, ossessionato da pensieri di morte, accudito da Olympe Pelissier, la sua seconda moglie. Era stata proprio Olympe a chiedere un appuntamento a Civiale, nel 1841, scrivendogli l'elenco dei sintomi degli ultimi cinque mesi. L'appuntamento a Parigi si concretizzò nella primavera del 1843.

Partiti da Pesaro, fecero tappa a Parma dove incontrarono Giuseppe Verdi, che era lì per provare il Nabucco. Tredici giorni,

---

[a] Philippe Ricord (1800 –1889)

[b] Jean Civiale (Thiézac, 1792 – Parigi, 1867), Traité Pratique sur les maladies des organes genito-urinaires, Parigi, 1837. Il litotribo consisteva in un sottilissimo catetere tubolare, un alberino di trasmissione, una vite di regolazione e un forcipe a tre brache (trilabe). Il catetere veniva introdotto nella vescica e mediante l'alberino di trasmissione e la vite, il forcipe veniva allargato ad artiglio in modo da afferrare e bloccare il calcolo che quindi poteva essere frantumato dal trapano che scorreva all'interno del catetere.

per arrivare finalmente a Parigi dove vi restarono per quattro mesi.[137]

Nel rapporto medico era scritto uretrite blenorragica, come veniva definita la gonorrea. Fu operato. E pensare che nel 1944, cento anni dopo, un manifesto pubblicitario avrebbe recitato "Penicillin cures gonorrhea in 4 hours. See your doctor today" [la penicillina cura la gonorrea in 4 ore. Consulta il tuo medico].

A quel tempo, per la gonorrea si usavano il cubebe, una varietà di pepe indonesiano (il pepe di Giava), e il balsamo di copaiba, estratto da un albero sudamericano. Nel 1859, in Gran Bretagna furono importate 151.000 libbre di balsamo di copaiba per il trattamento della gonorrea! Forse avevano un qualche effetto sulle secrezioni ma erano anche fortemente irritanti a livello gastrointestinale. Per mascherare il gusto e la tossicità, spesso venivano mescolate con liquirizia, idrossido di magnesio e carbonato di ammonio.[138]

I trattamenti più ortodossi previsti dai ricettari medici del tempo erano il sublimato corrosivo e il laudano di Sydenham, vale a dire mercurio e oppio in mescole diverse che potevano comprendere anche mirra, alloro, arnica, rabarbaro e liquirizia.[139] Dopo la pubblicazione di Philippe Ricord è possibile che i derivati mercuriali più specifici per la sifilide fossero caduti in disuso per la gonorrea, essendo stata chiaramente distinta dalla sifilide.

Tuttavia, gli "specifici mercuriali" comparivano ancora nell'Enciclopedia delle Scienze Mediche" di Bayle del 1846. Per le infiammazioni dell'uretra Ricord aveva sviluppato una formula innovativa che consisteva in una soluzione di solfato di zinco, acetato di piombo, laudano di Sydenham e tintura di catechu. Era nota per le sue proprietà astringenti e antisettiche.[140]

L'avvelenamento da mercurio può dare neuropatia periferica con prurito e bruciore, scolorimento della pelle, gonfiore e desquamazione. Il mercurio può provocare sudorazione abbondante, tachicardia, aumento della salivazione e ipertensione. Altri sintomi possono includere disfunzione renale e sintomi neuropsichiatrici della sfera emotiva con compromissione della memoria e insonnia. Difficile dire se Rossini sia stato curato con derivati del mercurio per la gonorrea ma non si può escludere. Rossini fu curato al meglio che si poteva. Migliorò, ma poi ricadde nella depressione.

Del 1852, sessantenne, viveva a Firenze, peggiorò ulteriormente: cadde in una depressione psicotica per i successivi tre anni, ossessionato dal pensiero di essere dimenticato e disprezzato dal mondo.

Gli fu diagnosticata una "nevrastenia estrema", oggi lo chiameremmo esaurimento nervoso. Era depressione e ansia. Soffriva di disturbo bipolare a cui si aggiunsero anche altri problemi. Manifestava fobie, atteggiamenti maniacali e comportamenti ossessivi. Aveva la fobia per l'illuminazione a gas e per i tram su rotaie.[141] Aveva la fissazione per le parrucche, che indossava per nascondere la calvizie: ne possedeva a decine, di ogni tipo e colore, per il passeggio, per i concerti, per cene tra amici o gente di riguardo, e persino una per i funerali.

Ascoltando un'esibizione del virtuoso e indemoniato Paganini si suggestionò e fu colto da una crisi di nervi e da allora decise che non lo avrebbe mai più ascoltato, nonostante fossero amici. A volte, in piedi davanti a uno specchio, si rimproverava di essere troppo codardo per suicidarsi.

Fortunatamente si distraeva con la cucina. Si racconta che prendesse lezioni dal famoso chèf Carème che ideò per lui, tra i tanti capolavori, un pasticcio di cacciagione, che ricambiò dedicandogli un brano musicale. Una delle ricette più famose di Rossini è quella dei maccheroni gratinati con parmigiano reggiano, tartufi tritati, brodo, burro, spezie, prosciutto magro e panna. Non sono da meno i filetti di manzo con tartufo nero e fois gras, detti turnedos. Poi ancora il consommé di coda di bue al tartufo, gli spaghetti alla Scala con tartufo e le uova "alla Rossini", ovvero dei tuorli d'uovo arricchiti con besciamella e fois gras, racchiusi all'interno di un guscio di pasta sfoglia. Non ultima la torta di carote che Alexandre Dumas assaggiò per la prima volta a casa Rossini e che successivamente trascrisse nella sua opera Grande Dizionario di Cucina. I piatti definiti "alla Rossini" sono circa un centinaio.

L'aumento del peso corporeo, unitamente all'eccessivo consumo di sigari, di cui Rossini era amante e dipendente, non risparmiò di certo cuore e polmoni, e così il compositore cominciò a mostrare tutti i segni della bronchite cronica enfisematosa: affanno, fiato corto, tosse produttiva, fame d'aria, ricorrenti bronchiti, senso d'angoscia e costrizione al torace.

Nel 1866 ebbe un catarro intestinale, e nello stesso anno anche un piccolo ictus cerebrale con paralisi temporanea da cui recuperò molto lentamente. Di per sé il muco intestinale è un fenomeno del tutto normale, ma un aumento della sua emissione con le feci può indicare la presenza di infezioni o ostruzioni del colon o il morbo di Crohn, la colite ulcerosa e anche il cancro. Era sempre più dispotico, ansioso e soffriva di insonnia, "quasi perenne".

Si aggiunse un calo della vista ed un disturbo dell'udito, una paracusia. A causa di questo disturbo uditivo Rossini, avvertiva una sorta di "terza maggiore", un'armonica sopra il tono del suono, probabilmente dovuta ad un'alterazione della circolazione del sangue dell'orecchio interno.

Nel luglio del 1860 Richard Wagner andò a trovare Gioacchino Rossini nella sua villa di Passy, a Parigi, presso il Bois de Boulogne. Wagner aveva 47 anni e Rossini 68. Parlarono del destino del teatro musicale. Wagner aveva una profonda ammirazione per Rossini; lo aveva definito "il primo, vero, grande, venerabile uomo mai incontrato nel mondo della musica". Durante la conversazione Rossini spesso chiedeva scusa e si allontanava per fare ritorno dopo alcuni minuti, fornendo stravaganti giustificazioni per le sue continue assenze.

Niente di misterioso: Rossini soffriva di emorroidi e di diarrea.

Durante il periodo di convalescenza forzata, Rossini continuò a comporre e trasferì in musica tutte le preoccupazioni derivanti dal suo stato di salute. Li chiamò Peccati di Vecchiaia, (Péchés de vieillesse) composti dal 1857 al 1868, musica raffinata, destinata a essere eseguita nel salotto di casa Rossini a Passy. Sono 150 pezzi vocali e per pianoforte, raggruppati in quattordici album. Alcuni peccati di vecchiaia di Rossini sono dedicati alla cucina: I ravanelli, Le acciughe, I sottaceti, Il burro, I fichi secchi, Le mandorle, L'uva, Le nocciole; altri peccati sono chiaramente dettati dalla malattia, come Prélude convulsif, Etude asthmatique, Mon prélude hygiénique du matin, Impromptu Anodin, [a] Petite valse de l'huile de ricin (piccolo valzer dell'olio di ricino), una esilarante e irriverente descrizione musicale delle scariche diarroiche.

Per le emorroidi, un medico di Dresda, di passaggio a Bologna, gli consigliò "fiori di zolfo" mescolati a cremore di tartaro e applicazioni di sanguisughe. Fortunatamente non seguì il consiglio del nordico e si affidò alle cure termali della stazione di Porretta. Provò anche ai Bagni di Lucca e a Montecatini. Non servì a niente ma almeno si rilassò.

Rientrato a Passy, nel 1868, soffriva di un prurito anale con dolore nella zona rettale che peggiorava sempre più. I medici rilevarono la presenza di un ascesso. A causa di una polmonite con tosse grave e febbre, da cui si stava appena riprendendo, furono interrotti ulteriori esami per l'ascesso rettale. Il suo medico personale, Vito Bonato, lo trovò "estremamente nervoso e di umor tetro". Bonato venne chiamato al capezzale dell'illustre Maestro per la comparsa di una violenta emorragia dall'ano, febbre e dolori al basso ventre, si preoccupò con tempestività di svuotare l'ascesso, ma si accorse ben presto che la lesione nascondeva un qualcosa di ben più grave, gli fu diagnosticata una "fistola rettale", ma era un tumore al retto.

Allora il paziente venne immediatamente affidato al chirurgo francese Auguste Nélaton che programmò il delicato intervento chirurgico il 3 novembre 1868: si rese conto, al tavolo operatorio, di quale fosse realmente l'entità della lesione e, considerate le condizioni fisiche, la compromissione cardiovascolare e respiratoria, praticò una resezione solo parziale del tumore, in anestesia con cloroformio, riservandosi di intervenire eventualmente una seconda volta. [142] Ma ciò non fu possibile per la comparsa di un'infezione, una erisipela alla gamba destra, che rapidamente invase il resto del corpo.[143]

Morì il 13 novembre 1868. Non crollò sul podio, non si accasciò sugli spartiti o con la bacchetta in mano. Rossini morì a letto, obeso, con un tumore al colon.

---

[a] Preludio convulsivo, studio asmatico, il mio preludio igienico del mattino, improvvisazione anodina (calmante).

È stato il più importante compositore italiano della prima metà del XIX secolo e uno dei più grandi operisti della storia della musica. Giuseppe Mazzini lo definì "un titano" per potenza e audacia; per altri fu il Napoleone musicale[144]; per Indro Montanelli è stato il "Mozart italiano" per la precocità e la velocità di composizione. [145] Rossini ci ha lasciato il "crescendo rossiniano", un crescendo orchestrale su una frase ripetuta.

Nell'arco di vent'anni, Rossini ha scritto quaranta opere liriche, cinquantacinque brani tra cantate e inni, diciassette composizioni sacre tra cui 5 messe e una ventina di composizioni strumentali.

Rossini è morto a 76 anni, un record tra i musicisti del tempo. Mozart ne aveva 35, Schubert 31, Bellini 34, Mendelssohn 38, Chopin 39 e Schumann 46. Eppure, musicalmente parlando, anche Rossini è morto precocemente, a 37 anni. La carriera artistica e la creatività musicale, per tutti questi grandi, è stata scandita e dettata dalle malattie e dai farmaci.

Hector Berlioz

Berlioz faceva uso di oppio "per aprire la mente" e il risultato fu la sua *Symphonie Fantastique*, senza dubbio uno dei brani più allucinati e "drogati" del canone classico o, come disse Leonard Bernstein nei suoi Young People's Concerts, "la prima sinfonia psichedelica della storia, la prima descrizione musicale di un trip", cioè lo stato di alterazione psicofisica dato dall'assunzione di sostanze allucinogene.

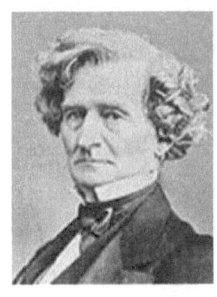

33- H. Berlioz

In una lettera a suo padre, Berlioz scrisse: "Mi vedo allo specchio, spesso provo le impressioni più straordinarie, indescrivibili ... l'effetto è simile a quello dell'oppio".

La Sinfonia Fantastica è il sogno di un giovane innamorato che tenta inutilmente il suicidio con un'overdose di oppio, e sperimenta invece una serie di visioni, passando da scene estatiche d'amore all'incubo di un sabbath di streghe. È il prototipo di una musica composta sotto effetto dei farmaci. La compose quando aveva 27 anni.

È un grido liberatorio per il dolore profondo che gli aveva procurato la bionda attrice Harriett Smithson, sua futura moglie.

Berlioz nacque a La Coàte Saint-André, vicino a Grenoble, l'11 dicembre 1803, figlio di uno stimato medico di campagna. Si trasferì a Parigi nel 1821 per studiare medicina ma, durante il suo ultimo anno, l'Università venne chiusa per alcuni mesi, nel 1823, e non la completò mai.

Il padre, Louis Berlioz, non avrebbe voluto che il figlio diventasse musicista e aveva fatto di tutto per indirizzare Hector alla medicina, poiché non solo lui, ma anche suo nonno e suo zio erano stati medici. Hector però si dimostrò subito musicalmente molto dotato e fu presto notato da Bernard Vandiern, un noto compositore di quei tempi. Vandiern addirittura disse che "con la sola eccezione di Mozart, Hector possiede i doni più stupendi del secolo".

Dal 1826 rientrò in conservatorio, contro il parere degli amici e dei suoi genitori che minacciarono di diseredarlo. Seguì le lezioni di Jean-François Lesueur,[a] per prepararsi al concorso di composizione Grand Prix di Roma. Era fortemente avversato da Cherubini che gli impedì l'ammissione al concorso. Finalmente nel 1830 vinse il primo premio del concorso con la cantata Sardanapale. Una clausola del concorso richiedeva il trasferimento per due anni in Italia, così, malgrado la sua avversione per la musica italiana, si trovò costretto recarsi prima a Roma e poi a Napoli. Restò in Italia per un anno e mezzo. Tornò a Parigi con l'ouverture del Re Lear.

Compose la sua *Sinfonia Fantastica*, dedicata a Harriet Smithson che poi sposò nel 1833. Scrisse sinfonie, cantate, opere, libri sull'orchestrazione e, nel 1832, un'autobiografia. Poi una serie di sfortunati episodi: nel marzo del 1854 la morte della moglie Harriet, la prematura scomparsa del figlio Louis e della sorella, e poi anche della seconda moglie, Marie Recio, che aveva sposato pochi mesi dopo la morte della prima.

L'attività compositiva ne risentì, proprio mentre le sue musiche cominciavano ad essere apprezzate ed eseguite in Francia e all'estero. Tra il 1867 e il '68 fu accolto trionfalmente in Russia, ma vi arrivò stanco e debilitato. Morì tre mesi dopo il rientro.

Berlioz ebbe come amici alcuni tra i più grandi musicisti dell'Ottocento. Strinse una forte amicizia con Franz Liszt, Fryderyk Chopin e Camille Saint-Saëns; conobbe Richard Wagner e furono anche amici per un po' di tempo, ma entrambi arrivarono poi a odiarsi. Conobbe anche Johan Strauss e assistette personalmente ad alcuni suoi concerti.

Il mondo della musica si divise nel considerarlo un genio o un pazzo. Mendelsson, Saint-Saens lo detestavano. Nicolò Paganini ne riconobbe l'abilità fenomenale e, dopo la rappresentazione di *Harold en Italie*, gli rese omaggio mettendosi addirittura in ginocchio per congratularsi con lui.[b] Fu grazie a Paganini e al barone di Rothschild che Berlioz riuscì a completare la Sinfonia Fantastica

---

[a] Jean-François Lesueur (Drucat-Plessiel 1760 – Parigi, 1837), maestro di cappella a Notre-Dame, successore di Paisiello nel ruolo di maestro di cappella di corte con Napoleone e professore di composizione al Conservatorio.

[b] Aroldo in Italia (Harold en Italie) op. 16 è una sinfonia in 4 parti con viola principale, composta nel 1834, e ispirata dal poema "Il pellegrinaggio del giovane Aroldo" di Lord Byron.

nel 1830 e *Romeo e Giulietta* nel 1839. Paganini lo tirò fuori anche dai debiti facendogli una generosa elargizione di ventimila franchi. A partire dal 1842 compì diverse tournées in Russia, a Londra e soprattutto in Germania, dove lo sosteneva l'amico Liszt.

Dal 1829, all'età di venticinque anni, Berlioz fu tormentato da una insolita e debilitante condizione nervosa, caratterizzata da eccitazione e insonnia, intervallati da esaurimento e depressione, e periodi di frenetica creatività.

"Tante idee musicali ribollivano dentro di me - scrisse - il mio destino deve essere inghiottito da questa passione travolgente? Questo mondo immaginario è diventato una vera malattia". Le idee musicali erano tante ma caotiche, fuori fuoco, impossibili da fissare o trascrivere su pentagramma. Poi, nel marzo del 1830, ci fu un periodo di tregua, in cui riuscì a scrivere l'intera Sinfonia Fantastica, in sei settimane. Il 16 aprile scrisse al suo amico librettista Humbert Ferrand e gli inviò la prima bozza del programma della Sinfonia.

Berlioz ebbe poche interazioni con sua madre e la sua idea di maternità fu idealizzata. Si costruì gradualmente una sua immagine romantica della donna e dell'amore sulle figure di Didone, l'eroina dell'Eneide, e la passionalità tormentata della shakespeariana Giulietta. Si innamorò perdutamente dell'attrice che interpretò Ofelia, Harriet Smithson, ma all'inizio non fu corrisposto. Ne uscì distrutto: "Sono febbricitante - scrisse ad un amico - le pulsazioni sono irregolari. Sono saccheggiato da un dolore dal quale nulla può distrarmi, e che mi ha reso completamente stanco della vita".

L'ossessione si trasformò in depressione. Non riusciva a dormire e cominciò a vagare per la città fino a tarda notte, a volte addormentandosi all'aria aperta, a terra o al tavolo di un caffè. Confessò, qualche tempo dopo, di essere stato più volte vicino al suicidio. Si salvò componendo. "Sto meditando un'immensa composizione strumentale" – disse.

In realtà, era ancora un espediente per conquistare la sua irraggiungibile amata. Sperava, infatti, di eseguire la sua composizione a Londra dove avrebbe ottenuto un brillante successo in sua presenza, conquistandola o dimostrandole il suo valore.

L'immensa composizione strumentale è la Sinfonia Fantastica, apertamente autobiografica, in cui Berlioz trascrisse in musica i desideri insoddisfatti, le sofferenze per l'amore non ricambiato di Harriet, e la dolce agonia dei sentimenti che è "il destino di tutti gli artisti". Con la catarsi dell'arte, l'ossessione per Harriet avrebbe anche potuto spegnersi.

La prima della sua composizione fu un successo ma non servì a conquistare la sua eroina. Disse ai suoi amici che non si preoccupava più di lei, ma restò profondamente turbato quando scoprì che lei aveva lasciato la città. Per starle idealmente vicino si trasferì nell'appartamento che la donna aveva lasciato due giorni prima.

Poi si innamorò della pianista Marie Moke, conosciuta come Camille, e la chiese in sposa. Ma Camille lo lasciò per Monsieur Pleyel, quello dei pianoforti, e Berlioz comprò una pistola meditando di vendicarsi. Conobbe una ragazza a Nizza e scrisse l'ouverture del Re Lear.

Quando sembrava aver superato la crisi, Harriet ricomparve nella sua vita. Era tornata a Parigi, e si recò allo straordinario concerto del 9 dicembre 1832, nel corso del quale vennero eseguite la Sinfonia Fantastica e Le Retour à la Vie. Berlioz era giunto al successo e poté corteggiare la sua amata, che artisticamente era ormai in declino, con un'orchestra sinfonica di grandi dimensioni.

Harriet si rese conto di essere l'ispiratrice della sinfonia, riconobbe i suoi sentimenti e finalmente accettò di sposarlo.

Ma come spesso accade, l'idealizzazione che Berlioz si era creato di Harriett non corrispondeva alla donna che aveva sposato. Berlioz fu dapprima un marito estasiato, poi un marito soddisfatto, infine un marito disilluso. Harriet era una pessima donna di casa e una cattiva madre. Si separarono. Lui iniziò una vita fatta di amanti e di viaggi; lei divenne un'alcolizzata. Questa fu la vita di Berlioz, questa è la narrazione della Sinfonia Fantastica.[146]

La Sinfonia fu composta per un gran numero di orchestrali, almeno sessanta archi e ben quattro timpani, e può essere definita una musica a programma, cioè una musica che racconta una storia. La Sinfonia racconta la storia di un giovane musicista follemente innamorato che, in un eccesso di disperazione amorosa, si avvelena con l'oppio; ma la dose è troppo debole per ucciderlo e lo fa precipitare in un sonno pesante. Nel sogno ha strane visioni che si trasformano in immagini musicali. La donna amata è diventata una melodia che ritorna e risuona nella sua mente, sempre e ovunque, ossessivamente. Gli ritornano in mente le passioni, la malinconia e la gioia che provava prima di incontrare la sua amata, ma ricorda anche l'angoscia e la gelosia.

Nella *Scena nei campi*, in una sera d'estate, il giovane ascolta una nenia pastorale cantata da due pastori che lo distoglie un po' dall'ossessione; ma poi, l'idea fissa riappare, verso il tramonto, e si manifesta col fragore di tuoni in lontananza. Si addormenta e l'ossessione diventa un incubo: sogna d'aver ucciso la donna amata e di essere stato per questo condannato a morte. Nel sogno vede se stesso mentre viene condotto al patibolo. Il corteo avanza al suono di una marcia, cupa e solenne, è la *Marcia al supplizio*. E poi il finale, *Il sogno d'una notte di Sabba*, in cui immagina di essere tra un gruppo di streghe, stregoni e mostri orribili, convenuti al suo funerale. La melodia riappare e con lei anche l'amata, che si unisce all'orgia demoniaca. La Sinfonia si conclude con le campane funebri e una parodia scherzosa del *Dìes irae*.

Un simile racconto potrebbe certamente far pensare ad una mente deviata e all'effetto della droga, ma Berlioz non usò l'oppio come fonte di visioni ma come ispirazione.

La fonte del suo tormento era una idea fissa, come la chiamava lui, una ossessione da tradurre in musica. Per trascrivere in musica un incubo c'era bisogno di qualcosa che non fosse mai stato ascoltato prima. Ma perché ricorrere all'oppio? Quanto è stato importante il farmaco nello sviluppo della Sinfonia? Berlioz avrebbe scritto così la sinfonia se non avesse usato l'oppio?

Non c'è dubbio che ne facesse uso, sicuramente nel periodo 1829-30. Lo scrisse anche al padre - "vedo delle cose straordinarie...come con l'effetto dell'oppio" – indicando chiaramente di averne una conoscenza personale.

Le strane visioni si ripetevano fino ad essere insopportabili, al punto che l'unica soluzione era "dieci gocce di laudano, e dimenticare le cose fino a domani" – come lui stesso scrisse.

Il padre di Berlioz, Louis-Joseph, era un medico rispettabile, e faceva anch'egli regolarmente uso di oppio già da molti anni. D'altronde, il laudano, una tintura di oppio in alcol, era tra i farmaci più utilizzati dell'epoca, un po' come l'aspirina nel XIX secolo.

Pertanto, l'immagine che l'oppio evoca oggi – oscura, visionaria, romantica, l'ecstasy per poeti, pittori e musicisti – è fuorviante, e deve essere applicata con cautela.

Berlioz usava l'oppio per i suoi disturbi nervosi e non per trovare ispirazione. All'inizio del secolo, l'oppio era considerato un farmaco incontestabile e rispettabile, un rimedio che era stato un punto fermo dei medici fin dalle origini della medicina.

Il medico britannico del XVII secolo Thomas Sydenham fu tra i pionieri della preparazione del laudano: il suo oppio diluito nel vino, fortificato con chiodi di garofano e altre spezie, era stato

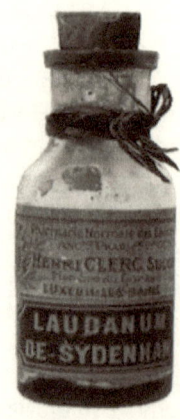

34- *Flacone di laudano di Sydenham*

prescritto al condottiero Oliver Cromwell[a] e al re Carlo II d'Inghilterra [b], e tutta la classe medica, da allora, fu concorde nel riconoscerne i meriti. Scrisse Sydenham: "tra i rimedi che l'Onnipotente ha ritenuto opportuno rivelare all'uomo per alleggerire le sue sofferenze, nient'altro è altrettanto utile ed efficace". L'oppio era una medicina straordinariamente efficace e, nell'epoca prima degli anestetici, era il più potente antidolorifico disponibile. Era usato, inoltre, nelle febbri, nelle malattie gastriche e in quelle infettive come il colera. Nelle zone dell'est dell'Inghilterra, umide, fredde e ventose, la maggior parte delle famiglie aveva sempre una piccola coltivazione di papaveri bianchi in un angolo dell'orto, per fare il *poppy-head tea*, il té al papavero: era il rimedio tradizionale e casalingo contro brividi, influenze, febbri malariche e contro tutti i malanni comuni della vita di campagna. Una dose di laudano aveva un effetto benefico sull'umore, sul tono emotivo e sulle ansie. Una dose di laudano liberava non solo dal dolore fisico ma anche dall'angoscia mentale, e faceva sperimentare al paziente l'emozione di sentirsi libero di vagare in mondi confortevoli e fantastici. Il laudano è stato, allo stesso tempo, l'aspirina e il valium del XIX secolo.

[a] Oliver Cromwell (Huntingdon, 1599 – Londra, 1658)
[b] Carlo II Stuart è stato re d'Inghilterra, Scozia, Irlanda e Francia dal 30 gennaio 1649 al 6 febbraio 1685.

Berlioz, come tutti gli altri pazienti, usava l'oppio per necessità. Scrisse a suo padre: "A volte riesco a malapena a sopportare questo dolore fisico e mentale (non riesco a separare i due)". I dolori fisici di Berlioz erano i crampi allo stomaco e l'insonnia, per entrambi i quali l'oppio poteva essere efficace. I dolori mentali, che non riusciva a separare dai primi, erano l'ansia, l'angoscia e le ossessioni martellanti, e anche per questi l'oppio poteva fare qualcosa.

Berlioz, dunque, usava l'oppio per curarsi e non per sballarsi. Certamente era nota anche allora la dipendenza dall'oppio, ma era considerata un effetto indesiderato ma inevitabile per una medicina tanto indispensabile.

Molte persone usavano regolarmente l'oppio, ma erano attente a non aumentare la loro dose. L'oppio, insomma, era utilizzato oculatamente. Più del rischio di dipendenza era temuto il rischio di overdose: solo pochi multipli della dose attiva di oppio erano sufficienti a uccidere una persona per insufficienza respiratoria e soffocamento. L'overdose consapevole era il metodo preferito di suicidio, in particolare per le donne. Nel complesso, l'immagine dell'oppio negli anni 20 dell'Ottocento mancava sia del fascino che del pericolo a cui lo associamo oggi.

Tra il 1829 e il 1830, Berlioz si immerse nella lettura degli scritti di Thomas de Quincey, *The confessions of an english opium eater* (Le confessioni di un mangiatore d'oppio), in cui l'autore racconta della sua dipendenza dall'oppio e dal laudano e degli effetti che essa ha avuto sulla sua vita.[a] L'opera di Quincey, più di ogni altra opera nel XIX secolo, ha scolpito l'immagine che abbiamo ereditato dell'oppio e contribuito a creare quell'alone di mistero e di fascino che ancora oggi avvertiamo.

Berlioz pertanto era perfettamente al corrente degli effetti dell'oppio, desiderati e indesiderati, avendo oltretutto anche una buona preparazione medica. L'uso dell'oppio da parte di Berlioz fu dunque oculato e metodico.

---

[a] Romanzo autobiografico che venne inizialmente pubblicato anonimamente nel London Magazine nel settembre e ottobre 1821, per poi apparire in volume nel 1822.

La Sinfonia Fantastica è molto più che l'effetto di qualche pasticca o plagio da oppio, poiché ci fu una attenta ricerca degli effetti da parte di Berlioz. Lo studio e la ricerca furono anche letterari: Berlioz disse che il Faust di Goethe ebbe "una strana e profonda impressione su di me". Lo lesse per tutto il 1829, incessantemente e continuamente, ai pasti, a teatro, in strada, lo portava sempre con se. L'influenza del Faust nella Sinfonia è riconoscibile alla fine della prima parte, quando Gretchen, la protagonista, immagina un enorme raduno di folla nella piazza della città, di notte, che la trascina alla ghigliottina, col suono di cupe campane funebri in sottofondo. Berlioz aveva anche letto i racconti gotici di Victor Hugo: nella Ronde de Sabbat, o Danza del Sabbat, c'è una campana del monastero che a mezzanotte convoca un raduno di streghe e demoni. Il protagonista de *Le confessioni di un mangiatore d'oppio* vaga nel tempo e richiama alla memoria la sua infanzia, i tempi della scuola, dell'adolescenza in Galles, delle prostitute di Soho e altri ricordi tra il tenero e il grottesco.

Questi viaggi nel tempo e i ricordi devono aver molto impressionato Berlioz. Anche lui era dotato di un ricordo straordinariamente vivido della sua adolescenza, e sentì una connessione diretta tra la sua prima infanzia e l'immaginazione agitata e ansiosa della sua età adulta: "Ricordo di aver sperimentato esattamente la stessa cosa dall'età di dodici anni" - scrisse a suo padre. Inoltre, come De Quincey, anche Berlioz era ossessionato dal ricorrente incubo notturno di essere sepolto vivo.

De Quincey aveva offerto a Berlioz un pretesto, e insieme un mezzo, per narrare la propria condizione a se stesso. De Quincey sosteneva che l'oppio aiuta a "ricomporre ciò che è stato scomposto, e a ricordare ciò che è stato dimenticato". Per Berlioz fu un un'illuminazione e il suggerimento di usare l'oppio per cristallizzare e fissare il mondo immaginario che lo stava tormentando e, finalmente, trascrivere sullo spartito le mille idee che affollavano la sua mente, in un lavoro musicale coerente e organizzato.

Il ruolo dell'oppio nella creatività di Berlioz non è stato quello di ispirargli spiriti e visioni ancestrali ma piuttosto quello di un traduttore dal linguaggio onirico a quello musicale. Berlioz intuì che l'oppio poteva diventare oggetto della Sinfonia stessa: così come De Quincey usò l'oppio per sovrapporre i fatti della sua vita con il sogno, la memoria, le fantasticherie e le visioni, Berlioz usò l'oppio nella storia della Sinfonia Fantastica per sovrapporre scene fantastiche e mondo reale. In tal senso la danza del Sabbat non si svolge nella realtà, ma in un sogno, e non un sogno ordinario, ma indotto dall'oppio volontariamente assunto per cercare il suicidio.

A un mese dal completamento della Sinfonia, a Berlioz fu offerta la possibilità di rappresentarla al Theatre des Nouveautés di Parigi, ma l'organico era troppo grande e la capienza del teatro insufficiente: l'impresa fu abbandonata. Fu possibile al Conservatorio e, dopo l'esecuzione, la critica si divise tra chi la definiva geniale e chi invece una insensata cacofonia. Ben presto la risonanza della Sinfonia si estese al di là del mondo della musica: alla letteratura, da cui aveva preso ispirazione, e in particolare alla letteratura scientifica e farmaceutica.

Negli anni '40 del XIX secolo, a Parigi erano di moda nuovi stili di vita, atteggiamenti e costumi mai sperimentati prima: portare i capelli lunghi, sfoggiare abiti stravaganti, alzarsi tardi la mattina e stare svegli tutta la notte, la ricerca dell'appagamento sessuale, bere alcolici e una insaziabile curiosità per le droga. Il ritrovo più famoso di questa nuova generazione era il Club des Haschischins. – il nome parla chiaro - un club dedicato all'esplorazione delle esperienze indotte dalle droghe, in particolare dall'hashish. Si trovava in una villa privata sull'isola di Saint-Louis, chiamata Hôtel de Pimodan (o Hôtel Lauzun), nel centro di Parigi. I frequentatori più assidui includevano Alexandre Dumas, Honoré de Balzac, Gustave Flaubert, Gerard de Nerval (il traduttore dell'edizione del Faust di Goethe) e Charles Baudelaire. I soci del club si trovavano all'Hotel Pimodan e, dopo una cena leggera, si passava la serata con l'hashish. Il modo più frequente in cui veniva consumato l'hashish era il dawamesk, un alimento originario del Nord Africa, importato dallo psichiatra francese Jacques-Joseph Moreau dai suoi viaggi nei paesi africani e in oriente, tra il 1836 e il 1840, e fu lui a introdurlo al Club.[a] Scientificamente il dawamesk

---

[a] Jacques-Joseph Moreau (1804 –1884), soprannominato "Moreau de Tours". Fu l'autore del Du Hachisch et de l'aliénation mentale del 1845, successivamente tradotto in inglese e pubblicato come Hashish and Mental Illness. Fu il primo medico a pubblicare un lavoro su un farmaco e il suo effetto sul sistema nervoso centrale.

fu presentato per la prima volta alla Pharmaceutical Society dal farmacista M. Latourour che, nel Journal of Pharmacy del gennaio 1847, aveva pubblicato "La preparazione è composta da una certa quantità di estratto grasso, mescolato con pistacchi, farina di mandorle dolci e zucchero. Il dawamesk, abbastanza piacevole da assaggiare, è di tutti i preparativi dell'hashish il più conveniente da amministrare. È preso alla dose di 30 grammi".

Tanto per fare chiarezza, col termine cannabis si indica tutta la pianta (stelo, radici, foglie, fiori); per hashish si intendono le resine e i pollini della cannabis, mentre la marijuana è fatta con i fiori essiccati.

Molti reportage del Club des Haschischins sono apparsi su testate giornalistiche locali, tutti con una descrizione più o meno accurata delle visioni prodotte dalla droga. Nel 1844, Charles Baudelaire si recò ad una *soirée d'étude*, una serata di studio, accompagnato da Théophile Gautier, Balzac e il suo biografo Asselineau, all'Hôtel Lauzun. In queste sessioni di studio, soprannominate *les fantasias* [le fantasie], si sperimentavano tutti i tipi di droghe, anche l'oppio, per studiare gli effetti sul corpo e sullo spirito. Baudelaire raccontò alcune delle sue esperienze nel suo saggio *I paradisi artificiali*, pubblicato dopo la sua morte, nel 1860. Era un assiduo frequentatore del Club e addirittura, tra il 1843 e il 1845, visse in un appartamento situato proprio sopra il club. Theophile Gautier pubblicò un primo racconto nel febbraio 1846 nella Revue des Deux Mondes e poi ci scrisse anche un libro *Le Club des Haschischins*.

Tuttavia, è difficile dire quanto ci sia di reale e quanto di romanzato. A questa confusione contribuì proprio il successo della Sinfonia di Berlioz. Ad esempio, proprio il racconto di Theophile Gautier, sembra riproporre le immagini della marcia verso l'altare e la danza del Sabbat della Sinfonia. Gautier, dopo aver consumato la cena e un cucchiaino di hashish verde, si ritrova, come il protagonista di Berlioz, trasportato in un nuovo mondo stravagante e da incubo: "I miei vicini cominciavano ad apparire un po' strani, il naso si allungava come una proboscide; le bocche si allargavano come campane. I volti erano avvolti da una luce soprannaturale. A poco a poco il salone si riempì di figure straordinarie, come si trovano solo nei dipinti di Goya, forme bestiali e umane brulicavano, strisciavano, si accarezzavano, balzavano, brontolavano, sibilavano. Una voce sconosciuta mi disse: fai attenzione, perché sei circondato da nemici; forze invisibili stanno cercando di attirarvi e trattenervi. Sei un prigioniero ora: cerca di fuggire e vedrai. Mi alzai in piedi con difficoltà e andai verso la porta del salone, che raggiunsi solo dopo un tempo considerevole, a causa di una forza sconosciuta che mi tirava indietro di un passo su tre... guardando in basso ho visto un abisso di scale, vortici di spirali, circonvoluzioni sconcertanti. Questa scala deve penetrare attraverso le estremità della terra - ho pensato – e ho continuato la mia marcia".

L'intossicazione da droga divenne un espediente artistico e letterario: un soggetto artistico più che l'oggetto per arrivare all'ispirazione. È questa l'interpretazione che forse bisogna dare al ruolo che l'oppio ha svolto nella composizione della Sinfonia di Berlioz. Droghe come l'hashish o l'oppio possono indurre una condizione di esaltazione della creatività, ma non possono scrivere una partitura. Possono anche, come nel caso di Berlioz, fornire una tregua agli incubi e ai tormenti, e offrire un periodo emotivamente lucido in cui riorganizzare l'ispirazione e metterla su pentagramma.

Evidentemente Berlioz non fu solo il compositore della Sinfonia Fantastica. Fu anche impegnato in opere teoriche, fra cui il Grande trattato di strumentazione e orchestrazione moderna: Tra l'altro, è a Berlioz che si deve la versione orchestrale della Marsigliese. Berlioz è stato anche un visionario. Per la monumentale Grande Messe des Morts op. 5 aveva chiesto un organico eccezionale, 450 persone tra coro e orchestrali, per la prima rappresentazione a Parigi, il 5 dicembre 1837, nella chiesa di Les Invalides. In queste grandiose visioni l'oppio non ebbe nessun merito.

Richard Wagner

Era nato a Lipsia, il 22 maggio del 1813. Nono figlio di Carl Friedrich Wagner e di Johana Rosine Wagner. Non conobbe mai il padre, che morì di tifo sei mesi dopo la sua nascita.

La madre si risposò col poeta Ludwig Geyer, già amante di Johana Rosine e forse vero padre di Wagner. Dopo la morte del padre la famiglia si trasferì a Dresda. Sempre pallido, magro, pantaloncini corti, indi-

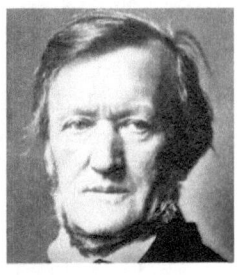

35- R Wagner

sciplinato – questo era il piccolo Richard. La madre lo teneva spesso a casa da scuola per consentirgli di riprendersi. La malattia cutanea, erisipela o un eczema, lo perseguitò per tutto il periodo scolastico. Era ciclicamente depresso, irascibile e solitario, alternando periodi di sorprendente energia e iperattività. Pur raffinato nei lineamenti, la sofferenza gli conferiva un aspetto dimesso e umile. Spesso i suoi nervi saltavano e all'improvviso scoppiava in pianto per oltre un quarto d'ora.

Si entusiasmava per tutto, senza mostrare particolari predilezioni; era indeciso se intraprendere una carriera di letterato o saggista piuttosto che di pittore, scultore o musicista, o anche architetto. Tornò a Lipsia a 15 anni. L'anno seguente, dopo aver ascoltato il Fidelio di Beethoven, decise di diventare compositore. Si formò musicalmente da autodidatta; nel 1831 prese sei mesi di lezioni di composizione dal direttore del coro di Lipsia, Christian Theodor Weinlig e due anni dopo cominciò a comporre. Ebbe il posto di direttore musicale del teatro di Magdeburgo e, nello stesso periodo, conobbe la cantante Minna Planer, che poi sposò nel 1836. Nel 1837 divenne direttore d'orchestra a Königsberg (oggi Kaliningrad), ma qualche tempo dopo fu licenziato poiché il teatro fu costretto a chiudere per indebitamento. Riuscì fortunatamente ad ottenere un posto di direttore a Riga, ma un anno dopo perse anche questo incarico. Era pieno di debiti.

Per sfuggire ai creditori varcò clandestinamente il confine fra Russia e Prussia e si imbarcò con Minna su un piccolo veliero per raggiungere Londra. Durante una tempesta nel corso della traversata, gli venne l'ispirazione per L'olandese volante, il primo capolavoro wagneriano.

Dal 1839 al 1842 visse a Parigi, in condizioni di grande povertà. Per sopravvivere trascriveva pezzi per banda e fu costretto addirittura a impegnare le fedi nuziali al Monte di pietà. Ma proprio in questo periodo incontrò due estimatori della sua musica, che daranno una svolta alla sua carriera: Franz Liszt e Hans von Bülow.

Nel 1848 pubblicò il saggio *L'arte e la rivoluzione* in cui affermava "Il popolo è l'insieme di tutti coloro che provano una necessità comune. Dove non esiste necessità non esiste vero bisogno. Dove non esiste vero bisogno pullulano tutti i vizi, tutti i delitti contro la natura, ossia il bisogno immaginario". Queste affermazioni gli costarono l'esilio a Zurigo. Fu l'amico Liszt a riportarlo alla musica "Basta con la politica e con le chiacchere socialiste. Occorre rimettersi al lavoro con ardore, il che non sarà difficile, col vulcano che Ella ha nel cervello".

Poi scoprì la filosofia di Shopenhauer. Il pensiero pessimistico, l'aspirazione verso la morte e la negazione fondamentale della volontà alla vita, rappresentò per Wagner il farmaco perfetto per la sua malattia. In una lettera del 1854 indirizzata a Franz Liszt, Wagner definì Schopenhauer un "dono del cielo" e la sua filosofia "una verità spaventevole". In realtà, riguardo alla intima aspirazione verso la morte, anche se usa frasi di Schopenhauer, Wagner non intende la stessa cosa.

Nell'opera Tristano e Isotta (Tristan und Isolde del 1859), la morte è vista come il supremo riposo nella pace e, musicalmente, viene rappresentata con una progressiva demolizione del ritmo, della linea melodica e del sistema tonale, al punto che l'ascolto diventa difficoltoso, non si riesce più ad anticipare mentalmente i suoni che l'orecchio si aspetterebbe di cogliere, non c'è un accordo risolutivo, non c'è mai la possibilità di un riposo, fino alla morte di Isotta. Il desiderio di trovare un accordo risolutivo è la trasposizione musicale del desiderio d'unione dei due amanti.

L'Inno alla Notte è, in pratica, un inno alla morte: "...il desiderio ardente di quella notte sacra ove, sin dalla primigenia eternità sorride a lui la voluttà d'amore! Oh, discendi quaggiù su questa terra, desiata notte d'amore! Del mio viver dolente dammi beato oblio, raccoglimi nel tuo grembo, distaccami da questo oscuro mondo!"

Il pensiero di Wagner è diverso da quello di Schopenhauer: mentre il filosofo parla delle morte come di un «perdersi immemore nell'abisso del nulla», in Tristano e Isotta la morte è invece la liberazione dai vincoli terreni che impediscono l'amore, e consente l'unione cosmica di anime e corpi; la morte decreta l'immortalità dell'amore! La morte porta all'eterno congiungimento, all'unione di Isotta con Tristano: «Tu sei in me, e io sono in te.».

Per Schopenhauer l'innamoramento è radicato esclusivamente nell'istinto sessuale finalizzato alla conservazione della specie per aggirare più che per vincere la morte.

Gli eroi wagneriani incarnano l'idea del super-uomo e la volontà di potenza di Nietzsche. Wagner e Nietzsche si erano incontrati sul lago di Lucerna, nel 1868, e ad avvicinarli fu la filosofia di Schopenhauer. Per Nietzsche, Wagner fu in un primo tempo il musicista per eccellenza: "Il caos obbedisce al suo comando artistico e diventa forma. [...] Con serietà terribile Wagner agguanta l'oggetto e lo tiene in una morsa di ferro. Melodia vocale e contesto sinfonico, diligenza, inventiva nei dettagli minimi, fatica".

Tutto cambiò nel 1882, col Parsifal. Per Nietzsche il cavaliere cristiano "miseramente accasciato ai piedi della Croce" rappresenta il tradimento dei valori vitali ai quali il super-uomo deve rimanere fedele. "Eravamo amici e siamo diventati estranei - scrisse Nietzsche in La gaia scienza - due navi che sono state trasportate in direzioni diverse".

Nel saggio Umano, troppo umano, Nietzsche condanna l'eccessiva intellettualizzazione e umanizzazione dell'arte che diventa il male del mondo, la causa del suo indebolimento e l'espressione della sua decadenza: "Il brutto, il misterioso, il terribile del mondo sono progressivamente addomesticati dalle arti, e dalla musica in particolare, e ciò corrisponde a un ottundimento della nostra capacità sensoriale".

Nietzsche disse anche che la musica Wagner era "ipnotica e in grado di portare alla rovina anche i più forti, di abbattere anche i tori. Wagner agisce come un uso prolungato di alcol. Ottunde, ingorga di catarri lo stomaco". Aggiunse: "l'arte di Wagner è malata". I suoi eroi sono "una galleria di malati", la musica di Wagner "è una nevrosi".

La critica filosofica e artistica di Nietzsche si trasforma in una diagnosi clinica. La musica di Wagner descrive i sintomi della malattia diagnosticata da Nietzsche.

In effetti Wagner era malato: ipocondria e disturbo bipolare, insonnia, malinconia notturna, erisipela facciale, emicrania e disturbi gastrointestinali.[147]

Durante tutta la composizione del Tannhauser, nel 1845, soffrì costantemente di disturbi allo stomaco: "Tutto il mio essere era stato così consumato dall'ardore per il mio compito che più mi avvicinavo al suo completamento, più ero ossessionato dall'idea che una morte improvvisa mi avrebbe raggiunto; così che quando finalmente scrissi l'accordo finale mi sentii felice come se fossi riuscito a sfuggire a un pericolo mortale".

Durante la stesura del Lohengrin, dal 1845 al 1848, il medico gli ordinò categoricamente di riposarsi a causa di "sangue al cervello", causata dai suoi sforzi della stagione passata. Nel gennaio 1848 egli stesso disse di essere stato costretto a letto da un grave malattia.

Nel 1850 disse "la mia malattia è il risultato della malinconia. L'inverno è il mio nemico mortale". Gli fu consigliata la cura dell'acqua, l'idroterapia.

Era stata proposta da J.H Rausse: "l'idroterapia utilizza la manipolazione della circolazione sanguigna in tutto il corpo per massimizzare le proprietà vitali del sangue". L'idroterapia iniziò nel 1697 con la pubblicazione de "La storia del bagno caldo e freddo" dell'inglese John Floyer, tradotto in tedesco nel 1749 da Johan S. Hahn. L'idroterapia divenne popolare con Vincent Priessnitz dal 1816. Uno degli studenti di Priessnitz, J. H. Rausse (1805-1848) scrisse il saggio *La cura dell'acqua applicata a ogni malattia nota*.

La cura dell'acqua era questa: niente vino, birra, caffè e brodo; solo acqua fredda e latte: 3-4 bicchieri di acqua fredda a letto prima di alzarsi al mattino, e acqua a volontà durante la giornata; bagno a casa o al lago a mezzogiorno e mezz'ora di passeggiata subito dopo il pasto. Wagner la seguì pedissequamente.

La giornata iniziava, dopo la sveglia tra le 5:30 e le 7, con un impacco o un bagno, seguito da una passeggiata. Alle 8 colazione con pane secco e latte o acqua, niente burro. Di nuovo una breve passeggiata, poi un impacco freddo. Verso le 12 una spugnatura, una breve passeggiata, e un altro impacco. Quindi pranzo. Un'ora di ozio, camminata veloce di due ore. Verso le 17 un altro bagno e una piccola passeggiata. Bagno fino all'anca per un quarto d'ora, seguito da una passeggiata. Un altro impacco. Alle 19, cena a base di pane secco e acqua. Ozio fino alle 21, seguito da un altro impacco e, alle 22, a letto.

Fu curato dal dottor Pusinelli, poi passò sotto le cure dell'amico Herwegh. La cura dell'acqua evidentemente non funzionò poiché, nel 1851, scrisse di essere ancora terribilmente affaticato e debilitato. Gli venne il dubbio che la cura fosse troppo drastica. Si informò, e seppe di un certo dottor Karl Lindemann che adottava una cura dell'acqua più blanda che prometteva miracoli, specialmente per le malattie nervose.

Wagner scrisse prontamente al dottor Lindemann descrivendo i sintomi della sua malattia in dettaglio e ricevette in risposta la cura: per dieta, principalmente selvaggina cotta, con un bicchiere o due di buon vino; bagni tiepidi e non freddi, acqua minerale sulfurea (Wagner era un estimatore dell'acqua sulfurea dell'Etna), passeggiate per 5-6 ore al giorno e lavoro per non più di due. Così compose le *Walkirie*, che completò in un mese, il 1 luglio del 1852. Se rispettò le indicazioni del medico, lavorando due ore al giorno per un mese, le Walkirie sono state composte in sessanta ore.

Nei dintorni di Parigi, un certo dottor Vaillant aveva uno studio idropatico. Lo andò a trovare e gli fece domande sui bagni caldi e sull'uso dell'acqua minerale puzzolente che il medico di Zurigo gli aveva consigliato. Il dottor Vaillant gli disse sorridendo "Monsieur, vous n'etes que nerveux. [Signore, siete semplicemente nervoso] Tutto questo vi debiliterà ancor più; avete solo bisogno di calmarvi. Se vi affidate a me, vi prometto che vi riprenderete entro due mesi e non avrete mai più l'erisipela".

A detta di Wagner la cura del dottore parigino funzionò. A Parigi, Vaillant era molto famoso come medico, lo aveva consultato anche Rossini. Era un propugnatore dell'idroterapia poiché l'aveva sperimentata su se stesso. Ebbe infatti la sfortuna di rimanere paralizzato ad entrambe le gambe, e dopo quattro anni di inutili tentavi in cui tentò tutte sue conoscenze mediche, un giorno incontrò Priessnitz, e recuperò completamente. Vincenz Priessnitz[a] era un affermato idroterapista, soprannominato "il Rousseau dell'idroterapia", perché fautore di almeno 56 differenti tipi di trattamenti a base di compresse di garza bagnata, spugnature, bagni d'aria, docce fredde, vasche fredde, avvolgimenti in lenzuola fredde e altro ancora. L'uso dell'acqua fredda come curativo arriva da Ippocrate e Galeno ma dal XVIII secolo stava perdendo popolarità fino a quando Priessnitz non la riportò alla ribalta col grande successo che ottenne con l'apertura di un centro termale, la spa a Gräfenberg, oggi Lázně Jeseník, in Repubblica Ceca.

Le spugnature di Priessnitz non furono accettate dai medici locali che lo accusarono di essere un impostore senza esperienza medica e che le guarigioni erano ottenute con sostanze proibite. Priessnitz finì in tribunale diverse volte, ma fu sempre assolto e le ispezioni nella sua spa confermarono che l'acqua era l'unico agente curativo usato nella struttura.

I processi e le assoluzioni di Priessnitz contribuirono a farne aumentare spropositatamente la fama in tutta Europa. I trattamenti del centro termale erano tuttavia troppo estremi e debilitanti per l'organismo e circolavano anche voci che il cibo offerto fosse cattivo e insalubre. Il dottor Robert Hay Graham, che visitò la spa di nell'ottobre 1842, notò che Priessnitz non teneva alcuna registrazione dei suoi pazienti, e che la sua pratica era basata sull'intuizione e l'esperienza e priva di qualsiasi approccio sistematico. Graham disse che il trattamento di Preissnitz funzionava al massimo su una persona su venti, e che sarebbe stata preferibile una cura termale più mite combinata con altri farmaci.[148]

Da Priessnitz, il dottor Vaillant aveva appreso il meglio dell'idroterapia, la perfezionò ripulendola da tutte le brutalità e le eccessive restrizioni, e infine cercò di attirare la clientela parigina nella sua nuova spa a Meudon, a sud-ovest di Parigi. Non ottenne

[a] Vincent Priessnitz (Jeseník, 4 ottobre 1799 – 28 novembre 1851)

molto successo, i parigini cercavano altro e la richiesta più frequente dei potenziali clienti era se ci fosse la danza la sera. Ma ad un ipocondriaco come Wagner le cure di Vaillant dovettero sembrare un'opportunità da non perdere. Vaillant gli consigliò di non fare colazione con gli altri ma nella sua stanza, tranquillamente, per due ore a sorseggiare thè mentre poteva indulgere nella lettura. Wagner disse di aver trovato molto giovamento da questo consiglio e dalla piacevole lettura dei romanzi di Walter Scott di cui si era procurato alcune traduzioni francesi a buon mercato.

Faceva un bagno a 30°C per mezz'ora la sera prima di andare a letto e al mattino ne faceva un altro più corto a 25°C. Sia nel bagno del mattino che in quello serale, la testa doveva essere docciata rigorosamente con acqua fredda.

Con la ritrovata tranquillità si dedicò alla lettura di Schopenhauer. Durante le passeggiate solitarie aveva con se anche un'edizione tascabile del volume di Byron, e si soffermava a leggere in montagna con la vista sul Monte Bianco. Come aveva promesso il dottor Vaillant, l'erisipela non si ripresentò e, in dicembre, riprese la composizione di Sigfrido; a febbraio il primo atto era finito. Era il 1857, aveva quarantaquattro anni.

Quando scrisse Il mito dei Nibelunghi ne aveva trentacinque ma si sentiva già vecchio e stanco e cadde in una profonda depressione.

Soffriva cronicamente di reumatismi, a cui si aggiunsero, verso i quarant'anni, anche problemi di ipertensione. Disse "Sono arrivato al culmine della mia malattia. Le mie sofferenze sono diventate insopportabili. Mi resta poco da vivere". Pensò di fare un viaggio verso sud per recuperare la salute.

Amava molto l'Italia: a Venezia (dove morirà) scrisse parte del Tristano, a La Spezia ebbe in sogno l'ispirazione per il preludio della Tetralogia, a Ravello e nel Duomo di Siena immaginò la scena del Parsifal, che portò a termine a Palermo.

Nel 1851, Wagner si lamentò della fatica mentale che gli era costata la stesura di Oper und Drama, una fatica che egli stesso definì "uno stato mentale anormale".

Durante la stesura del Tannhauser, nel 1845, ebbe gravi problemi di digestione, e poi ancora nel 1852, quando riferì anche di forti emicranie che lo accompagnarono per sei mesi, arrivando a scrivere, il 9 agosto: "È possibile che io diventi pazzo". E cinque giorni dopo: "Purtroppo sto andando avanti molto lentamente. Se solo la mia testa stesse meglio! Spesso è come un coltello affilato che taglia i nervi del mio cervello. Sono febbrilmente stanco in tutte le mie membra ma, se la mia testa si riprenderà, anche loro miglioreranno rapidamente; da essa, quel laboratorio dell'immaginazione, dipende tutto".

La diagnosi è senza dubbio emicrania da affaticamento mentale. L'11 settembre aveva ancora mal di testa: "Non posso più scriverne ora! La mia testa sta quasi scoppiando!"

Difficile tracciare il confine tra la malattia vera e la compiaciuta teatralità nel raccontare la sua sofferenza e la sua titanica lotta per trasferire su carta i capolavori che la sua mente partoriva: "Mi sto abituando alla rovina dei miei nervi. La mia condizione è fragile come un capello, e mi sto gradualmente abituando al degrado della mia salute e rassegnando a dover lavorare solo qualche ora al giorno. Non ci sarà pace per me finché non avrò finito, e spero che avvenga presto".

Le emicranie di Wagner sono presenti anche negli spartiti e nei libretti delle sue opere, ad esempio nella prima scena del primo atto del Sigfrido. La musica inizia con un ritmo pulsatile e martellante, prima in sottofondo, per poi diventare gradualmente più intenso, fino a farsi quasi dolorosa. Al culmine Mime grida:"

| *Zwangvolle Plage!* | Tormento forzato! |
| *Müh' ohne Zweck!* | Dolore senza fine! |

L'emicrania è stata anche messa in scena da famosi direttori e registi. Nella regia teatrale di Anthony Pilavachi di Siegfried al Teatro Lubecca nel 2009, Il personaggio Mime (tenore) sperimenta un forte mal di testa sottolineato da una mostruosa espressione facciale e dal modo in cui tiene la testa tremante. Allo stesso modo, nella direzione di Claus Guth all'Opera di Stato di Amburgo, sempre nel 2009, Mime, in scena, prende compresse di aspirina per alleviare il dolore.[149] Sempre nel primo atto ma nella scena terza, Wagner mette in musica le allucinazioni visive dell'emicrania: la linea melodica inizia in modo tremolante e scintillante. Mime, irritato, canta:

Verfluchtes Licht!	Luce maledetta!
Was flammt dort die Luft?	Che infiamma là l'aria?
Was flackert und lackert,	Che guizza ed oscilla,
was flimmert und schwirrt,	che trema e sfavilla,
was schwebt dort und webt	che fluttua e freme
und wabert umher?	e intorno vacilla?
Da glimmert's und glitzt's	Là brilla, scintilla,
in der Sonne Glut!	in vampa di sole!
Was säuselt und summt	Che ronza e sussurra
und saust nun gar?	che sibila or forte?
Es brummt und braust	E brontola e mugghia
und prasselt hieher!	e strepita e avanza!
Dort bricht's durch den Wald,	Un varco si spezza per la selva,
will auf mich zu!	vuol lanciarsi su di me!

La luce maledetta che brilla, sfavilla, ronza e sibila forte, altro non è che la descrizione dei disturbi visivi tipici della cosiddetta "emicrania con aura". L'aura è l'insieme dei disturbi psichici, visivi, motori e neurologici che possono precedere l'insorgenza dell'emicrania: visione di lampi (fotopsia), scotomi scintillanti, deformazioni degli oggetti, emianopsia (oscuramento di metà campo visivo), addormentamento del braccio e della gamba (parestesia), disturbi della parola di tipo afasico (se la cefalea è localizzata a sinistra).

L'emicrania con aura e gli scotomi sono gli stessi sintomi che aveva sperimentato e descritto Ildegarda di Bingen, settecento anni prima.

La frequenza dello sfarfallamento (scotomi scintillanti) è in media di 17,8 Hz con una variabilità tra 8 e 20 Hz.[150] Sorprendentemente, Wagner compose queste battute in 2/4, e i violini e le viole suonano 16 biscrome per battuta simulando lo sfarfallamento che, ad un tempo di 120 battiti al minuto, corrisponde a circa 16 Hz, molto vicino al tasso di sfarfallio determinato sperimentalmente durante un'aura da emicrania. [figura 36]

Dunque, è probabile che il paziente-Wagner avesse un'aura intorno ai 16 Hz. Si può dire che in questo caso è la malattia a dettare la composizione e il tempo di esecuzione.

All'epoca non c'erano rimedi specifici per l'emicrania. Oggi abbiamo i farmaci antinfiammatori, i FANS (ibuprofene, paracetamolo, aspirina, ecc.). Al tempo di Wagner era disponibile una "pozione contro la emicrania". Era composta da 15 gocce di Laudano di Sydenham, 40 gocce di tintura di ipecacuana, 15 grammi di acetato d'ammonio, 30 grammi di acqua di rose e 7 grammi di zucchero bianco. Se ne prendeva un cucchiaino da caffè.[151] Non sappiamo se Wagner abbia usato proprio questa pozione, ma di certo il laudano non mancava in casa Wagner; ne faceva uso la prima moglie Minna, per i suoi disturbi cardiaci.[152]

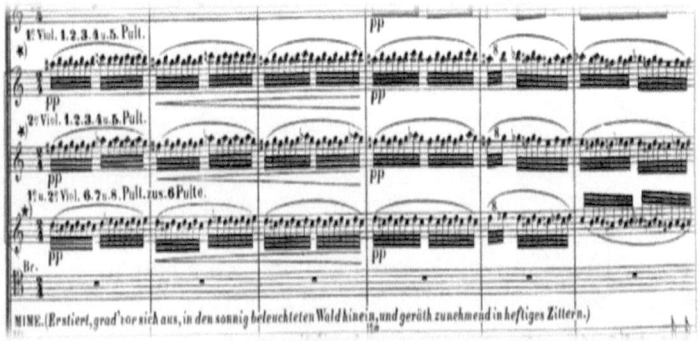

36- Sigfried, atto 1, scena 3

Fin da bambino Wagner aveva sofferto anche di erisipela. Durante la sua vita scolastica, ogni cambiamento del tempo era un problema. A un certo punto gli caddero le sopracciglia e fu attribuito ad un violento attacco di fuoco di Sant'Antonio. Ciclicamente era depresso e irritabile e si rifugiava nella solitudine. Superato il periodo, tornava il bambino esuberante e vivace di sempre e nessuno avrebbe riconosciuto il piccolo misantropo taciturno di qualche giorno prima.

L'erisipela era un problema serio e frequentissimo ed era ritenuta incurabile. Era chiamata anche *risipola* e veniva trattata con lassativi: "Foglie di senna senza resina gr 10, Sciroppo di lamponi gr 25; un cucchiaio ogni due ore (dopo 3-5 ore si producono scariche); si consiglia l'isolamento dell'ammalato, unzioni con olio e applicazioni di acqua saturnina[a]. Gli ascessi vengono aperti. Quando dura a lungo, con esaurimento delle forze, usa chinina,

---

[a] Detta anche acqua vegetominerale. È una soluzione acquosa al 2,5% di acetato di piombo.

vino, oppure canfora rasa". [153] C'erano altri preparati a base di acqua di sambuco, acqua canforata, idrossicarbonato di zinco, antimonio, solfato di ferro e estratto d'oppio.[154]

Oggi sappiamo che l'erisipela è un'infezione acuta della pelle che coinvolge il derma profondo e l'ipoderma, causata principalmente dallo Streptococcus beta-emolitico o dallo Stafilococcus aureus. Di solito si manifesta con febbre, anche elevata, sensazione di freddo, brividi e malessere generalizzato. Sulla pelle si presenta come una chiazza arrossata, leggermente rialzata e con margini ben definiti, superficie liscia e lucida e, a volte, anche con vescicole e bolle. Oggi si cura con gli antibiotici, che certamente Wagner non aveva. Per alleviare il dolore, in mancanza di farmaci, si possono applicare lozioni per impedire che la pelle diventi secca e screpolata o fare impacchi freddi. Wagner usava gli impacchi freddi, come riportato in un episodio di erisipela quando si trovava in Italia. Nel maggio del 1880 si recò a Napoli con tutta la sua corte, ben undici persone. Il 4 gennaio arrivò in treno e sul fianco della vaporiera c'era la scritta: *Kaiserlich königliche privilegierte Südbahngesellschaft*, il treno reale di Ludwig di Baviera.

Il treno, infatti, fu messo a disposizione di Wagner dal re Luigi II di Baviera, affinché potesse terminare in tranquillità il *Parsifal*. Wagner era accompagnato dalla moglie Cosima Liszt, i figli Isolde, Eva, Sigfried, Daniela e Blandine, Henrich von Stein (precettore di Sigfried), Joseph Rubinstein (il pianista di fiducia), Martin Pluddeman (cantante e assistente), due cameriere e un cuoco. Erano tutti ospitati a Villa Angri a Posillipo. Fu colpito da erisipela il 6 gennaio. Con una maschera di ovatta sulla faccia, passava le giornate leggendo gli incontri tra Goethe e il cancelliere Friedich von Müller a Weimar, oppure discuteva con Heinrich von Stein della camorra che egli definiva come "il sistema col quale il popolo viene in soccorso di sé stesso".

L'erisipela durò una settimana, fino al 14 gennaio. Musica, passeggiate in tram o in carrozza, feste popolari, teatro e le lunghe soste al Caffè di fronte al Palazzo Reale, lo portarono a dire: "Napoli è la mia città, qui tutto è vita". Visitò lo studio del pittore Paul von Joukowski, che poi sarà l'autore delle scenografie per il Parsifal. Sentendosi e vedendosi guarito, Wagner si recò dal barbiere, l'erisipela riapparve.

Dopo una gita in piroscafo a Sorrento andò ad Amalfi con la carrozza *wagon salon* e qui si fermò all'Hotel dei Cappuccini. A Ravello ci arrivò a dorso di mulo e disse che il luogo era di una bellezza al di sopra di ogni descrizione; rimase incantato da Villa Rufolo, dal parco e dalla torre, e decise che sarebbe stata quella la scenografia del giardino di Klingsor nel secondo atto del Parsifal.

L'erisipela non era l'unica preoccupazione del compositore. Wagner era fortemente ipocondriaco.

L'ipocondria è tutta nel Preludio di Tristano e Isotta, che trasmette l'incertezza, la sofferenza, l'angoscia e il senso di minaccia incombente nei confronti dell'umanità e della Terra. "Ogni mattina, prima di pormi al lavoro, leggo un canto di Dante. Sono ancora immerso nell'Inferno; le sue orride bellezze mi si spiegano dinanzi mentre compongo il secondo atto della Walkiria. [...] In nessun modo potrò, qui, andar oltre il secondo atto: procedo nel mio lavoro con molta lentezza e debbo poi superare, quotidianamente, nuove disorientanti contrarietà. [...] Che follia questa mia! Una incessante, volgare preoccupazione della vita [...] Tristano dovrà essere compiuto «perché io non ho goduto mai, nella vita, la vera felicità d'amore, e voglio erigere a questo sogno, il più bello di tutti i sogni, un monumento nel quale la sete d'amore possa completamente saziarsi. Compiuta l'opera, mi coprirò della vela nera, per morire".

Dopo il Tristano, l'ipocondriaco Wagner non morì e visse ancora per 24 anni.

L'impulso suicida in continua lotta con la volontà di sopravvivenza è il perno centrale della musica di Wagner ed il segno della malattia mentale di cui soffriva.

Il critico Nordau sostenne che Wagner soffriva di mania di persecuzione e paranoia. Fuchs e Panizza sostenevano che Wagner era in realtà un omosessuale represso.[155] Wagner era considerato effeminato per via della sua predilezione per sciarpe e vestiti di seta e raso, che ordinava direttamente da Parigi. Nella vita di Wagner ci fu un discreto numero di donne, ma è possibile che fossero solo un mezzo di sostentamento per risanare i debiti dovuti al tenore di vita al di sopra delle sue possibilità: mentre cercava di convincere Cosima a lasciare suo marito, scrisse a un amico di suggerirgli una qualsiasi donna ricca da sposare, per soldi.

Congetture senza prove sufficienti per essere veramente conclusive e, inoltre, non basterebbero comunque a spiegare la controversa personalità wagneriana. Gli impulsi suicidi e la natura ciclica della malattia bipolare forniscono una spiegazione più plausibile dell'enigmatico Wagner.

Già allora la musica wagneriana era considerata "pericolosamente stimolante", in grado di suscitare malinconia, isteria, ipnosi e persino l'orgasmo.

Nel 2013, in occasione della commemorazione dei 200 anni della nascita di Wagner, nel corso di una rappresentazione di Tannhäuser, alcuni spettatori del pubblico di Düsseldorf hanno avuto bisogno di cure mediche. Si trattava di una rivisitazione di Tannhäuser con ambientazione nel periodo nazista, con espliciti riferimenti all'Olocausto. Scelta discutibilissima considerando anche i presunti legami di Wagner col nazismo. Ben prima del delirio nazista, infatti, l'antisemitismo era un sentimento rigoglioso e diffuso in Germania e Richard Wagner ne fu, forse inconsapevolmente, un antesignano; era antisemita, odiava Meyerbeer e Mendelssohn, scriveva della "ripugnanza spontanea che suscita la personalità e l'indole ebrea",[a] spalleggiato in questo anche dal genero, Houston Chamberlain, colui che favorì la diffusione del libro di Joseph-Arthur de Gobineau, dell'esaltazione della razza ariana identificabile nell'etnia germanica predestinata a governare l'Europa. Fu l'influenza di quel libro a trasformare l'odio per gli ebrei, lo *Judenhass*, in *Antisemitismus*, ovvero l'avversione all'ebreo, culminante nella necessità dello sterminio.[156] L'accostamento Wagner-nazismo fu consacrato dallo stesso Adolf Hitler che considerava Parsifal il dramma sacro per eccellenza: la casta confraternita dei custodi del Santo Graal era l'incarnazione del popolo ariano, minacciato dalla corruzione e dal desiderio impuro (il regno arabeggiante e decadente di Klingsor). Considerando tutto ciò, risulta evidente quanto possa essere stata storicamente, socialmente, cul-

---

[a] Il giudaismo nella musica (Das Judentum in der Musik), libello antisemita concepito come un attacco a Giacomo Meyerbeer e Felix Mendelssohn e pubblicato con lo pseudonimo di "K. Freigedanken" (libero pensiero) nella rivista Neue Zeitschrift für Musik nel 1850 e ristampato in una versione ampliata con il suo nome nel 1869.

turalmente e artisticamente inappropriata la scelta della rivisitazione nazista del Tannhauser nel 2013. La rappresentazione doveva essere uno dei momenti salienti delle celebrazioni per il bicentenario della nascita di Wagner ma in scena c'erano persone nelle camere a gas e intere famiglie con la testa rasata prima della loro esecuzione. La musica ipnotica di Wagner contribuì ad amplificare la già raccapricciante atmosfera. Le repliche furono cancellate dopo aver causato diversi malori e spinto molti spettatori a lasciare il teatro in preda al panico.[157]

Tuttavia, già ai suoi tempi, Wagner era ritenuto responsabile di molto più che svenimenti e palpitazioni cardiache: le sue opere erano viste come una minaccia per la salute dei musicisti e degli ascoltatori. Mai prima di Wagner una musica era stata definita potenzialmente patogena, in grado di stimolare, con i suoi "timbri lussureggianti e armonie radicali", un esaurimento nervoso e perversioni sessuali.[158]

Nel 1891, lo psichiatra Jacob van Deventer si spinse a dire che buona parte dei malati mentali erano amanti della musica wagneriana. La motivazione addotta era che nella musica wagneriana c'è una "mancanza patologica del ritmo" che produrrebbe un accumulo di energia che deve trovare sfogo in altri canali, nervosi o sessuali ad esempio.

Era il periodo in cui si credeva che la malattia fosse "non ritmica" e la salute "ritmica". Una probabile vittima dello sforzo nervoso fu il primo interprete di Tristano, morto nel 1865 in preda al delirio, all'età di 29 anni, poco dopo la sua prima esibizione. A seguito dell'accaduto, in una lettera Wagner scrisse che la sua musica aveva "guidato il cantante verso l'abisso". Il re Ludovico II di Baviera svenne durante un'esibizione di Tristano a causa della tensione nervosa; Aloys Ander, che interpretò Tristano in una produzione di Vienna, morì in un manicomio nel 1865.

Sembra che soprattutto le donne fossero particolarmente sensibili all'isterismo musicale wagneriano. La musica wagneriana era vista come intrisa di erotismo (l'incesto nelle Walkirie e l'adulterio di Tristano), e responsabile di indurre sentimenti sessuali pericolosi tra le donne giovani e non sposate. Si diceva che la musica pottesse suscitare la malinconia, ma anche l'isteria e che poteva indurre una sorta di ipnosi; addirittura, alcuni pensavano che causasse l'insorgere prematuro delle mestruazioni e l'infertilità. Lo psicologo della Gestalt, Christian von Ehrenfels[a], affermò che Tristano portava le donne all'orgasmo. Era l'epoca in cui alle donne era sconsigliato di suonare il pianoforte perché avrebbe potuto suscitare deviazioni pericolose e sconvenienti, come faceva l'alcol sugli uomini.

L'idea che la musica potesse essere una forma di stimolazione simile alle droghe era già diffusa durante tutto il XIX secolo, ma con Wagner, la musica fu specificamente associata alla nevrastenia, la malattia di moda di quel periodo (come lo è oggi lo stress).

È probabile che l'effetto ipnotico delle rappresentazioni wagneriane fosse amplificato anche dall'introduzione di tecniche nuove per l'epoca, come le macchine fumogene. Inoltre, lo spegnimento delle luci in sala durante lo spettacolo e l'invenzione di nascondere l'orchestra nella buca costringeva lo spettatore a concentrare l'attenzione sulla scena. La musica si diffondeva senza poterne percepire la provenienza, creando un effetto di disorientamento che lo spettatore non aveva mai provato: "bypassare la mente cosciente e influenzare il pubblico attraverso i nervi".

Fu Friedrich Nietzsche che, nel suo libro del 1888 The Case of Wagner, emise il verdetto più schiacciante sui pericoli medici della musica wagneriana: "Wagner è davvero un uomo? Non è piuttosto una malattia?"

Wagner era un narcisista con manie di grandezza. Sentiva di essere la persona più importante del mondo, uno dei più grandi drammaturghi al mondo, uno dei più grandi pensatori al mondo e il più grande compositore mai esistito. Scrisse su tutto e su tutti, di dramma, di politica e di musica; opuscoli, lettere, libri, centinaia e centinaia di pagine. Le scriveva e le pubblicava e, compiaciuto, le leggeva ad alta voce ai suoi amici e alla sua famiglia per ore e ore. Una serata con lui era una serata trascorsa ad ascoltare un monologo. Era un conversatore estenuante, a volte brillante ma se stesso, le sue fatiche e la sua arte erano sempre al centro della

---

[a] Christian von Ehrenfels (1859-1932) filosofo austriaco, precursore e fondatore della Gestalt psychology.

discussione. Lo stesso accadeva per la sua musica; alle feste si sedeva al pianoforte e suonava per ore, solo e soltanto la sua musica, cantava le sue opere, interpretando tutte le parti, anche quelle femminili.

Spesso era in preda a violenti sbalzi d'umore, dall'euforia più incontrollata alla mania suicida, da intrattenitore istrione a solitario misantropo. Improvvisamente, correva in giardino, o saltava su e giù dal divano; ostentava con la stessa enfasi commiserazione profonda e spregevole cinismo.

Non aveva senso di responsabilità ed era convinto che il mondo avesse l'obbligo di sostenere il suo genio. Fece debiti e chiese credito a chiunque con lettere supplichevoli imbarazzanti, sentendosi mortalmente offeso qualora il benefattore avesse rifiutato l'onore di fargli credito: all'amico Hornstein scrisse "Sento che lei è diventato ricco… Per tirarmi fuori dai guai mi occorre un anticipo di dieci mila franchi. Il suo aiuto vi renderà a me molto caro. In questo caso dovrebbe gradire di accogliermi l'estate prossima per circa tre mesi in uno dei suoi poderi, possibilmente in riva al Reno".[159]

Si ritrovò solo e indebitato fino al collo: "A cinquant'anni devo sapere di che vivrò. Guardo innanzi a me e sono profondamente stanco di vivere. Una lieve spinta e tutto è finito!" Per evitare l'arresto per debiti, fuggì in Svizzera. Per calmare i creditori, lo zio di Liszt che era un noto avvocato, vendette i mobili della casa di Vienna, a sua insaputa, e così si ritrovò di colpo anche senza alloggio. Scrisse a Wesendonck supplicandolo di ospitarlo a Zurigo, ma ricevette risposta negativa. Disperato, si presentò senza preavviso a casa di un amico di Marafield, ma fu invitato a ripartire. Era l'inizio del 1864: Ludovico II era appena salito sul trono di Baviera.

Era certamente un uomo solo e non aveva amici e, anzi, possedeva una naturale propensione a inimicarsi chiunque non gli mostrasse ammirazione e riconoscimento.

Questo era Wagner! Ma non si può dire che non sia stato uno dei più grandi drammaturghi, un grande pensatore e un genio musicale. Grandioso sempre, nella grandezza e nella miseria, la sua musica sa essere maestosamente sublime o grandiosamente noiosa.

Quando Wagner salì sulla guglia più alta del Duomo di Milano, disse "grandioso fino alla noia", e così fu anche la sua musica, grandiosa fino alla noia.[160]

Il fulcro della vita e della musica di Wagner è il muoversi in equilibrio sul confine tra l'azzardo e il delirio di onnipotenza, tra il lucido disegno e la pazzia. Ha rubato le mogli di altri uomini quando ne aveva bisogno, ha sperperato i soldi degli altri senza mettere in conto di restituirli, ha spinto cantanti e musicisti ai limiti della loro tecnica. Furto, promesse e contratti non mantenuti, seduzione, adulterio, incesto, disobbedienza, sfida agli dei, rinuncia all'amore per il potere, automutilazione dei genitali: il lavoro di Wagner è ovunque incentrato sul superamento del limite.

L'aggettivo *wagneriano* è sinonimo di esorbitante, sovradimensionato e interminabile.

La musica è in grado di influenzare direttamente il nostro stato fisico, mentale ed emotivo molto più di qualsiasi altra forma d'arte. L'evoluzione ha previsto le palpebre per gli occhi ma niente per le orecchie. Possiamo chiudere gli occhi e decidere di non vedere ma non possiamo chiudere le orecchie senza l'aiuto delle mani. Riguardo a Tristano e Isotta, Wagner scrisse a Mathilde Wesendonck che avrebbero fatto impazzire le persone. A Hans von Bülow disse che voleva che l'ascoltatore si dedicasse senza riserve al suo lavoro, in modo tale che potesse "assimilare involontariamente anche ciò che è più estraneo alla sua natura".

Nella musica tonale un'ultima cadenza risolutiva è appagante poiché è radicata nell'accettazione inconscia che tutto finisce e deve finire. Al contrario, il preludio di Tristano e Isotta, evitando le cadenze finali, mantiene l'ascoltatore in uno stato di allerta inarrestabile.

In un'opera di Mozart, Rossini, Donizetti o Verdi, si passa da un recitativo ad un'aria, un duetto o un ensemble, in un susseguirsi di brani musicali "autosufficienti"; in tal modo l'ascoltatore può distrarsi dalla narrazione, respirare e applaudire i singoli brani, come se fossero elementi da concerto indipendenti. In Wagner non c'è soluzione di continuità, il discorso musicale non viene mai risolto e diventa ipnotico, cosicché la richiesta di attenzione e la tensione mentale possono portare all'isteria e al rifiuto.

In tal senso Wagner può essere definito un mago, uno stregone o un illusionista, e la sua musica più vicina alle arti oscure.

Brecht disse che l'arte di Wagner crea nebbia e Tolstoj pensava che si potesse ottenere più rapidamente lo stesso effetto ubriacandosi o fumando oppio.

La musica di Wagner non è né buona né cattiva, né divina né diabolica. La musica di Wagner è un farmaco da prendere sotto attento controllo medico.[161]

Franz Liszt

Aveva febbre e convulsioni così spesso che tutti pensavano che si trattasse di epilessia. A tre anni fu vaccinato per il vaiolo. Edward Jenner lo aveva sperimentato una ventina di anni prima.[a] Alla fine del secolo XVIII, il virus Variola in Inghilterra causava quarantamila decessi all'anno. Jenner osservò che i contadini conta-

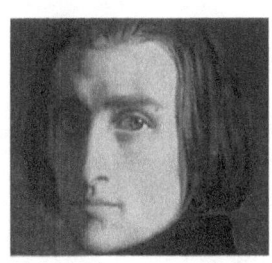

37- F. Liszt

giati dal vaiolo bovino (cowpox), una volta superata la malattia, non si ammalavano di vaiolo umano (smallpox). Nel 1796 Jenner prelevò dalla pustola di una donna ammalata di cowpox un po' di pus e lo iniettò nel braccio di James Phipps, un ragazzo di 8 anni, il primo a diventare immune al vaiolo. Luigi Sacco (1769-1836) di Milano, nel 1806, vaccinò più di 130.000 persone in Italia. Sacco aveva ottenuto il vaccino da cavalli e mucche, nell'autunno del 1800. L'anno successivo ne inviò un po' a Vienna, al dottor Jean de Carro, che introdusse la vaccinazione nell'impero Austro-Ungarico. Fu vaccinato anche Franz Liszt, chissà, magari proprio col vaccino italiano.[162]

Liszt non rispose molto bene alla vaccinazione, sembrava stesse per morire, i genitori gli avevano preparato addirittura la bara, ma poi se la cavò, e non ebbe mai il vaiolo.

Di tanto in tanto gli tremavano le mani per giorni interi in modo incontrollabile. Nel 1835 svenne durante un concerto a Parigi: dopo aver eseguito la Sonata n.2 di Beethoven, le Romanze senza parole di Mendelssohn e alcune sue composizioni, cominciò ad avere spasmi facciali con espressioni estasiate e sorrisi inconsulti, e poi svenne in preda ad un attacco isterico. Si pensò all'epilessia, ma forse si trattò di un attacco vaso-vagale da esaurimento e da stanchezza.

---

[a] Edward Jenner (Berkeley, 1749-1823)

A Bonn ebbe un attacco di ittero, forse un'epatite infettiva, e andò a curarsi alle terme di Baden-Baden. Fumava ininterrottamente sigari Havana e pipa, anche in piena notte. Dal 1847 decise di ritirarsi dalla attività concertistica.

Negli ultimi anni si dette all'alcol, al caffè e alle ostriche affumicate. Soffrì di insufficienza cardiaca, cataratta e osteoartrite alle mani e all'anca.

Franz Liszt era nato da genitori tedeschi (il cognome originario era List), e verso i sei anni fu avviato alla musica dal padre, musicista dilettante di pianoforte, violino e chitarra, e fece così rapidi progressi. Nel 1821 si trasferì con i genitori a Vienna dove fu allievo di Carl Czerny per il pianoforte e di Antonio Salieri per la composizione. A dodici anni Luigi Cherubini gli rifiutò l'ammissione al conservatorio di Parigi, in quanto straniero. A seguito di una delusione d'amore per la sua allieva, Caroline de Saint Crieq pensò di prendere gli ordini sacri. Mel 1865 lo fece sul serio e ricevette gli ordini minori e la tonsura, in Vaticano. Non era un prete, anche se tutti lo chiamavano Abbé Liszt, ma da allora si dedicò alla musica sacra.

La corrispondenza con Alphonse de Lamartine, Victor Hugo, Heinrich Heine e le simpatie per le teorie di Saint-Simon, contribuirono alla sua maturazione. Era amico di Chopin e Schumann, e fu il suocero di Richard Wagner, che aveva sposato sua figlia Cosima. Nel 1830, ascoltò per la prima volta la Sinfonia Fantastica di Berlioz e conobbe Mendelssohn. Dopo aver sposato Marie d'Agoult, nel 1837, Liszt soggiornò in Italia, prima sul Lago di Como, poi a Venezia, Milano, Firenze, Roma e a San Rossore, vicino Pisa.

Al teatro alla Scala di Milano Liszt suonò il 3 ed il 10 dicembre, sbalordendo il pubblico. Il 25 dicembre nacque a Como la seconda figlia, Cosima. Dal dicembre del 1839 al settembre del 1847, Liszt fu il concertista più discusso, più ammirato e più retribuito al mondo.

Nel 1847 si innamorò della principessa Carolyne Iwanwska, moglie separata del principe russo Sayn-Wittgenstein, che lo convinse ad abbandonare la carriera concertistica. Nel 1842 gli fu conferita la laurea honoris causa dell'Università di Konigsberg e fu nominato direttore straordinario della cappella granducale di Weimar.

Negli ultimi anni di vita la vista divenne così debole che spesso aveva bisogno di aiuto anche per mangiare. Liszt sviluppò una grave blefarite (un gonfiore alle palpebre) che gli causava una lacrimazione continua dagli occhi. Arrivò anche la cataratta, ma non fu mai operato; morì poche settimane prima della data fissata per l'operazione.

La vecchiaia di Liszt fu abbastanza triste, come traspare anche dai titoli delle sue ultime composizioni: Nuvole Grige, Elegia, La lugubre gondola e Via Crucis. Nel giro di 3 anni, il figlio Daniel morì all'età di 20 anni di tubercolosi, e sua figlia Blandine all'età di 26 anni di sepsi secondaria a una mastite. La morte di due dei suoi tre figli e il dispiacere per la figlia sopravvissuta, Cosima, che si convertì, dal cattolicesimo al protestantesimo, solo per poter divorziare dal marito e sposare Richard Wagner, segnarono per sempre Liszt. Cominciò a bere fino a diventare alcolizzato: arrivò a consumare due bottiglie di vino e una di cognac al giorno.

La depressione fu trasposta interamente in musica in Trois Odes funèbres [Tre odi funebri]. Nel luglio 1881, cadde dalle scale della sua casa di Weimar. Il medico che lo visitò notò che, oltre ai lividi della caduta, c'era un evidentissimo edema bilaterale alle gambe. Considerato l'abuso di alcol è possibile che l'edema fosse conseguenza di una cirrosi epatica in corso.

Nel luglio 1886, mentre visitava Bayreuth, durante il Wagner Festival, Liszt sviluppò una tosse catarrale per la quale il medico locale, il dottor Landgraf, prescrisse morfina, proibendogli brandy e alcolici in genere. La tosse era un evidente sintomo della malattia cardio-respiratoria.

La sera seguente, le condizioni di Liszt peggiorarono, si alzò la febbre e cadde in uno stato di delirio. Lo visitò il dottor Fleischer dell'Università di Erlangen, che gli diagnosticò una polmonite. Tre giorni dopo, la mattina del 31 luglio, si svegliò improvvisamente, stringendosi il petto e ansimando per mancanza d'aria: quasi certamente ebbe un infarto miocardico o un edema polmonare, o entrambi.

Liszt sembrava morto e, infatti, Landgraf lo dichiarò morto; poi si rese conto dell'errore e gli somministrò le Gocce di Hoffman (3 parti di etanolo e 1 parte di etere dietilico). Al mattino dopo, il dottor Fleischer, probabilmente per compassione, gli consentì di bere vino e champagne. In tarda serata, subito dopo le 23 gli furono fatte due iniezioni nel petto, di una sostanza con un odore molto penetrante, come scrisse la pianista Lina Schmalhausen nel suo diario; si pensò si trattasse di olio di canfora, noto per causare convulsioni. In effetti la canfora, ottenuta dalla distillazione della corteccia e del legno del canforo, ha un forte odore aromatico. È menzionata nel Corano,[163] usata come aromatizzante per bevande e profumi[164] e in cibi tradizionali arabi come il tharīd, un brodo di carne con pezzi di pane e verdure. Nel XIX secolo si scioglieva lentamente la canfora con l'acido nitrico e si otteneva una soluzione gialla. Poiché all'inizio galleggiava sull'acido come un olio, la soluzione nitrica era stata erroneamente chiamata "olio di canfora". Viene assorbita velocemente attraverso la pelle producendo una sensazione di raffreddamento, simile a quella del mentolo, fungendo da leggero anestetico (tutti ricordiamo il Vicks VapoRub!). Alla fine del XVIII secolo l'olio di canfora era usato come antispasmodico, nella febbre maligna e in tutte "le malattie dei nervi e putridità … allevia ustioni e dolori delle vie urinarie, così rapidamente che potrebbe indurre il paziente a pensare ad una magia. Viene dato triturato con i tuorli d'uovo, zucchero e gomme, oppure in alcune bevande".[165]

Dopo le due iniezioni nel petto gli effetti furono immediati: Liszt ebbe una convulsione e morì.

L'uso di canfora come stimolante cardiaco è riportato in un articolo del 1928.[166] Si trattava per lo più di uso topico o al massimo sottocutaneo. Per quanto riguarda l'iniezione endovena della canfora, in un articolo di The Lancet del 1923 è riportato che "solo di recente è stato dimostrato che l'olio di canfora può essere impunemente iniettato direttamente nella circolazione, e che la reazione è immediata". L'articolo fa riferimento ad un certo dottor Erich Schilling, di Kuchwald in Sassonia, che aveva usato l'iniezione in 45 casi di coma da intossicazione da gas con eccellenti risultati.[167] L'articolo definisce l'uso di canfora per via iniettiva come "recente", ma siamo trenta anni dopo la morte di Liszt.

In una pubblicazione del 1838 si parla di una iniezione di olio di canfora.[168]

Otto Heubner[169] aveva fatto esperimenti farmacologici con la canfora sul cuore di rana nel 1870, riportando una diminuzione della frequenza cardiaca e un aumento della forza delle contrazioni.[170] Si trattava comunque di iniezioni in circolo e non nel petto, presumibilmente intramuscolo, e non intracardiache. In ogni caso, Liszt era morto quattro anni prima di questi esperimenti. Dovunque siano state fatte, Franz Liszt morì dopo due iniezioni di olio di canfora.

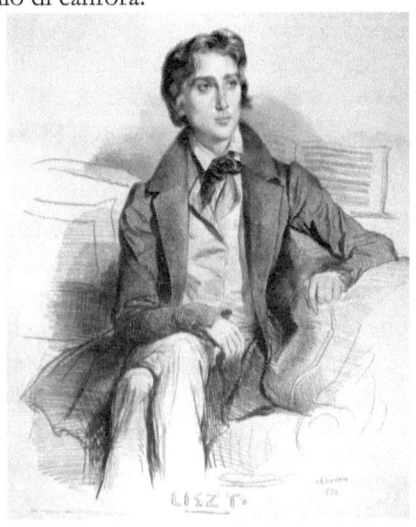

38- Franz Liszt, sex symbol, in un disegno del 1832

Liszt è stata la prima delle rockstar, con folle di spettatori in delirio durante le esibizioni dal vivo, ovviamente nei teatri e nei salotti borghesi, e soltanto con l'aiuto di un pianoforte, senza effetti speciali, luci laser e subwoofer.

Tenne concerti in tutta Europa, dalla Polonia all'Italia, dalla Francia alla Germania. E proprio in Germania, nel 1841, si scatenò la febbre da Liszt o Lisztomania, un fenomeno estremamente nuovo nella storia della musica fino a quel momento. La Lisztomania era una forma di isteria ed eccitazione da parte delle rispettabili signore tedesche nei confronti del pianista ungherese, un vero e proprio fanclub. A Natale del 1841, si esibì alla Sing-

Akademie di Berlino, di fronte a una folla delirante. Lo scrittore Heinrich Heine, che coniò il termine Lisztomania, raccontò che il pubblico femminile era in estasi mistica, e lo stesso accadde nel 1842, durante il tour di concerti a Parigi. Tra il 1839 e il 1847 fu impegnato in una tournée europea con centinaia di concerti. In alcune città Liszt raggiungeva anche i tremila spettatori.

Come la Beatlemania per i Beatles che, negli anni Sessanta, fecero letteralmente impazzire il loro pubblico, così fece Liszt nell'Ottocento. Franz Liszt era un sex symbol, sapeva di esserlo, e sapeva gestire il palcoscenico. Fino ad allora, i musicisti consideravano indisciplinato e un pubblico che avesse osato applaudire troppo a lungo e irrispettoso se lo avesse fatto addirittura durante l'esecuzione. Al contrario, Liszt non solo ne era divertito ma ricercava volutamente l'ovazione del pubblico. Ogni gesto era studiato e agli spettatori presentava solamente musiche di sicura presa. Entrava in scena pieno di decorazioni, con i capelli che gli arrivavano alle spalle. Osservava il pubblico, lasciava cadere i guanti e poi si sedeva al pianoforte e, alla prima nota si scatenava il delirio.

A volte, deliberatamente, si interrompeva dopo le prime note, raccoglieva gli applausi e poi cominciava il vero concerto. Il rock non ha inventato niente di nuovo!

Le ammiratrici raccoglievano ciocche dei suoi capelli come ricordo. Le signore della buona società pagavano un biglietto speciale per stare sedute attorno al pianoforte durante i suoi concerti. Pare che una nobildonna raccolse un mozzicone del sigaro di Liszt e lo incastonò in un ciondolo che poi portò nel décolleté fino alla morte. Alla fine del concerto si precipitavano sul palco per accaparrarsi un brandello di fazzoletto, di sciarpa o i guanti. Altre donne si portavano al concerto delle fiale di vetro per raccogliere qualche goccia di acqua o di caffè dal bicchiere o dalla tazza da cui aveva bevuto Liszt. Anche lo scrittore di favole Hans Christian Andersen ne fu affascinato e scrisse: "Quando Liszt è entrato nel salone, è stato come se vi fosse passato uno shock elettrico"

Eva Hanska, la moglie di Balzac, dopo una serata passata con Liszt, ospite a casa Balzac, scrisse nel suo diario "I suoi occhi sono vitrei, ma si illuminano sotto l'effetto del suo spirito e scintilla come le sfaccettature di un diamante tagliato, fa sognare il paradiso". Come fece notare Walker, la Lisztomania rendeva i concerti "più simili a sedute spiritiche che non a eventi musicali seri", un vero e proprio isterismo collettivo.

Franz Liszt diventò un problema sociale. Nel contesto sociopolitico del tempo, i concerti di Liszt diventavano un momento di liberazione e di evasione dal clima di rigido conservatorismo della metà dell'Ottocento; un po' come una Woodstock ante litteram. Heinrich Heine definì il problema come "una vera follia patologica". Anche la medicina si interessò all'isteria collettiva delle sale da concerto definendola come un attacco epilettico di massa. Se la Liszromania era una patologia, allora si potevano trovare farmaci per prevenire il fenomeno.

La società era scossa per quello che stava succedendo alle donne. In un articolo che commentava la partenza di Liszt dalla città, veniva sottolineato con sollievo che "Le donne si potranno ancora occupare dei bambini, della cucina e del marito". Non era solo un problema di gestione dell'economia famigliare, ma un vero e proprio problema sociopolitico. Infatti, un articolo sul giornale Neuigkeits-Bote, metteva in guardia le persone dal "contagio" da Lisztomania, come se si trattasse di una epidemia.

L'accostamento con la malattia fu avvalorato da due articoli sui giornali Gesellschafter e Neuigkeiten-Bote. Il Gesellschafter parlò di una Berlino che aveva "perso ogni metro di giudizio. Ignoranza, fanatismo ed esaltazione sono dilaganti tra noi come una malaria, e chiunque viene coinvolto nel vortice non sopravvive alla malattia".[171]

Il riferimento alla malattia è ancora più incisivo nel Neuigkeits-Bote del 1 marzo 1842, un vero e proprio attacco a Liszt con una serie di articoli firmati con lo pseudonimo Beta. Secondo questi articoli, il virtuosismo di Liszt era il trionfo della forma sull'ideale, privo di sostanza, sensualmente eccitante, patologicamente entusiasmante e un segno deprimente di stupidità, che faceva presa sull'insensibilità e sul vuoto estetico del pubblico. Liszr rappresentava un pericolo pubblico, un sobillatore, un perturbatore della stabilità sociale e politica. Liszt ne era certamente cosciente quando nel 1830 compose la *Sinfonia Rivoluzionaria*. Quell'anno era stato ricco di fermenti rivoluzionari: Carlo X era fuggito in Inghilterra ed era stato proclamato re il duca d'Orléans, Luigi Filippo. Liszt scrisse la *Sinfonia rivoluzionaria*, dedicata a La Fayette, per partecipare emotivamente ai moti libertari. La Sinfonia non fu mai finita, ma dimostra l'impegno civile di Liszt e l'attenzione ai cambiamenti sociali. Come fece notare Harold Schonberg, la rivoluzione industriale modificò lo stile di vita delle masse lavoratrici del primo XIX secolo; le classi medio-basse cominciarono ad interessarsi alle arti, che in precedenza erano state godute solo dal clero e dall'aristocrazia.[172] Mentre gli aristocratici ancora tenevano eventi musicali privati, erano cresciuti i concerti pubblici, destinati a quella classe media in fiorente crescita e che ora poteva permettersi di partecipare. Era iniziata una mercificazione dell'arte e Liszt, come Berlioz, seppe cogliere l'opportunità, offrendo al pubblico la rivoluzione ipnotica che si attendeva. Disse: "nuovi vini richiedono nuove bottiglie". [173]

Da un punto di vista medico, è stata avanzata l'ipotesi che i tempi veloci di Liszt possano avere avuto un effetto ipnotico sul pubblico. Se si guarda lo spartito il vortice ipnotico è anche visivo. [figura 39]

I Dodici studi d'esecuzione trascendentale hanno la capacità di gettare l'ascoltatore in un vortice emotivo paralizzante, sospeso fra angoscia, malinconia e energia distruttiva, fino al raggiungimento della trascendenza.

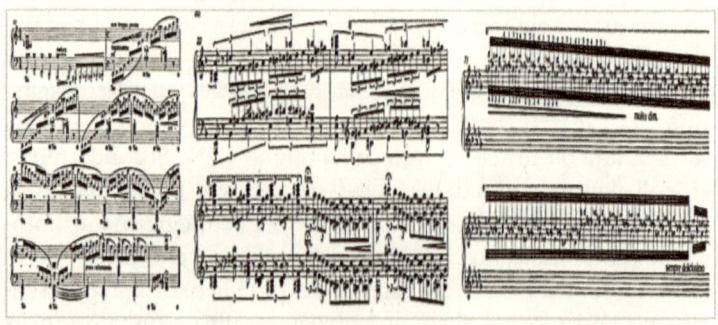

39- Tre stralci dai 12 studi di esecuzione trascendentale di Liszt

Nel mese di settembre 1847, Liszt diede il suo ultimo recital pubblico come artista pagato e annunciò il suo ritiro dal palcoscenico. In una lettera a sua figlia Cosima, Franz Liszt aveva scritto: 'Nella vita si deve decidere se coniugare il verbo "avere" o il verbo "essere".

Liszt riuscì ad avere molto dalla sua scelta di "essere".

Bedřich Smetana

L'autopsia di Smetana mostrò un ispessimento delle meningi dovuto ad una infiammazione cronica; i ventricoli laterali erano dilatati e parte della corteccia cerebrale erano atrofizzati, così come i nervi acustici. Il quadro autoptico era perfettamente compatibile con la sua sordità.

Il corpo venne riesumato circa cento anni più tardi, e quasi tutti furono concordi con la diagnosi di neurosifilide. Nel cervello vennero trovate alte concentrazioni di mercurio, il farmaco usato per il trattamento della sifilide.

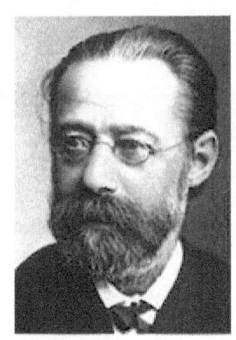

40- B. Smetana

Già quando compose *Vltava* (la Moldava), nel 1874, Bedřich Smetana era completamente sordo. Venne composta fra il 20 novembre e l'8 dicembre 1874 ed eseguita per la prima volta il 4 aprile 1875. Ha una durata di circa dodici minuti, ed è scritta in Mi minore. [figura 41]

Nella Moldava, Smetana celebra la bellezza del fiume Vltava, che nasce nei boschi della Selva Boema e dopo aver attraversato la campagna, giunge a Praga per poi sfociare nell'Elba e quindi nel

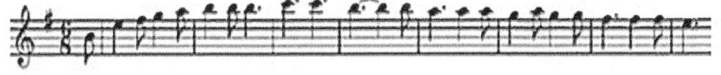

41 - Tema de La Moldava

Mare del Nord.

Non tutti sanno che il tema principale è un adattamento di una canzone italiana del rinascimento *Fuggi, fuggi, fuggi da questo cielo* di Giuseppe Cenci, detto Giuseppino. [figura 42]

Il motivo è anche alla base dell'Inno nazionale d'Israele, *Hatikvah*. Il tema appare anche nell'antica canzone ceca *Kočka leze dírou* ("Il gatto passa attraverso il foro") che Hans Eisler usò per la sua *Canzone della Moldava*.

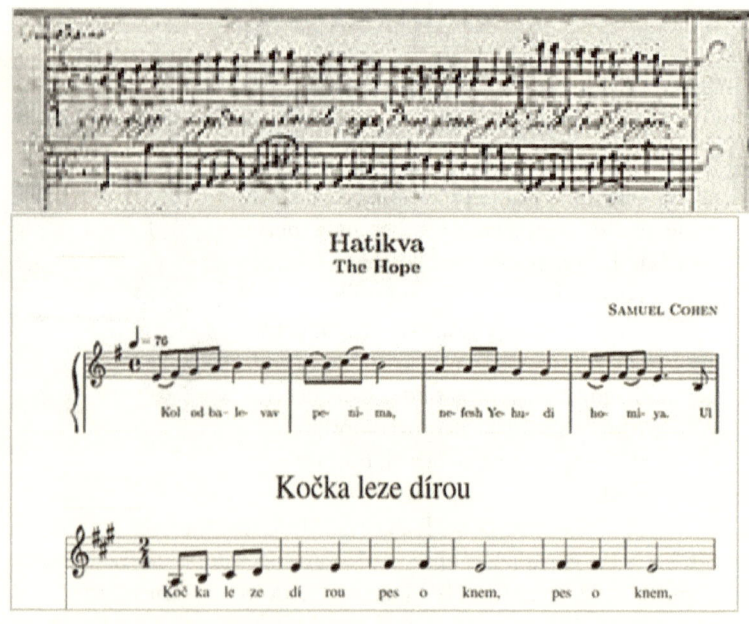

42- "*Fuggi, fuggi, fuggi da questo cielo*" *di Giuseppe Cenci. In basso Hatikvah, Inno nazionale d'Israele e Kočka leze dírou, canzone ceca*

Bedřich Smetana nacque nel 1824 a Praga e studiò pianoforte e violino da autodidatta sin da piccolo. Nel 1856 si trasferì in Svezia, a Göteborg, dove diresse la Società Filarmonica e iniziò a dedicarsi alla composizione, facendo molte tournée in Europa, con notevole successo. Tornò a Praga nel 1861 e, cinque anni dopo, divenne direttore d'orchestra nel Teatro Nazionale di Praga. La sordità lo costrinse a dimettersi da direttore e a trasferirsi nel villaggio di Jabkenice nel 1874.

Si ammalò in estate, un'infezione alla gola seguita da un'eruzione cutanea e un disturbo alle orecchie. A metà agosto non riusciva più a lavorare. Secondo la stampa dell'epoca Smetana si era ammalato per "lo sforzo nervoso". A settembre era diventato totalmente sordo all'orecchio destro e, in ottobre, anche al sinistro.

Dopo le dimissioni, il teatro gli offrì una pensione annuale per il diritto di esecuzione delle sue opere. Smetana accettò a malincuore il denaro, ma questo gli permise di curarsi all'estero.

Nel gennaio 1875 scrisse nel suo diario: "Se la mia malattia è incurabile, allora preferirei essere liberato da questa vita". Continuò a comporre anche nella sordità: il ciclo di sei sinfonie *Má vlast* (La mia patria), il *Quartetto per archi in Mi minore*, una serie di danze ceche per pianoforte, diversi brani corali e tre opere.[174]

Tra la fine del 1882 e l'inizio del 1883 soffrì di depressione, insonnia e allucinazioni, insieme a vertigini, crampi, diversi episodi di mancanza di memoria e di afasia, allucinazioni visive e uditive, incapacità di riconoscere familiari e conoscenti, e una temporanea perdita della parola. Nel 1883 iniziò a scrivere una nuova suite sinfonica, *il Carnevale di Praga*, ma non riuscì ad andare oltre l'Introduzione.

Divenne progressivamente violento e paranoico. Iniziò una nuova opera, Viola, basata sul personaggio de *La dodicesima notte* di Shakespeare, ma riuscì a scrivere solo frammenti mentre il suo stato mentale peggiorava gradualmente. Verso la metà di febbraio del 1884 iniziò a mostrare chiari segni di squilibrio. Il 23 aprile la sua famiglia fu costretta a rinchiuderlo nel manicomio Kateeinky di Praga, dove morì, il 12 maggio 1884; secondo la cartella clinica dell'ospedale si trattò di demenza senile. I familiari invece erano convinti che i disturbi mentali fossero la conseguenza della sifilide, la stessa conclusione dell'autopsia eseguita dal neurologo tedesco Ernst Levin cento anni dopo, nel 1972. Tutti concordi tranne il medico ceco Jià Ramba, secondo cui i sintomi di Smetana sono incompatibili con la sifilide.[175]

Qualunque sia la causa, l'inizio della sordità, e suo segno premonitore, fu il tinnito.

Il tinnito di Smetana fu volutamente trascritto nel *Quartetto per Archi n.1 in Mi minore*: un Mi acuto dei violini tenuto per sette battute. [figura 43]

In una lettera a Josef Srb-Debrnov datata 12 aprile 1878, Smetana scrisse "quel fatidico ronzio di toni acuti nel mio orecchio che nel 1874 annunciava l'inizio della mia sordità".

In un'altra lettera scrisse che nel luglio 1874 "in una delle mie orecchie le note nelle ottave superiori erano diverse rispetto all'altra e avevo una sensazione di formicolio nelle orecchie e sentivo un rumore come se fossi in piedi davanti a una potente cascata".

In un'altra occasione parlò di "note da un flauto invisibile nelle mie orecchie", a cui si aggiunse "più tardi un terribile ruggito e il pianoforte che stavo suonando mi sembrava stonato, in particolare nel mezzo". [176]

In una lettera a Franz Liszt del 23 maggio 1880, Smetana descrive proprio il Mi acuto del Quartetto: "volevo descrivere l'inizio della mia sordità e ho cercato di rappresentarlo nel finale del quartetto con il mi acuto del primo violino".

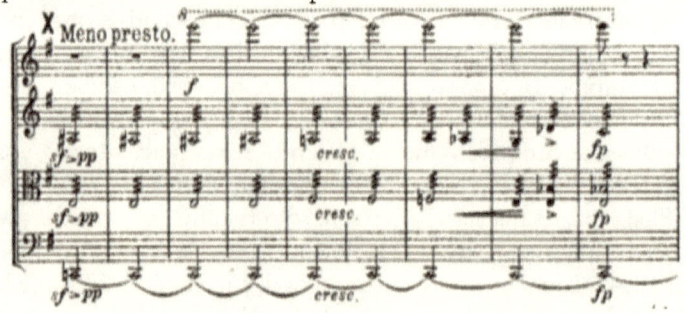

43- Quartetto per Archi n.1 in Mi minore, con tinnito (freccia)

Anche se la relazione tra la sifilide e la sordità era nota nella letteratura medica fin dal 1868, il suo medico di Praga, Zzoufal diagnosticò a Smetana un "catarro tubolare"; consultò l'otorino viennese Adam Politzer, che diagnosticò un "labirinto" senza alcuna menzione di sifilide. Smetana non ha mai fatto alcuna allusione alla sifilide nei suoi vari resoconti della malattia, forse per vergogna.

Il tinnito può derivare anche da un trauma o da un'esposizione continua a stress sonori molto forti. In un'occasione, scrisse che il padre, come forma di punizione, gli aveva "percosso le orecchie duramente". All'età di undici anni, una bottiglia di vetro contenente polvere da sparo gli esplose in faccia, e gli aveva provocato infezioni e una osteomielite all'osso temporale destro e alla mandibola; il suo volto rimase visibilmente asimmetrico.

Fin dalla prima infanzia, Smetana suonò il violino, a volte "fino a tarda notte", e sul violino la corda mi è molto vicino all'orecchio sinistro. Sappiamo che si esercitò moltissimo e incessantemente sul Concerto per violino in Mi minore op.64 di Felix Mendelssohn.

C'è anche un'evidenza su una presunta demenza ereditaria nella famiglia di Smetana: la figlia Bozena (Beatrice) avuta dal secondo matrimonio, morì nel 1941 all'età di 78 anni nell'ospedale psichiatrico Am Steinhof di Vienna. La malattia di Beatrice, che assomigliava parecchio a quella del padre, fu definita come atrofia cerebrale senile con sclerosi dei vasi cerebrali. Questa argomentazione è stata usata come elemento contro la tesi della sifilide.[177]

La lista "musicale" della sifilide è lunga, Beethoven, Schubert, Paganini, Schumann, Rossini e, dopo Smetana, Wolf, Scriabin, Schomberg e molti, molti altri, fino all'arrivo della penicillina G.

Il termine sifilide fu coniato dal medico di Verona Gerolamo Fracastoro, nella prima metà del 1500 nella sua opera *Syphilis sive de morbo gallico*, ispirandosi al mitico pastorello Sìfilo che, dopo avere offeso Apollo, venne condannato dal Dio a una terribile malattia che ne deturpava per sempre la bellezza.

L'origine epidemiologica della sifilide è tuttora sconosciuta. A lungo la storiografia europea ha sostenuto che la malattia si sia diffusa dalle Americhe all'Europa portata dai marinai di Cristoforo Colombo, che lasciarono in cambio agli indigeni americani il vaiolo, e non solo. La prima epidemia di sifilide conosciuta scoppiò a Napoli nel 1495, a seguito della discesa del re francese Carlo VIII. Il viaggio di ritorno dell'esercito francese verso nord diffuse la malattia in tutta Italia, per poi espanderla in tutta Europa, giungendo fino in Oriente. La malattia venne conosciuta con il nome di "mal francese". A dire il vero, i francesi chiamavano la sifilide "il mal Napolitano" e i napoletani "il mal Francese", mentre per gli inglesi era "il mal Spagnolo". Nessuno la voleva ma la presero tutti.

La sifilide è un'infezione cronica causata dal Treponema pallidum, un batterio dell'ordine delle spirochete, ed è caratterizzata da manifestazioni cliniche a carico della cute e delle mucose e, occasionalmente, può interessare anche altri organi. La trasmissione avviene per contagio diretto, per via sessuale o transplacentare. Dopo un'incubazione di circa 3 settimane, si manifesta con un'ulcera (il sifiloma primario) nella sede di contatto, e una infiammazione dei linfonodi (linfoadenite o sifilide primaria). Due mesi dopo il contagio, se non trattata, in un malato su quattro, si manifestano lesioni alle mucose orali e genitali (sifiloderma, roseola, condilomi), che caratterizzano la cosiddetta sifilide secondaria.

Le manifestazioni della secondaria regrediscono in un paio di mesi, ma se non vengono trattate, possono recidivare entro due anni, con lesioni anche più grandi. Poi c'è lo stadio terziario, che può insorgere anche dopo un lungo periodo di latenza dal secondario.

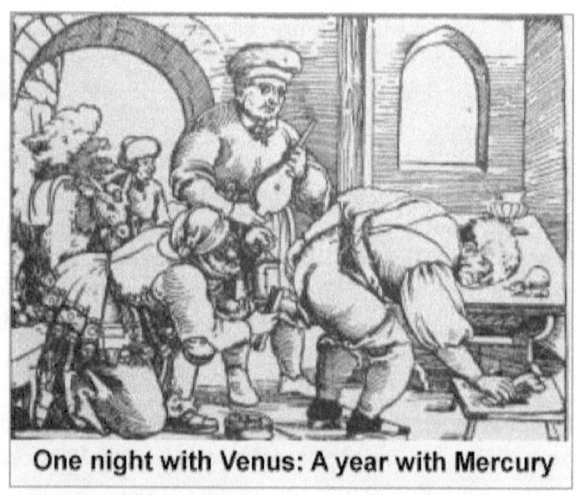

One night with Venus: A year with Mercury

44- Una notte con Venere: un anno con Mercurio

Nel periodo terziario le manifestazioni di maggior rilievo sono a carico del sistema nervoso centrale, con degenerazioni irreparabili della corteccia cerebrale e del midollo spinale. Le misure terapeutiche si limitavano all'uso di unguenti a base di mercurio, già usato ampiamente per le malattie della pelle anche se notoriamente gravato da importanti effetti collaterali. Non a caso, in riferimento alla sifilide era in voga il detto "Una notte con Venere e tutta la vita con Mercurio". [figura 44]

Smetana accusò i primi sintomi a 38 anni: era in treno e nel rumore del convoglio sulle rotaie lui riusciva a sentire un duetto di due voci maschili accompagnati dal suono di un organo. Creatività artistica da genio musicale o allucinazioni uditive? Qualche tempo dopo iniziò il tinnito e i disturbi dell'udito. Nel maggio del 1874 ebbe un'angina. Nel corso dell'estate il tinnito aumentò e, a settembre, era praticamente sordo.

Fu visitato dai migliori esperti cechi e tedeschi e gli fu diagnosticata una paralisi dei nervi uditivi con compromissione cerebrale e neurite. Fu trattato con "elettrizzazione e perforazione del timpano". Un medico di Praga gli prescrisse anche un unguento al mercurio.

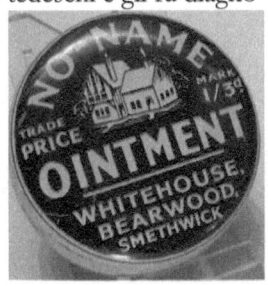

Già da un paio d'anni era nota la relazione tra la sifilide e la sordità e quindi il medico deve aver preso in considerazione anche la sifilide come diagnosi. Il farmaco al mercurio si chiamava Schmierkur.

45- *Un unguento al mercurio dal nome discreto "No Name" che riflette la vergogna associata alla malattia.*

Bisognava usarlo di nascosto per la vergogna, e così circolavano anche confezioni anonime "Non name ointment", unguento senza nome. [figura 45]

Un altro trattamento per la sifilide del tempo era il guaiaco, o Guaiacum officinale L., chiamato anche Lignum vitae o Holy wood (legno santo). Smetana si preparava da sé un estratto alcolico di guaiaco che poi usava come collutorio.

Il mercurio è rimasto il trattamento standard nel ventesimo secolo fino all'arrivo del Salvarsan, la prima cura "specifica". Era molto tossico, ma era il meglio che c'era. Oggi il trattamento con antibiotici è economico e semplice. Al tempo non era così. Siamo fortunati ad essere nati dopo la penicillina.

Se Smetana non fosse stato curato col mercurio i violini non avrebbero suonato il Mi acuto nel Quartetto per Archi n.1 in Mi minore, e chissà cos'altro.

Anton Bruckner

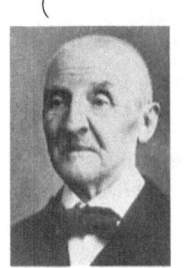

A. Bruckner

Anton Bruckner ha sicuramente sofferto di diverse nevrosi, tra cui il disturbo ossessivo-compulsivo. Si tratta di pensieri ricorrenti, persistenti, non voluti, immagini, ossessioni che generano ansietà e inducono a comportamenti e azioni mentali ripetitivi (compulsioni) messe in atto per diminuire l'ansia.

Bruckner soffriva di numeromania, ossia la compulsione a contare continuamente ogni cosa. Nei suoi diari teneva una lista delle ragazze, aveva una mania di contare i mattoni e le finestre degli edifici e il numero di battute nelle sue partiture orchestrali gigantesche, accertandosi che le loro proporzioni fossero corrette.

Il disturbo ossessivo-compulsivo oggi si cura con la psicoterapia e con i farmaci (clomipramina e inibitori della ricaptazione della serotonina). Al tempo di Bruckner non si curava; al massimo si usava bromuro di potassio per calmare il soggetto, oppure la paraldeide e il cloralio per farlo dormire.

Bruckner era insicuro e con una scarsa autostima di se stesso, e per questo fece molte revisioni delle sue sinfonie. Non è tutto: la più bizzarra delle nevrosi di Bruckner era il suo estremo interesse per i cadaveri. Era un assiduo frequentatore dei funerali, anche quelli di sconosciuti. Figurarsi se poteva perdersi la riesumazione del corpo di Beethoven nel 1888.

Bruckner afferrò il teschio di Beethoven, stringendolo affettuosamente; dovette essere allontanato, per poter richiudere la bara. Nella concitazione perse una lente del suo pince-nez, gli occhiali da lettura senza stanghette con una clip per il naso che si usavano allora. Lo cercò attentamente, ma non riuscì a trovalo. A Bruckner piaceva pensare che la lente fosse caduta nella bara, tra i resti di Ludwig van Beethoven. Qualche mese dopo la riesumazione di Beethoven ci fu quella di Franz Schubert.[a] Erano passati sessanta anni dalla morte del compositore viennese e la bara fu

---

[a] Franz Peter Schubert (Vienna, 31 gennaio 1797 – Vienna, 19 novembre 1828)

riaperta alla presenza di vari notabili viennesi, e ovviamente non poté mancare Bruckner. Anche questa volta non resistette alla tentazione di toccare il teschio. Si può dire che Bruckner sia stata l'ultima persona ad avere avuto un contatto fisico con Schubert e Beethoven.

Per lui la morte era una vera ossessione: quando sua madre morì, commissionò una sua foto sul letto di morte e la tenne nella stanza dove suonava e insegnava. Bruckner aveva chiesto il permesso di vedere il cranio di un cugino morto e anche quello dell'imperatore Massimiliano, quando il corpo fu restituito a Vienna dopo la sua esecuzione in Messico nel 1867.[a] Data l'ossessione di Bruckner per la morte, non sorprende affatto che abbia dato istruzioni molto specifiche anche per il trattamento del proprio cadavere. L'11 ottobre 1896, Anton Bruckner morì all'età di 72 anni. Assecondando la sua volontà, il corpo fu imbalsamato ed esposto nella chiesa di San Carlo a Vienna, e cinque giorni dopo fu trasferito al monastero di San Floriano a Linz.

Non c'è dubbio che Anton Bruckner fosse una persona malata, ma le ossessioni e le paure del compositore hanno prodotto una musica sorprendente.

Vienna non era la città natale di Bruckner. Era nato nel villaggio di Ansfelden, si era formato a St Florian, dove rimase fino alla mezza età. Fu avviato, secondo le tradizioni di famiglia, alla carriera di maestro elementare, una mansione che all'epoca comprendeva anche occupazioni agricole e domestiche. Viveva solo per Dio e per la musica. Franz Liszt lo definì *Minnesanger von Got*, il Giullare di Dio. Trascorse la sua gioventù in uno studio alienante e solitario dei grandi classici, da Bach a Mozart, Haydn e Mendelssohn, per prepararsi alla competizione viennese. Solo all'età di quarant'anni si sentì abbastanza sicuro e pronto per un primo pro-

---

[a] Ferdinando Massimiliano d'Asburgo-Lorena (Vienna, 1832 – Santiago de Querétaro, 1867), proclamato imperatore come Massimiliano I del Messico con l'appoggio di Napoleone III e di gruppi conservatori messicani, ma il suo governo non fu riconosciuto dagli altri Stati. Nel 1867 venne fucilato dagli oppositori repubblicani. Manet per l'occasione dipinse "L'esecuzione dell'imperatore Massimiliano."

getto sinfonico. I critici lo definirono "ubriacone" o "boa stritolatore" della sinfonia. Fu bersagliato da caricature che lo raffiguravano vecchio ad adescare giovani ragazze.

Nella prima metà dell'Ottocento, la regione dell'Austria settentrionale, dove visse Bruckner, era una delle più retrograde d'Europa, legata alla coltivazione della terra e ad una solida e radicata fede cattolica. Per più di cinque secoli gli antenati di Bruckner erano rimasti nella più completa ignoranza del mondo circostante, prima come servi, poi come agricoltori e locandieri, ed infine, come maestri della scuola del villaggio. Ansfelden, il villaggio di Anton, gravitava attorno al complesso monastico cattolico di Sankt Florian, in una sorta di post-feudalesimo di stampo medievale. Per questo, Bruckner non fu mai pronto per l'ambiente musicale ipocrita e altamente competitivo della Vienna imperiale. Johanes Brahms lo definì una "zucca di campagna". La reazione alla sua Sinfonia n. 6, parzialmente completata nel 1881, fu aspra e severa.

Il critico musicale Eduard Hanslick la definì un'opera "piena di banalità, a malapena comprensibili". Ignaz Assmayr, allievo di Johan Michael Haydn, fratello minore del più famoso Franz Joseph, quando esaminò il Salmo 114 che Bruckner gli aveva dedicato, lo invitò caldamente ad abbandonare la composizione musicale.

L'arte di Bruckner iniziò a fare breccia con l'Ouverture in Sol minore e il Quartetto per archi in Do minore e soprattutto grazie all'aiuto di Otto Kitzler, direttore d'orchestra al Teatro di Linz.

La svolta fu la Messa in Re minore del 1864, un discreto successo. L'anno successivo, in giugno, incontrò Wagner a Monaco, alla prima del Tristano, Liszt in agosto a Budapest e a dicembre Berlioz a Vienna. Nel 1867 ebbe un tracollo nervoso, con una forte depressione e uno stato di ipereccitabilità, che allora si chiamava eretismo. Esistono diverse forme di eretismo, come quella cardiovascolare e quella mercuriale. La forma mercuriale è caratterizzata da una forte introversione e isolamento sociale. L'eretismo mercuriale era comune tra i cappellai, poiché usavano il mercurio per la feltratura: *Mad as a hatter*, [matto come un cappellaio] era ed è un'espressione comune al tempo, e la ritroviamo anche in Alice nel Paese delle Meraviglie.[a]

Ingenuamente, Bruckner dedicò la Seconda Sinfonia a Liszt e la Terza a Wagner, inimicandosi così tutti i musicisti viennesi, tranne Mahler e Wolf, fino al 1881, quando Vienna riscoprì la Quarta Sinfonia e poi la Settima nel 1884.

Bruckner è stato il compositore di alcune delle sinfonie più grandi e ambiziose del XIX secolo, autore di suoni di una bruttezza orchestrale volutamente raccapricciante, la perfetta trascrizione musicale del suo disturbo esistenziale.

La *Sinfonia "Romantica" No. 4 in Mi bemolle WAB 104*, è elegiaca e avventurosa (forse perché il tema principale è quello di Star Wars di John Williams) nel primo movimento, è enigmatica, mesta e wagneriana nel secondo e infantile nel terzo. L'inizio del quarto movimento contiene un passaggio orchestrale dissonante e agghiacciante alle battute 37-43, preparato dal lamento ripetitivo e ossessivo dei corni nelle battute precedenti, rafforzati da clarinetti, oboe e flauto ed esasperati dagli archi. Il "Finale moderato e solenne" non ha un lieto fine come vorrebbe la tradizione classica.

La *Sinfonia n. 7 in Mi maggiore*, la più nota, fu composta, in particolare l'Adagio, sotto la suggestione della morte di Wagner. La settima sinfonia e i tre movimenti della nona sinfonia incompiuta recano tutte il marchio delle manie ossessive di Bruckner.

Tutta la musica di Bruckner è un tributo alla fede, ma la *Sinfonia n.9 in Re minore* è più oscura, più dubbiosa, più apocalittica, e orribilmente aggressiva. L'accumulo orchestrale fortemente rumoroso e dissonante di un accordo verso la fine del terzo movimento è la visione di un abisso disperato che la musica silenziosa che viene dopo non può colmare. Non è dodecafonia, quell'accordo è la conclusione esasperata di un brano musicale strutturato secondo le leggi musicali classiche che il compositore venerava.

Dopo la *Sinfonia n.8* si ammalò di idropisia e fu costretto a dimettersi dalla cappella di corte, dal conservatorio e dall'università.

---

[a] Le avventure di Alice nel Paese delle Meraviglie (Alice's Adventures in Wonderland), romanzo del 1865 scritto dal matematico e scrittore inglese Charles Lutwidge Dodgson con lo pseudonimo di Lewis Carroll.

L'idropisia è la raccolta di liquido nel peritoneo, nelle pleure, nel pericardio e nel tessuto sottocutaneo: è un edema esteso e generalizzato che oggi è denominato anasarca. Secondo il Vangelo di Luca, Gesù guarì "un uomo malato di idropisia" in un giorno di sabato e Dante ne parla nella Divina Commedia al XXX canto dell'inferno "La grave idropesìa, che sì dispaia le membra con l'omor che mal converte".

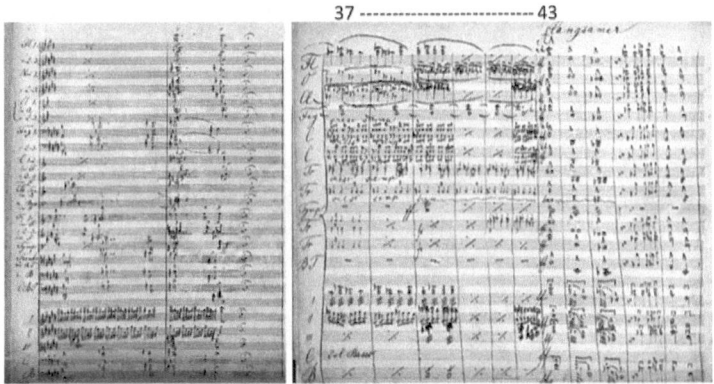

42 - Passaggio orchestrale dissonante alle battute 37-42 del quarto movimento della Quarta sinfonia.

Oggi si usano farmaci diuretici e altri accorgimenti come bendaggi compressivi e dieta iposodica. All'epoca di Bruckner si usava qualunque cosa potesse "tirar fuori liquidi" dall'organismo: i diuretici, i diaforetici, i purganti, le sanguisughe e i salassi. [178]

Come diuretici si usavano caffeina e il suo derivato acido (nota come Diuretina Knoll), e quella litiosalicilica (venduta come Uroferina), e poi lattosio, glucosio, urea e il cloruro mercuroso (calomenlano).[179]

Riuscì a malapena a concludere alcune opere corali, assalito dal presagio funesto di non riuscire a concludere la sua ultima opera, la Nona Sinfonia. Curiosamente la Nona fu l'ultima fatale opera anche per Beethoven e Schubert. Mentre scriveva il Finale, Bruckner si spense nella Villa Imperiale del Belvedere, l'11 ottobre del 1886.

L'enigma psicologico della musica di Buckner è un equilibrio instabile tra la sua mente fredda e calcolatrice, razionale, le sue compulsioni, il suo mondo fatto di sentimenti ed emozioni, la semplicità del mondo rurale e la fede religiosa.[180]

Pyotr Chajkovskij

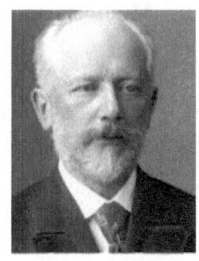

43- P.I. Ciajkovskij

Alla fine del diciannovesimo secolo la Russia era un luogo piuttosto triste e l'alcol divenne rapidamente un compagno fedele per tutti, anche per Pyotr Ilyich Chajkovskij. Nonostante il successo popolare, la sua vita fu costellata di eventi che lo condussero all depressione e ad una visione fatalista dell'esistenza.

Chajkovskij nacque nel maggio del 1840 a Kamsko-Votkinsk, in Udmurtia, una regione nel settore centro occidentale della Russia, ad ovest degli Urali, una pianura attraversata dal fiume Kama, mille chilometri a est di Mosca. Chajkovskij geograficamente è nato in Asia e ciò è alquanto paradossale per uno che passerà alla storia con il soprannome di "russo europeo". Il padre era un ingegnere minerario ucraino e la madre Aleksandra Andreevna d'Assier, una russa di San Pietroburgo di nobili origini francesi.

Era il terzo di sette figli, due femmine e cinque maschi. Iniziò a prendere lezioni di pianoforte a cinque anni da Marja Markovna Palčikova, una serva liberata. Dimostrò subito un'altissima sensibilità musicale ed emotività che lo accompagnò per tutta la vita. Restò profondamente turbato dalla morte di un suo amico d'infanzia a cui aveva involontariamente trasmesso la scarlattina e di cui si sentì sempre colpevole. A sedici anni ascoltò per la prima volta il Don Giovanni di Mozart e ne rimase folgorato, tanto da scrivere "A Mozart sono debitore della mia vita dedicata alla musica". E sul Requiem del salisburghese disse che è "Uno dei lavori d'arte più divini, al punto che non si può non avere pietà di coloro che non sono in grado di comprenderlo ed apprezzarlo".

Se Mozart fu il suo compositore prediletto, Bach e Beethoven non lo erano affatto, anzi, a Chajkovskij non piacevano proprio. Si ispirò invece agli operisti italiani, in particolare a Rossini, Verdi e Bellini, alla scuola francese di Bizet e Massenet, e ai romantici tedeschi, fra cui Schumann. Considerava invece decisamente mediocre Johanes Brahms.

Chajkovskij aveva studiato Giurisprudenza e, prima di dedicarsi professionalmente alla composizione musicale, per diversi anni fece l'avvocato o, meglio, fece l'impiegato al Ministero della Giustizia di San Pietroburgo.

Un evento che lo segnò irreversibilmente fu la morte della madre, nel giugno del 1854, a seguito di un'epidemia di colera. "La sua morte ha avuto un'influenza enorme su ciò che poi è stato di me e della mia intera famiglia. - scrisse - Ogni momento di quel giorno spaventoso è vivido in me come fosse ieri".

I suoi periodi depressivi si verificavano spesso durante l'inverno e furono aggravati da altre circostanze spiacevoli e dalla morte di alcuni suoi intimi amici.

Il 12 novembre 1881, a New, York, si tenne la prima del concerto per pianoforte N.2 in Sol maggiore. La prima esecuzione in Russia ebbe invece luogo a Mosca l'anno seguente, nel maggio del 1882, diretta da Anton Rubinštejn[a] con Sergej Taneev,[b] allievo di Chajkovskij, al pianoforte. La critica musicale non fu proprio positiva, e Chajkovskij ne rimase profondamente turbato, al punto che non compose praticamente più nulla per mesi. Evidentemente c'erano elementi reattivi nella depressione fondamentalmente endogena di Chajkovskij. La depressione reattiva è una risposta emotiva sproporzionata ad un evento vissuto.

Più tardi nel corso della sua vita, i periodi di depressione acuta si fusero in uno stato di depressione cronica: una vita segnata dall'angoscia della separazione. L'abbandono della fidanzata che sposò un altro uomo; quando aveva solo quattordici anni, la morte improvvisa per colera della madre Aleksandra; quando ne aveva otto, si sentì abbandonato anche dalla bambinaia, che era stata licenziata perché malata anch'essa di colera.

Insomma, il colera lo tormentò per tutta la vita ed ebbe un ruolo anche nella sua morte.

Il destino gli fu beffardo, e certamente Chajkovskij non aveva una gran considerazione del destino: "Non resta che rassegnarsi e soffrire inutilmente. Tutta la vita è un'alternanza ininterrotta di pesante realtà, sogni fugaci e fantasie di felicità. Non c'è approdo.

---

[a] Anton Grigorevič Rubinštejn (1829–1894).
[b] Sergej Ivanovic Taneev ((1856-1915).

Vaga per questo mare, finché esso non ti avvolge e ti inghiotte nelle sue profondità". [181]

L'ammonimento ineluttabile del destino è già tutto nei corni e nei fagotti che risuonano come trombe del giudizio all'inizio della Sinfonia n. 4 in Fa minore op.36, la prima delle sue ultime tre sinfonie dedicate al ciclo del Fato [. Nel 1868 aveva già composto un lavoro sinfonico titolato *Fatum*. In una delle tante lettere a Nadiexda von Meck[a], sua ammiratrice, benefattrice e platonicamente amante, scrisse della quarta sinfonia che le aveva dedicato: "L'introduzione contiene il germe di tuta la sinfonia. È il Fato, la potenza del destino che ostacola il nostro desiderio di felicità. […] Il secondo tempo esprime la sensazione melanconica che ci afferra di sera, quando siamo soli e stanchi delle fatiche del giorno. Il terzo tempo non esprime sensazioni particolari: è un arabesco capriccioso, un'apparizione fugace simile a quelle che colgono la nostra fantasia quando si beve un bicchiere di vino e si sente di essere lievissimamente brilli. Il quarto tempo esprime quello che accade quando non trovate in voi la felicità, guardate gli altri, andate in mezzo al popolo, guardate come la gente si diverte, come si concede alla gioia! Il quarto tempo è il quadro di una festa popolare. […] in fondo la vita è bella!"

Per Chajkovskij il destino era tiranno, ma anche maestro di vita, e andava assecondato. Proprio mentre stava scrivendo la scena della lettera d'amore del primo atto dell'opera *Eugenio Onegin*, arrivò una lettera d'amore per lui da Antonina Ivanovna Miljukova.[b] L'opera Eugenio Onegin è la storia di un giovane dandy di San Pietroburgo che conduce una vita mondana e libertina, ma che si rivela presto tanto ammaliante quanto monotona e noiosa, così da spingere Eugenio a trasferirsi in campagna.

Qui incontra Tatiana che si innamora perdutamente di lui. Tatiana, che è una sognatrice ed una appassionata lettrice di romanzi

---

[a] Nadežda Filaretovna von Meck, (1831-1894), aveva ottenuto il titolo nobiliare sposando Karl von Meck, un ingegnere ferroviario. Rimasta vedova nel 1876, si ritrovò un'immensa fortuna e diventò mecenate delle arti e in particolare della musica.

[b] Eugenio Onegin, op.24 è un'opera di Ciajkovskij tratta dall'omonimo romanzo in versi di Aleksandr Sergeevič Puškin. La prima rappresentazione fu al Teatro Malyi di Mosca nel marzo 1879.

sentimentali settecenteschi, decide di dichiarare i suoi sentimenti ad Eugenio con una lettera; Eugenio invece la respinge, convinto che occorra dominare le passioni e che il matrimonio distrugga l'amore.

Qui incontra Tatiana che si innamora perdutamente di lui. Tatiana, che è una sognatrice ed una appassionata lettrice di romanzi sentimentali settecenteschi, decide di dichiarare i suoi sentimenti ad Eugenio con una lettera; Eugenio invece la respinge, convinto che occorra dominare le passioni e che il matrimonio distrugga l'amore.

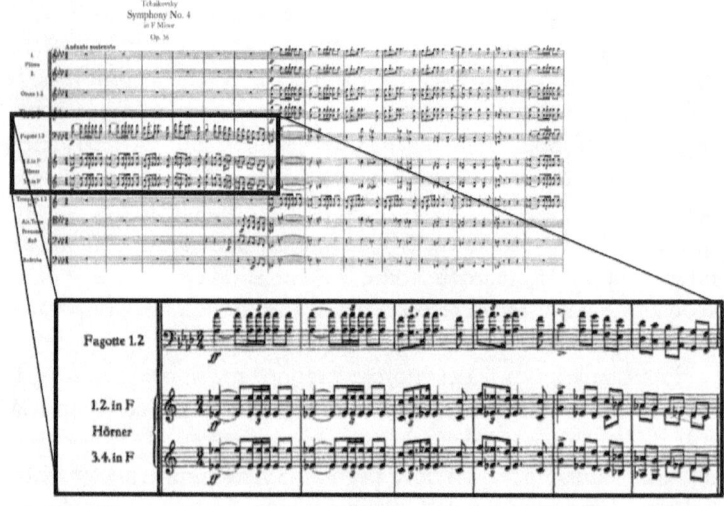

44- Inizio della Sinfonia n. 4 in Fa minore op.36 con particolare dei fagotti e dei corni.

Dopo molti anni, Eugenio e Tatiana si incontrano casualmente ad un ricevimento a casa di un generale che Tatiana nel frattempo aveva sposato. Eugenio si innamora follemente della padrona di casa, ma questa volta è Tatiana che, pur amandolo ancora, non lo ricambia, avendo imparato la lezione di dominare la passione e giurato a se stessa di restare sempre fedele al marito.

Questa è concezione dell'opera, questo era il pensiero di Pyotr Ilyich Chajkovskij: "Questo è il Fato, forza nefasta che impedisce al nostro slancio verso la felicità di raggiungere il suo scopo, che veglia gelosamente affinché il benessere e la tranquillità non siano totali e privi di impedimenti [...] Invincibile, non lo domini mai".

La casualità dell'arrivo della lettera di Antonina Miljukova mentre scriveva l'opera non poteva che essere vista da Chajkovskij come un chiaro segno del destino. "Ho deciso di non sfuggire al mio destino – scrisse - il mio incontro con questa ragazza è stato in qualche modo voluto dal destino". La sposò, come voleva il fato, il 18 luglio 1877, e Antonina Ivanovna Miljukova divenne Antonina Chajkovskaya. La cerimonia si svolse nella chiesa di Saint George a Mosca e il ricevimento al ristorante Hermitage.

Il destino questa volta si era evidentemente sbagliato perché il matrimonio fu un disastro. Dopo appena sei settimane non vivevano già più insieme e gli provocò un esaurimento nervoso.

Destino a parte, la realtà era un po' diversa e l'innamoramento fatale decisamente meno romantico. Chajkovskij era omosessuale e il matrimonio fu utilizzato come terapia per l'omosessualità, un matrimonio di convenienza come copertura sociale. Al fratello Modest, anch'egli dichiaratamente omosessuale, nell'autunno dell'anno precedente aveva scritto che pensava al matrimonio più per accontentare i suoi familiari che per sé stesso. In preda ad una fortissima repulsione verso la moglie scrisse – "Dal punto di vista fisico, mi è diventata assolutamente ripugnante!". Tentò il suicidio nella Moscova. Si separò dopo tre mesi, senza mai divorziare, e piombò in un grave esaurimento nervoso.

La conclusione della vicenda con la moglie Antonina ed il periodo di riposo che ne seguì segnarono una graduale rinascita spirituale ed artistica, accompagnate da un crescente successo, sia in Russia che all'estero. È del 1878 lo straordinario e immenso Concerto per violino e orchestra in Re maggiore Op. 35, una delle pagine di virtuosismo violinistico più alte che siano mai state scritte. Nell'allegro conclusivo i temi si rincorrono, si superano, si modificano, senza mai risolversi, come le tormentate vicissitudini dell'animo del compositore.

Sono di questo periodo anche i due celeberrimi balletti e *La bella Addormentata* (1890) e *Lo Schiaccianoci* (1891).

La musica riflette perfettamente la personalità, le debolezze di carattere, il cupo fatalismo, la propensione al suicidio, l'instabilità sentimentale e l'infelicità ciclica di un individuo in cerca di equilibrio.

Oltre alla depressione, un altro problema che accompagnò Chajkowskij per tutta la vita fu il "catarro cronico allo stomaco", come veniva allora chiamata la gastrite, quasi certamente conseguenza del forte consumo di alcolici.

Il suo medico personale, il dottor Vasily Bertenson, dell'Accademia Medico-Chirurgica di San Pietroburgo, era anche un assiduo frequentatore di teatro e membro di una società letteraria. Diventò amico di Chajkowskij e di suo fratello Modest. Per il "catarro cronico allo stomaco" Bertenson prescrisse al suo assistito un programma di medicazione a base di soda e acqua, la riduzione della carne e l'eliminazione di alcolici. Chajkovskij lo seguì diligentemente. Bertenson curò la gastrite dell'amico con quello che era lo standard terapeutico del tempo, i carbonati alcalini, cioè il bicarbonato di sodio. Si usavano anche la tintura di rabarbaro, il nitrato idrico di bismuto o il nitrato d'argento; si prendevano, come i carbonati, al mattino a digiuno.[182]

Il 21 ottobre 1893, Vasily Bertenson ricevette un biglietto da Modest che gli chiedeva di raggiungerlo urgentemente nel suo appartamento in quanto il fratello si era ammalato e non rispondeva alla solita automedicazione. In un libro di memorie che scrisse nel 1912, Bertenson enfatizzò la generosità di Chajkowskij, che si manifestò anche in questi difficili ultimi giorni: "Fino a quando ha perso conoscenza, il compositore si è lamentato ripetutamente di aver causato così tanti problemi a coloro che lo stavano frequentando sul suo letto di malattia". Questa è la descrizione di Bertenson della scena che ha incontrato quando è arrivato nell'appartamento di Modest la sera del 21 ottobre: "Pyotr Ilyich, nonostante il fatto che gli spasmi provocati dalla sua terribile malattia lo disturbassero per tutto il tempo, mi salutò con alcune parole che sono caratteristiche della sua sincera gentilezza e delicatezza di sentimento. Povero Vasilij, mi disse, sei molto appassionato di musica e sono sicuro che avevi intenzione di andare all'opera. Stasera, per inciso, stanno rappresentando *Tannhäuser* [al Teatro Mariinsky]. E invece hai dovuto venire da me, dal noioso e ripugnante Chajkowskij, che, per di più, è malato di una malattia così poco interessante".

Bertenson si rese conto che ciò di cui Chajkovskij soffriva non era la solita gastrite, ma qualcosa di molto più serio. Ormai cinquantenne, Chajkovskij dormiva di più, fumava e beveva di meno e conduceva una vita all'insegna del controllo psicofisico, con abitudini quotidiane regolari, e seguiva scrupolosamente le cure dei medici. Doveva trattarsi di qualcosa di più grave, sopraggiunto improvvisamente. Con l'aiuto di Modest e Vladimir Davydov, riuscì a convincere il compositore a permettergli di convocare Lev Bertenson, suo fratello maggiore, un medico più anziano ed esperto di lui. Quest'ultimo arrivò poco dopo e rimase al capezzale di Chajkovskij per tutta la notte tra il 21 e il 22 ottobre, fino al mattino seguente, quando fu costretto a lasciare San Pietroburgo per recarsi da un altro paziente.

Cinque giorni prima, il 16 ottobre 1893 del calendario giuliano[a] (28 ottobre del nostro calendario) nella Sala delle Riunioni dei Nobili, a San Pietroburgo, Chajkovskij aveva diretto personalmente la prima della sesta sinfonia Patetica, lasciando gli spettatori in uno stato che andava dalla ammirata sorpresa, all'incomprensione fino allo sconcerto.

Della sua Patetica lo stesso Chajkovskij disse: "È il Requiem per me stesso, la sinfonia con un programma misterioso". È il testamento spirituale e artistico di Pyotr Ilyich Chajkovskij, che morirà nove giorni dopo al civico 13 di Malaya Morskaya a San Pietroburgo.

È opinione comune che si sia suicidato: avrebbe volontariamente bevuto acqua infetta di colera. Il fratello Modest propose un'altra versione secondo cui Chajkovskij bevve un bicchiere di acqua non bollita, per sbadataggine, in casa, la mattina del 23 ot-

---

[a] Il calendario giuliano ortodosso fu il calendario ufficiale di Roma e dei suoi domini; successivamente il suo uso si estese a tutti i Paesi d'Europa e d'America, man mano che venivano cristianizzati o conquistati dagli europei. Rispetto all'anno astronomico, ha accumulato un piccolo ritardo ogni anno fino ad arrivare a circa 10 giorni nel XVI secolo. Per questo nel 1582 è stato sostituito dal calendario gregoriano per decreto di papa Gregorio XIII; alcune Chiese ortodosse tuttora usano il calendario giuliano come proprio calendario liturgico.

tobre 1893. La versione alternativa è quella di un "suicidio imposto" con un veleno che Chajkovskij sarebbe stato obbligato ad autosomministrarsi.

È possibile che sia trattato di un avvelenamento da arsenico che produce una sintomatologia pressoché identica a quella colerica. Il colera è prodotto dall'infezione di un vibrione (un batterio a forma di virgola) che sopravvive solo in acqua dolce e nell'intestino umano. Nell'uomo, produce una tossina che altera la fisiologia delle cellule intestinali inducendole a espellere enormi quantità di liquidi. I sintomi tipici sono la diarrea e la disidratazione, spesso così violente da uccidere in poche ore. Come conseguenza della perdita di liquidi si può verificare il calo improvviso della pressione sanguigna e l'abbassamento altrettanto drastico della temperatura corporea, che possono portare a collasso.

Al tempo di Chajkovskij, mancando tutti gli antibiotici e i chemioterapici di cui disponiamo oggi, l'unico soccorso consisteva nel tenere il paziente al caldo e nel reidratarlo, sperando che il sistema immunitario debellasse l'infezione prima della morte. Spesso però la reidratazione stessa si presentava complicata per via di un altro sintomo, il vomito. La reidratazione poteva addirittura peggiorare la situazione perché, se l'acqua non fosse stata pulita, avrebbe portato ad una continua esposizione all'agente infettivo.

La spiegazione della versione del suicidio per imposizione esterna trova le sue radici nella relazione omosessuale che Chajkovskij ebbe con il nipote diciassettenne del conte Stenbok-Fermor, il quale indignato dalla disdicevole relazione era intenzionato a denunciarla direttamente allo zar. Se fosse scoppiato, lo scandalo avrebbe avuto drammatiche ripercussioni. Chajkovskij era un'icona della Russia, e l'omosessualità era considerata "bestialità". Era punita dall'articolo 995 del Codice penale dell'Impero Russo, che prevedeva la perdita di ogni diritto con pene che andavano dall'esilio in Siberia, alla prigione e all'interdizione dal soggiornare nelle città della Russia europea.

Sarebbe stata danneggiata anche l'immagine della Scuola di Giurisprudenza e gli ex compagni di corso, alcuni anche ex-amanti di Chajkovskij, tutti viventi ed altolocati. Si riunì un giurì d'onore a cui parteciparono sette importanti personaggi e naturalmente Chajkovskij, e in cui fu deciso, dopo circa cinque ore, che il conte non avrebbe inviato alcuna denuncia allo zar se il musicista si fosse impegnato ad assumere il veleno, che gli sarebbe stato recapitato a tempo debito, proseguendo nel frattempo agli occhi di amici e familiari, la vita d'ogni giorno. Alla morte, poiché il musicista era stato in vita una sorta di venerato monumento nazionale i medici coinvolti avrebbero assecondato la versione del bicchiere d'acqua non bollita bevuta incautamente, a copertura della verità più imbarazzante del contagio oro-fecale conseguente ai rapporti omosessuali.

Chajkovskij morì attorno alle tre di mattina di domenica 25 ottobre 1893 per uremia ed edema polmonare derivanti dal colera.

Il suicidio "onorevole" appare un'uscita di scena in linea con il personaggio, in pieno stile romantico. Tuttavia, secondo diverse fonti, Chajkovskij era addirittura fiero della propria omosessualità, il che non deporrebbe a favore dell'ipotesi di suicidio, ma avvalorerebbe la fatalità del contagio da colera.[183]

Modest disse che il primo giorno il paziente ebbe forti dolori al petto, e il giorno seguente una sete insaziabile. Nella dichiarazione dei medici la cosa non viene menzionata, perché non sono sintomi tipici del colera ma piuttosto di un avvelenamento da arsenico. Inoltre, gli ordini del governo in merito alle vittime del colera erano molto precisi e tutti ne erano informati: «In caso di morte per colera il corpo dovrebbe essere allontanato dall'abitazione il più presto possibile in una bara ermeticamente sigillata; si raccomanda altresì di evitare l'organizzazione di un servizio o di un banchetto funebre largamente frequentato». Se la causa fu realmente il colera, evidentemente in casa Chajkovskij tutte queste norme vennero violate. Intorno al letto in cui giaceva Chajkovskij c'erano almeno quindici persone, senza contare il sacerdote che era venuto a officiare i sacramenti per l'ultimo rito. Il corpo fu esposto per due giorni, prima sul letto di morte, poi in una bara aperta; fu sigillata soltanto la sera del secondo giorno, il 26. Tra l'altro, la sera del 25 ottobre, lo scultore Tselinskij fece una maschera mortuaria, oggi esposta al Museo di Klin. È evidente quindi che il corpo non fu "allontanato dall'abitazione il più presto possibile in una bara ermeticamente sigillata", come se non ci fosse una vera necessità di farlo. La maschera è un altro elemento che si oppone alla versione della morte per colera: il volto del defunto è molto scavato, ma tranquillo, mentre coloro che muoiono di colera hanno il volto stravolto dalle convulsioni.

Potrebbero essere vere entrambe le versioni: Chajkovskij potrebbe aver assunto volontariamente l'arsenico usando acqua non bollita, particolare a questo punto irrilevante.

In segno di riconoscenza al genio del grande compositore e al sacrificio del suicidio forzato per la madre Russia, Alessandro III organizzò un funerale grandioso, a spese del Ministero della Corte Imperiale. Il servizio funebre ebbe luogo nella Cattedrale di Kazan: era la prima volta che un tale onore veniva riservato a un cittadino comune. Al corteo funebre parteciparono delegazioni di varie società e istituzioni accademiche, provenienti da varie città, e una folla di molte migliaia di comuni cittadini. Il traffico sulla Prospettiva Nevskij fu appositamente bloccato per diverse ore.

La madre Russia era salva, ma il fatto che Chajkovskij fosse morto di colera degradò la sua reputazione. Il colera era diffusamente considerato una malattia dei poveri e la morte per colera rappresentava una modalità di decesso volgare e socialmente svilente. L'epidemia di colera era iniziata nell'estate 1893, a San Pietroburgo, nei bassifondi della città, dove i poveri vivevano ammassati in condizioni malsane e nell'inosservanza delle condizioni igieniche più elementari. Il morbo non interessava le famiglie più influenti e beneducate perché rispettavano i protocolli medici che vietavano l'uso o l'assunzione di acqua non bollita. Hermann Laroche, amico di Chajkovskij, raccontò dettagliatamente quanto il compositore fosse scrupoloso nell'igiene personale.

Qualunque sia stata la causa della morte, l'acqua infetta bevuta per caso o volontariamente, l'infezione oro-fecale da rapporti omosessuali o il suicidio indotto con arsenico, in molti si prodigarono a nascondere e confondere le carte.

Il colera era disonorevole, tanto quanto infamante era l'omosessualità; e non ultimo il suicidio, che avrebbe comportato lo scandalo di una sepoltura in terra sconsacrata.

Il mistero resta, e resterà, visto che sia le autorità che gli eredi hanno sempre decisamente negato a chiunque il permesso di riesumare la salma per le indagini.

La spiegazione migliore è forse quella scritta nella Sesta Sinfonia, un testamento musicale, una fuga dal mondo per evitare di continuare a essere maltrattato da esso. Chajkovskij scrisse il suo testamento, la *Sinfonia n. 6 in si minore, op. 74 Patetica*, sul tavolino nella camera da letto con vista sul giardino della sua casa di Klin.

Dopo un appassionato movimento d'apertura e il valzer successivo con sfumature a tratti inquietanti date dal tempo di 5/4, la Patetica esplode nel terzo tempo, con toni spettrali e visionari, ingannevolmente gioiosi; l'adagio finale è lamentoso e struggente. Sono particolarmente rilevanti le dichiarazioni dello stesso autore: "Ho in essa riposto tutta la mia anima, ed essa è penetrata da un carattere che resterà per chiunque altro un enigma".

La cronaca racconta che Chajkovskij iniziò a dirigere la sesta con la bacchetta salda in pugno, come suo solito, ma quando le note finali della sinfonia si erano dissolte e Chajkovskij abbassò lentamente la bacchetta, nel pubblico scese un silenzio mortale. Al posto dell'applauso, provenivano singhiozzi soffocati da varie parti della sala. Il pubblico era stupefatto mentre Chajkovskij restava immobile e con la testa curva. [184]

Gustav Mahler

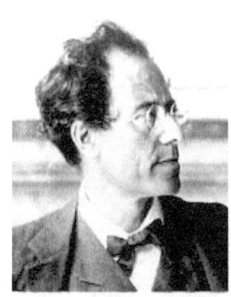

Era ansioso, stressante, perfezionista, amante dell'ordine, rigido, nevrotico, ossessionato dalla morte e profondamente superstizioso. La personalità e la musica di Mahler hanno interessato tanti illustri critici, tra cui Thomas Mann, Anton Webern, Gerhart Hauptmann, Arnold Sch6nberg, Alban Berg, Ferruccio Busoni, Richard Strauss, Bruno Walter, Willem Mengelberg e Otto Klemperer. Già solo sessanta anni dopo la sua morte circolavano più di venti biografie su Gustav Mahler.

45- G. Mahler

La musica di Mahler è un'esposizione della rassegnazione e dell'accettazione della morte. Lui stesso ne era profondamente consapevole e, allo stesso tempo, terribilmente ossessionato.

Era il maggiore di quattordici fratelli, otto dei quali morirono nell'infanzia; un altro fratello si suicidò. In gioventù trascorse molto tempo a scrivere nenie, e da adulto, aggiunse marce funebri in quasi tutte le sue sinfonie.

Mahler nacque nel 1860, da genitori ebrei, a Kaliste, un centinaio di chilometri da Praga, in una zona arretrata dell'impero austro-ungarico, in quella che fu la Cecoslovacchia ed ora Repubblica Ceca. La famiglia Mahler, dopo la nascita di Gustav, si trasferì nella cittadina boema di Iglau (o Igława), dove visse in condizioni finanziarie precarie, ma non di povertà.[185]

Divenne un buon amico di Anton Bruckner e apprese molto da lui, anche se non fu mai formalmente suo allievo. In questo periodo ebbe una serie di intense relazioni emotive e amorose.

Durante l'infanzia soffrì di tonsilliti ricorrenti che forse furono all'origine della malattia cardiaca reumatica e dell'andatura a scatti, che divenne una caratteristica di Mahler fin dai vent'anni. Uscì indenne dall'epidemia di colera del 1892, ma quasi si dissanguò per un intervento di emorroidi nel 1901.

Dopo un'infanzia più o meno infelice, costellata da successi musicali fin dalla più tenera età, a quindici anni andò a studiare a

Vienna. Il padre, Bernhard Mahler, aveva una modesta distilleria ed era molto rispettato nella piccola cittadina di Iglau. Il padre Bernhard e la madre Maria Hermann erano entrambi ebrei ma, in gioventù Gustav si avvicinò al cattolicesimo, o meglio, alla liturgia cattolica: cominciò a cantare nel coro della chiesa di Sankt Jacob.

Mahler crebbe imbevuto di letture cristiane, e dei rituali della tradizione cristiana. Rimase profondamente scosso quando, in occasione della morte del borgomastro di Iglau, il coro cantò il Requiem di Mozart.

Il clarinetto nell'incipit dello Scherzo della Seconda Sinfonia è chiaramente di ispirazione ebraica, ma il legame al cristianesimo si andava consolidando. La definitiva conversione al cristianesimo fu l'adesione ad una società che oramai gli apparteneva e nella quale si sentiva a proprio agio. La Seconda e l'Ottava Sinfonia usano specificatamente testi cristiani.

Nel 1897, fu direttore artistico dell'Opera Imperiale di Vienna e ne diresse anche la Filarmonica. La sua gestione fu rivoluzionaria, intransigente e scrupolosa, e aprì le porte a molte nuove opere. Mahler fu amato e odiato: celebrato dalla maggior parte del pubblico e detestato da gran parte degli artisti che lavorarono con lui.

Il 9 marzo 1902 sposò, come lui stesso disse, "la ragazza più bella di Vienna", Alma Maria Schindler[a]. Era una pianista di talento e compositrice, figlia del pittore Emil Schindler. Fu anche amica del pittore Gustav Klimt che la ritrasse in alcune sue opere.

Il matrimonio di Mahler non fu semplice. Entrambe le famiglie avevano inizialmente respinto l'unione: i Mahler vedevano Alma come una donna opportunista, e la famiglia Schindler rifiutava Mahler perché era ebreo. La relazione tra Mahler e Alma fu da entrambe le parti un misto di dominio e idolatria.

Nel periodo 1902-1908, terminò la Quinta, la Sesta e la Settima Sinfonia, che furono accolte freddamente e con disinteresse a Colonia, Essen e Praga. Dal 1907 al 1911 diresse la New York Philarmonic e si dedicò sempre di più alla composizione. L'anno fatale di Mahler fu il 1907.

---

[a] Alma Maria Schindler (Vienna, 1879 – New York, 1964). Fu l'amante di Walter Gropius, Franz Werfel, e Oskar Kokoschka.

I suoi metodi aspri, gli avevano procurato potenti nemici all'Opera e a Corte, cosicché la campagna antisemita che era in atto in Austria fu il pretesto per estrometterlo dalla direzione. Nel luglio dello stesso anno, la figlia maggiore, Maria Anna, morì all'età di 5 anni di scarlattina e difterite. La moglie Alma ebbe un esaurimento e il dottor Blumenthal che la visitò rassicurò che non c'erano problemi. Nell'occasione visitò anche Gustav, e scoprì un mormorio cardiaco. Il famoso cardiologo viennese Friedrich Kovacs confermò che si trattava di una malattia valvolare reumatica con stenosi mitrale e rigurgito. La valvola mitrale danneggiata emetteva un suono che la moglie Alma riusciva a percepire senza bisogno dello stetoscopio: "Per anni sono stata spaventata dal fischio che si sentiva molto forte sul secondo battito".

La cardiopatia valvolare fu confermata anche dal dottor Blumenthal e successivamente da altri cardiologi; secondo una lettera datata 30 settembre 1907 di Mahler a sua moglie "Il dottor Hamperl ha riscontrato un lieve difetto valvolare, che è completamente compensato".

Doveva trattarsi di una malattia congenita poiché la madre, e forse anche i fratelli di Gustav, avevano sofferto di malattie cardiache.

Il dottor Kovacs proibì a Mahler di camminare in salita, di andare in bicicletta o di nuotare. Lo sottopose ad un allenamento per re-insegnargli gradualmente a camminare: prima cinque minuti, poi dieci, e così via. Mahler fu profondamente e irreversibilmente scosso dalla diagnosi ed eseguì alla lettera tutte le prescrizioni del medico. La moglie Alma scrisse: "Dalla diagnosi di malattia valvolare aveva paura di tutto.

Durante una passeggiata si fermava spesso per sentire il polso e mi chiedeva di ascoltare il suo cuore e sentire se il battito era chiaro, accelerato o calmo. Aveva un contapassi in tasca. Contava i passi e le pulsazioni e la vita era un tormento".[186]

Il biografo Specht disse "Er war ein arger Hypochonder" (era un totale ipocondriaco).[187] Mahler si sentiva un invalido, riempiendo il suo cervello con pensieri di morte imminente. Il risultato fu la Nona Sinfonia in Re maggiore, del 1909.

Il "mormorio" cardiaco era probabilmente dovuto a stenosi aortica o a ipertensione polmonare da stenosi mitralica, un restringimento della valvola mitrale del cuore che regola il flusso del sangue tra atrio sinistro e ventricolo sinistro. Se la valvola mitrale è stenotica, al passaggio del sangue si può produrre un rumore percepibile come un soffio, tecnicamente è un soffio nella fase diastolica e presistolica.

Nell 1973, Leonard Bernstein disse che le battute di apertura della Nona Sinfonia di Mahler non sono altro che un'imitazione dell'aritmia del battito cardiaco. Mahler in pratica avrebbe trascritto in musica il suo soffio mitralico.

Allineando il pentagramma dei violoncelli e dei corni con lo spettro sonoro e con il tracciato elettrocardiografico, si può apprezzare la quasi perfetta corrispondenza delle note dei violoncelli con i toni S1 e S2 cardiaci e la nota dei corni che coincide con l'apertura della valvola mitralica e il tono di riempimento ventricolare [figura 51].

Il ritmo del battito ritorna per tutto il resto del primo movimento, che culmina con la riproposizione della sequenza battito-soffio da parte della tuba e del trombone prima di entrare direttamente in un passaggio musicale decisamente funebre.

Mahler trascorse gran parte delle sue giornate a letto, alzandosi solo per le prove o per lo spettacolo. In una lettera del 1909 a Guido Adler, si lamentò della frenetica vita di New York. "Qui prevale il vero tumulto americano. Ho prove quotidiane e concerti. Devo conservare molto le mie forze".

L'immagine dell'uomo e dell'artista era incrinata. La moglie Alma adorava l'immagine del marito e del grande uomo qual era stato; "Sei sposata con un'astrazione" - le dicevano gli amici, e fu sempre consapevole del fatto che per il marito il lavoro avesse la precedenza su di lei. D'altro canto, Mahler si sentiva in colpa e preoccupato per aver sposato una donna molto più giovane. Nel 1909 scoprì che l'amata moglie Alma aveva una relazione con un altro uomo. Alma Maria Schindler, aveva una forte personalità, narcisista e affamata di potere, ammaliatrice di uomini ricchi e famosi. Le sue vittime illustri furono il regista Max Burckhard, il compositore Alexander von Zemlinsky e Gustav Klimt che le diede il primo "bacio". Poi arrivò il quarantaduenne Mahler, che sposò (incinta) all'età di 22 anni.

Alma riuscì a rimanere fedele per sette anni, fino all'estate del 1910 quando incontrò il carismatico ventisettenne architetto Walter Gropius: fu un colpo di fulmine, consolidato e consumato in una notte a Tobelbad. Mahler si trovava in Alto Adige, e stava lavorando alla sua decima Sinfonia. Alma non gli inviò neppure una cartolina per il cinquantesimo compleanno. Poi avvenne un bizzarro colpo di scena, Gropius scrisse una appassionata lettera d'amore ad Alma, ma la inviò a Gustav. Ne fu talmente sconvolto che arrivò a pensare al suicidio.

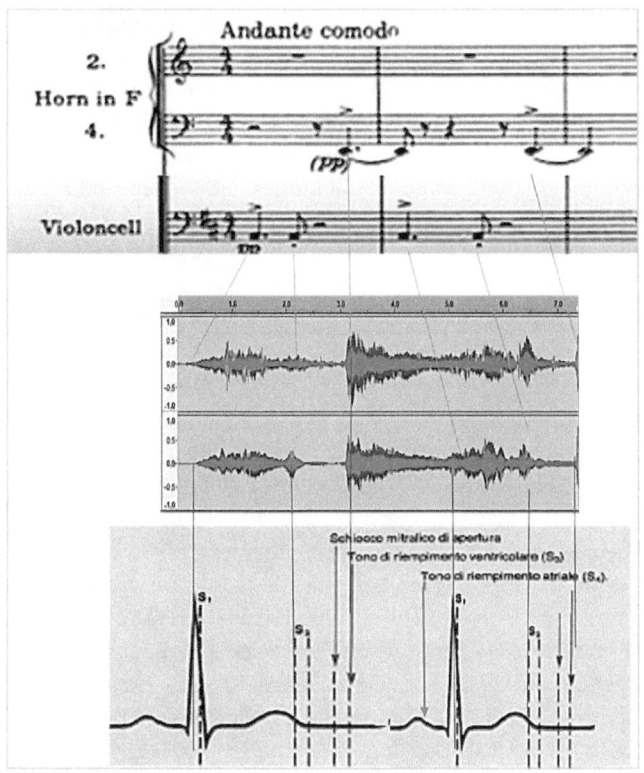

46- *corrispondenza dei violoncelli e dei corni con i toni S1 e S2 cardiaci e l'apertura della valvola mitralica e il riempimento ventricolare.*

Scrisse a Sigmund Freud, che era in vacanza nei Paesi Bassi, per un consulto urgente. Si incontrarono a Leida e passeggiarono per oltre quattro ore per le strade del centro storico. Freud riferì in seguito di aver esaminato in quella chiacchierata tutte le nevrosi di Mahler.[188] L'incontro tra il compositore e il padre della psichiatria moderna è finito anche al cinema nel film del 2010 "Mahler on the Couch". Da questa singola seduta Freud dedusse che Mahler era affetto da una ossessione per la madre, una nevrosi ossessiva che in psicoanalisi è definita "Complesso Madonna–puttana".[189]

Il complesso fu identificato per la prima volta proprio da Freud che lo classificò come impotenza psichica. Un uomo affetto da questa nevrosi è incapace di mantenere l'eccitazione sessuale all'interno di una relazione amorosa.[190] Gli uomini con questo complesso vedono le donne o come sante Madonne o come prostitute e, non potendo unirsi al partner *rispettato* (la Madonna), ricercano un partner sessuale *degradato* (la puttana).[191] "Quando questi uomini amano non hanno alcun desiderio – scrisse Freud - e quando desiderano non possono amare". [192]

Qualunque sia stata l'origine della nevrosi, Mahler si ritrovò a fronteggiare la perdita della salute per una malattia cardiaca fatale, la perdita del suo posto d'onore all'Opera di Vienna, la perdita della figlia maggiore, e la perdita della moglie. Questo accumulo di "perdite" potrebbe spiegare perché non abbia mai finito la Decima Sinfonia.

Alcuni appunti autografi possono darci un'idea di ciò che Mahler potesse provare in quel periodo: "Morte! Trasfigurazione!" è scritto a margine della pagina quattro del terzo movimento, etichettato da Mahler *Purgatorio o Inferno*, mentre nella terza pagina "Dio, perché mi hai abbandonato?", e sul frontespizio del quarto movimento "La tua volontà sarà fatta. Il diavolo balla con me. La follia mi prende, maledetta. Distruggimi, per dimenticare che esisto, per smettere di essere". Nell'ultima pagina del finale c'è scritto "Almischi", il nomignolo della moglie, "vivere per te, morire per te".

Nell'autunno del 1910 tornò a New York con i postumi di una cauterizzazione alle tonsille fatta a Vienna e che probabilmente era infetta. Era gravemente malato. Il suo medico di New York sospettò un'endocardite, una malattia che era stata da poco descritta da William Osler, Thomas Horder ed Emanuel Libman, un newyorkese famoso per il suo modo teatrale di annunciarne le sue diagnosi.

Fu organizzato un consulto. Libman rilevò febbre, pallore, splenomegalia, forte mormorio, e petecchie congiuntivali. Vennero fatte colture del sangue che confermarono la diagnosi di endocardite da Streptococcus viridans, un germe che colonizza le valvole cardiache causando endocardite. Nell'era pre-penicillina corrispondeva ad una condanna a morte.[193] Anche Vasco Rossi ha sofferto di endocardite, ma al tempo degli antibiotici.

Almeno due biografi hanno riportato che Mahler abbia avuto "il ballo di San Vito" durante l'infanzia, oltre a ripetuti attacchi di faringite.

Il ballo di San Vito è la definizione popolare della còrea di Sydenham,[a] detta anche corea infettiva o corea reumatica; è un tipo di encefalite che compare in soggetti con patologie reumatiche e uno dei possibili postumi di un'infezione batterica da Streptococcus pyogenes. Il disturbo è caratterizzato da rapidi movimenti a scatto e scoordinati, del viso, delle mani, dei piedi, con conseguente disturbo della camminata e perdita del controllo motorio, accompagnati a mal di testa e nervosismo. Nell'insieme il paziente sembra che balli in modo scoordinato, come faceva il figlio epilettico di Diocleziano, guarito da San Vito, da cui la malattia prese il nome.[b]

Nel febbraio del 1911 ebbe un ennesimo episodio di faringite e, nonostante la febbre, tenne un concerto il 21 febbraio. Crollò, e non lavorò più. La febbre aumentò fortemente e dal suo sangue furono isolati degli streptococchi, era una forte infezione. Per

---

[a] Il nome della malattia ha origine da Thomas Sydenham.

[b] Durante la seconda ondata di persecuzione contro i cristiani, San Vito fuggì e riuscì a raggiungere la foce del Sele sulle coste del Cilento. Noto per essere un bravo taumaturgo, fu rintracciato dai soldati dell'imperatore Diocleziano, che cercava qualcuno che potesse guarire il figlio sofferente di spasmi e dolori. Probabilmente il giovane soffriva di epilessia, una malattia che all'epoca, faceva sì che i malati fossero considerati indemoniati.

confermare la diagnosi, furono prelevati 20 cc di sangue e mescolati con agar fuso e poi versato in piastre di Petri sterili. Dopo 4 o 5 giorni di incubazione nel laboratorio dell'ospedale, le piastre di Petri rivelarono numerose colonie batteriche dello stesso organismo, identificato come Streptococcus viridans.[a] Dopo un rinvio della loro partenza a causa delle condizioni di Mahler, la famiglia salpò per l'Europa, all'inizio di aprile, per sottoporsi al "trattamento del siero". Lasciarono New York nel totale silenzio, appositamente organizzato per non creare ulteriori scandali giornalistici, che già lo tormentavano da qualche anno. Furono accompagnati nel viaggio dal giovane compositore Busoni (1866-1924), che confortò Mahler con vino e lo intrattenne con enigmi di contrappunto musicale. Il viaggio di rientro fu in nave fino a Cherbourg e poi in treno fino a Parigi.

A causa dell'avvicinarsi delle vacanze di Pasqua non furono in grado di ottenere i servizi dell'eminente Widal, ma di Chantemesse, il suo assistente ricercatore. Mahler fu trasferito in un sanatorio a Neuilly, dove fu eseguita un'ulteriore emocoltura. "Non ho mai visto streptococchi in un così meraviglioso stato di sviluppo" riferì, con l'entusiasmo tipico del giovane ricercatore, Chantemesse ad Alma, che invece fu inorridita dall'insensibilità del medico.

Da Parigi, con l'Orient Express, raggiunse Vienna, dove fu affidato alle cure di Franz Chvostek, il medico più famoso in città. Trascorse i suoi ultimi giorni al Sanatorio di Loewe, confuso, emaciato e incapace di mangiare, con "pallore pre-terminale, artrite mono-articolare e uremia". Fu trattato con siero, ossigeno, caffeina, digitalici e compresse di radio per le articolazioni gonfie.

Il trattamento con siero era la cura fatta con siero di sangue di un animale immunizzato o con siero di un paziente affetto dalla stessa infezione. Lo scopo era quello di fornire gli elementi fisiologici che difettavano o mancavano nel malato da curare. Furono Behring e Kitasato a inventare la sieroterapia.

---

[a] Gli streptococchi viridans sono batteri Gram-positivi commensali. Sono α-emolitici e producono un colore verde su piastre di agar (da cui il nome *viridans*, dal latino viridis, verde). Se raggiungono il flusso sanguigno possono causare endocardite, in particolare in soggetti con valvole cardiache danneggiate.

Il batteriologo tedesco Emil Adolf von Behring lavorava con Shibasaburo Kitasato nel laboratorio di Robert Koch, all'istituto di igiene di Berlino. Iniettarono il siero di un animale infettato da tetano ad un altro animale e lo resero temporaneamente immune dalla infezione. Oltre al siero antitetanico, fecero anche quello antidifterico e vinsero il Nobel per la medicina nel 1901.

Pierre Paul Émile Roux, uno dei più stretti collaboratori di Louis Pasteur, e colui che aveva scoperto la tossina difterica, perfezionò la preparazione del siero antidifterico e fu il primo ad applicare la sieroterapia nella pratica medica. Da qui partì lo sviluppo di una lunga serie di sieri antimicrobici: il siero anticarbonchioso (preparato indipendentemente da F. Sanfelice[194] e da A. Sclavo in Italia, e poi da G. Sobernheim in Germania, il siero antistreptococcico, il siero antistafilococcico e il siero antiaftoso.

La sieroterapia doveva essere fatta il più precocemente possibile. "Pretendere di curare con la sieroterapia le lesioni già subite dalle cellule, - disse Roux - sarebbe come volere riparare i danni dell'incendio di una casa inondandola di getti d'acqua".

I sieri antimicrobici agiscono tanto meglio quanto più precocemente sono inoculati e, in alcune condizioni, ad esempio la polmonite, se vengono iniettati dopo il quinto giorno di malattia, provocano un aggravamento del male. L'endocardite di Mahler era decisamente in fase avanzata e il trattamento probabilmente peggiorò la situazione. Mahler fu trattato anche con caffeina, digitalici e compresse di radio.

La caffeina era stata isolata dai chicchi di caffè nel 1819 da Friedlieb Ferdinand Runge, e insieme alla digitale, erano utilizzate per "i vizi cardiaci". La caffeina si usava in forma di citrato bromidrato e la digitale in foglie o in tintura.

La digitale era estratta dalle foglie della pianta Digitalis purpurea. L'estratto contiene digitossina e digossina, e alcuni glicosidi che hanno potenti effetti sul cuore: ne aumentano la forza di contrazione (effetto inotropo positivo) ed hanno proprietà antiaritmiche. L'uso della digitale per il trattamento dello scompenso cardiaco era stato descritto dal botanico inglese William Withering[a], un secolo prima di Mahler.

---

[a] William Withering (Wellington, 1741 – Birmingham, 1799)

La leggenda vuole che Withering abbia appreso l'uso della digitale per il trattamento dell'idropisia (edema) da Mother Hutton, un'anziana donna nello Shropshire, che usava la pianta come parte di una formulazione contenente oltre venti differenti ingredienti. In realtà Mother Hutton è stata un'invenzione pubblicitaria della Parke-Davis che, nel 1928, commercializzava preparati digitalici.

La digitale poteva essere preparata in infusione o come tintura in etere o alcol. Le dosi erano: 4 grammi in infuso di 200 di acqua o 10-24 gocce di tintura preparata da 1 grammo di foglie secche in 4 grammi di etere o alcol a 80°. Era noto già allora che la digitale può produrre vomito, vertigini e spasmi. [195]

Dopo caffeina e digitalici, su Mahler furono provate anche le compresse di radio. Nel 1925, la Baley Laboratories di New York vendeva flaconi di radio col nome "Radithor Certified Radioactive Water" ed era indicato per oltre centocinquanta malattie, tra cui anche l'artrite.[196] Un opuscolo del Radium Chemical Company di Pittsburgh del 1914 riportava un caso di somministrazione di 50 o 100 microgrammi di radio ad un uomo di 32 anni con artrite reumatoide alle ginocchia e alle spalle e con infezione. Già dopo due somministrazioni – recitava l'opuscolo – "le condizioni migliorarono sensibilmente, i globuli rossi e l'emoglobina aumentarono, e migliorarono anche il tempo di coagulazione e la pressione del sangue. In pochi giorni il paziente poteva camminare senza dolori".

A parte i miracoli promessi dall'opuscolo, la verità è che su Mahler fu tentato tutto quello che si poteva sperimentare su un paziente terminale su cui non si sapeva più che fare. L'unico effetto certo di questi disperati tentativi fu quello di accelerarne l'agonia. Mentre a Vienna infuriava un violento temporale, Gustav Mahler morì, alle ventitré della sera del 18 maggio 1911, per le complicazioni dell'endocardite e dei trattamenti: edema polmonare, polmonite, uremia ed estrema debolezza. Le sue ultime parole furono: "Mozart non arrivò a 51 anni".

Per accertare la morte fu inserita una sonda cardiaca, anche se questa non era una procedura medica standard. Mahler, infatti, terrorizzato dalla paura di essere sepolto vivo, aveva lasciato istruzioni che il suo cuore fosse trafitto da un ago per assicurarsi che fosse davvero morto. Non fu eseguita l'autopsia. Sul certificato di

morte fu registrata la causa del decesso come endocardite set-
tica.[197] Mahler desiderava essere seppellito nella stessa tomba di
sua figlia. Il funerale si tenne quattro giorni dopo, a Vienna, con
un'enorme folla in silenzio sotto una pioggia torrenziale.

La maledizione della Nona Sinfonia aveva colpito anche Mahler: da Beethoven in poi ogni compositore sarebbe morto dopo
aver scritto la sua Nona Sinfonia. Per Beethoven, Schubert e
Bruckner la nona era stata l'ultima prima della morte, e così Mahler aveva il terrore di comporre una sua "nona". Per ingannare
la morte, dopo l'ottava sinfonia compose la sinfonia vocale non
numerata, *Das Lied von der Erde* (La canzone della Terra) e si sentì
libero allora di comporre la nona e la decima, che quindi furono
contate rispettivamente come decima e undicesima. La morte non
si lasciò ingannare dai numeri e Mahler morì: la maledizione era
compiuta.

Con la morte di Mahler terminò l'era dei grandi sinfonisti viennesi, iniziata quasi duecento anni prima. Una ventina d'anni dopo
sarebbe terminata anche l'epoca delle malattie batteriche con l'arrivo della penicillina. [198]

Con Mahler finiva un'epoca. Nel giro di un anno, il Titanic
affondò nell'Atlantico; tre anni dopo l'Europa scese nel baratro
della Prima guerra mondiale. Il genocidio degli ebrei della seconda
guerra colpì anche la nipote di Mahler, Alma Maria,[a] che, depor-
tata ad Auschwitz, suonò come violinista e diresse l'Orchestra
femminile di Auschwitz per dieci mesi, prima di morire. Anche la
musica dei Mahler era finita.

---

[a] Alma Maria Rosé (Vienna, 3 novembre 1906 – Campo di concentra-
mento di Auschwitz, 5 aprile 1944)

Hugo Wolf

Hugo Filipp Jakob Wolf era austriaco ma di origine slovena, nato a Windischgrätz, oggi Slovenj Gradec. Quarto di sette figli, Hugo prese le prime lezioni di pianoforte e, quando aveva appena otto anni, restò impressionato dall'opera *Belisario* di Donizetti.

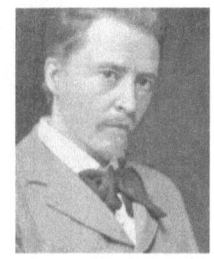

47 - *H. Wolf*

A quindici anni entrò al conservatorio di Vienna, dove strinse amicizia con Gustav Mahler, con il quale condivise per qualche tempo un appartamento. A Vienna incontrò anche il suo idolo, Richard Wagner. Wolf fu profondamente influenzato da Wagner, che, in un incontro all'Hotel Imperial di Vienna, lo incoraggiò a persistere nella composizione. Wagner alimentò anche il suo radicato odio per il conservatorismo musicale di Johanes Brahms.

Sono di questi anni i suoi primi esperimenti di composizione: sonate, cori e soprattutto i Lieder. Nell'arco di un paio d'anni compose i Lieder su poesie di Mörike e di Goethe, il *Canzoniere Spagnolo* (*Spanisches Liederbuch*), il primo volume del *Canzoniere Italiano* (*Italieschisches Liederbuch*), su testi di Paul Heyse da canti popolari italiani, per un totale di oltre centosettanta Lieder. Arrivò a comporre anche due o tre Lieder al giorno. Le lettere di quei mesi, in particolare quelle alla musa e amante Melanie Köchert, testimoniano questa incredibile euforia creativa. Nel 1887 compose la *Serenata Italiana* per quartetto d'archi.

A questi anni così produttivi fecero seguito anni di depressione e mancanza di ispirazione, a cui si aggiunsero anche difficoltà economiche. Solo nel 1896 riuscì a comporre il secondo volume dell'*Italienisches Liederbuch* e l'opera *Der Corregidor* (tratta dal romanzo *Il cappello a tre punte*, di Pedro Antonio de Alarcón), che venne rappresentata con successo nel 1896 a Mannheim. Nel marzo del 1897 scrisse i suoi ultimi tre Lieder, su poesie di Michelangelo Buonarroti, e iniziò l'opera Manuel Venegas, di cui riuscì a completare solo parte del primo atto. Nel settembre dello stesso anno, infatti, si manifestò un primo attacco maniacale. Fu ricoverato in una clinica privata di Vienna per quattro mesi e dimesso nel gennaio del 1898 per un'apparente remissione della malattia. Sulla cartella delle dimissioni c'era scritto "Soffre di paralisi progressiva. La malattia è incurabile. La sua durata, dato il normale corso degli eventi, è da due a due anni e mezzo".[199]

Al rientro da un viaggio nell'Italia del nord con la sorella Kathe, cadde in un profondo stato maniacale-depressivo. Aveva paura di essere scuoiato vivo o avvelenato. Tentò il suicidio nel lago di Traun. Venne internato in manicomio e ci rimase fino alla morte, avvenuta cinque anni più tardi, nel 1903.

La diagnosi fu "general paralysis of the insane", abbreviata GPI, è la "paralisi generale del pazzo" e si manifesta con la perdita del controllo sulla mente e sul corpo.

William Julius Mickle nel 1880 pensava che fosse causata da superlavoro, sforzo mentale, alcolismo o promiscuità sessuale. Quest'ultima fu la causa della sifilide, e infatti la GPI verrà successivamente identificata come neurosifilide. [200]

Si verifica circa 10-20 anni dopo la prima infezione da sifilide, causata dal Treponema pallidum, anche se non tutti coloro che avevano la sifilide sviluppavano poi questa complicanza. I pazienti che ne soffrivano avevano difficoltà ad articolare discorsi coerenti, come se fossero ubriachi, manifestavano una balbuzie nervosa, accompagnata da tremore delle labbra, del viso e delle mani, e una caratteristica andatura barcollante; col tempo il quadro peggiorava e il malato non era più in grado di parlare e camminare; costretto a letto, moriva spesso in preda a convulsioni. La causa era sconosciuta e, fino agli inizi del XXI, la GPI fu classificata come una malattia distinta dalla neurosifilide.

Oggi si cura con la penicillina ma fino alla fine del XIX secolo lo scenario era più complicato. La terapia dell'epoca per le alterazioni psichiche complicate, tra le quali rientrava la GPI, prevedeva trattamenti con arsenicali, bromuro di potassio, paraldeide e cloralio. [201]

La scoperta, nel 1905, del batterio Treponema pallidum, da parte dello zoologo tedesco Fritz Schaudinn e del dermatologo Erich Hoffmann, mise fine alla confusione tra sifilide, neurosifilide e GPI.

Il chimico tedesco Paul Ehrlich e il batteriologo giapponese Sahachiro Hata sintetizzarono e testarono il composto 606, l'arsfenammina, il farmaco che in seguito divenne famoso come Salvarsan, entrato nell'uso clinico a partire dal 1910. Trovata la cura occorreva un test diagnostico per identificare la sifilide nel sangue e nel liquido cerebrospinale. Fu sviluppato dal batteriologo tedesco August von Wassermann. Il test era complicato e richiedeva addestramento e perizia da parte degli operatori; inoltre dava falsi positivi. Il Salvarsan, che era a base di arsenico, era tossico e aveva pesanti effetti collaterali, era complicato da somministrare e richiedeva una serie di iniezioni dolorose. Sia il test di Wasserman, che poteva confermare se qualcuno aveva la sifilide, che il Salvarsan, che poteva trattarla, richiedevano entrambe conoscenze e abilità specialistiche. Inoltre il Salvarsan non era molto efficace nel trattamento delle fasi successive della sifilide, inclusa la neurosifilide.

Hugo Wolf era affetto da neurosifilide dovuta al progredire dell'infezione sifilitica contratta circa venti anni prima. È probabile che la scelta dei testi dei lieder, in gran parte riguardanti il peccato e l'angoscia, sia stata influenzata dal senso di colpa e di vergogna per aver contratto la sifilide.

Questo è il testo di *Gesang beim Rundgang um die Erde* (Canto durante il giro del mondo) dai Mörike Lieder di Wolf, dove affiorano i temi del peccato e dell'angoscia:

Nel mio petto c'è un dolore,
Che mi spinge verso terre straniere.
Ci sono due occhi azzurri che stanno lì,
Non si allontanano dal mio pensiero.
Li vedo da vicino e li vedo da lontano,
Li vedo ovunque.
[...]
Ci sono venti forti e selvaggi,
C'è il rumore del mare,
C'è un'immagine perduta,
Che mi tormenta da quando l'ho vista.
[...]
Viaggio senza misura e senza meta.

C'è una notte meravigliosa,
C'è un'arte dei fantasmi,
C'è ciò che nessun uomo ha pensato,
C'è un'ora,
Che mi perseguiterà intorno al mondo
Fino alla tomba.
Viaggio lontano, viaggio verso,
Viaggio senza misura e senza meta.

Dopo l'arrivo a Vienna e dopo aver contratto la sifilide, il comportamento di Wolf divenne sempre più irregolare; le sue lettere a Melanie Kochert lo descrivono molto chiaramente. Anche la sua musica. Ambiguità e conflitto sono sempre presenti sia nei testi che nell'armonizzazione.

I segni distintivi dello stile di Wolf, sono l'angosciosa ricerca e l'incapacità di trovare una soluzione, anche nella tonalità; l'armonia vaga da una tonalità all'altra, incapace di trovarne una e di tornare alla tonalità in chiave, quella iniziale; l'uso di cadenze ingannevoli, cromatismi e dissonanze creano una continua tensione psicologica.

Le forme più comuni di neurosifilide coinvolgono il liquido cerebrospinale, le meningi e il sistema vascolare (meningite asintomatica o sintomatica e malattia meningo-vascolare). Nella fase avanzata della malattia, le forme più comuni coinvolgono il midollo spinale e il cervello.

La persistente capacità di composizione di Hugo Wolf, anche durante la malattia, può essere spiegata dalla localizzazione nei lobi temporali dei centri cerebrali coinvolti nella composizione musicale, mentre la GPI colpisce principalmente i lobi frontali.

Jean Sibelius

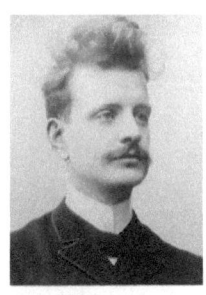

Jean Sibelius è così amato nel suo paese che il suo volto è stato utilizzato sulla banconota finlandese da 100 marchi, fino all'entrata dell'euro nel 2002.

Sibelius nacque a Hämeenlinna, nel Granducato di Finlandia, nel 1865, quando ancora era sotto il dominio russo. La sua famiglia, anche se per metà di origine svedese, mandò invece Jean in una scuola di lingua finlandese, una pratica comune al tempo del "movimento dei fennomani". Si trattava di un movimento ispirato al nazionalismo romantico, che promuoveva la riscoperta della lingua e della cultura del paese, temi che furono parte integrante della concezione musicale di Sibelius.

48 - J. Sibelius

Inizialmente voleva diventare un violinista, ma poi vinse una borsa di studi per studiare composizione a Berlino, e poi a Vienna. Fu lo zio a regalargli un violino, comprato al mercatino delle pulci a San Pietroburgo, verso la meta dell'Ottocento, forse un vero Jacobus Steiner.[a]

Si innamorò di Aino, la figlia diciassettenne del generale Alexander Järnefelt, governatore di Vaasa, e di Elisabeth Clodt von Jürgensburg, un'aristocratica baltica. Si sposò con lei a ventisette anni.

Viaggiò molto, anche in Italia. Per la sua seconda sinfonia lavorò e visse a Rapallo. La terza sinfonia la scrisse a Parigi e, nel 1926, compose *Tapiola* a Roma.

Le sue composizioni più note sono *Finlandia*, il *Valzer Triste*, il *Concerto per violino e orchestra*, la suite *Karelia* e *Il cigno di Tuonela*, oltre cento lieder per voce e pianoforte, le musiche di scena per tredici drammi, l'opera *Jungfrun i tornet*, e poi musica da camera, per pianoforte, musica corale e sette sinfonie.

---

[a] Jacobus Stainer (Absam, 1619–1683) è stato un liutaio austriaco.

Negli anni Sessanta del secolo scorso, il gruppo rock inglese The Nice con Keith Emerson (più tardi Emerson-Lake-Palmer) incise un brano di Sibelius *Karelia Suite*.

Nella sinfonia corale *Kullervo*, del 1891, e nella *Sinfonia n. 1 in Mi minore* del 1899, è evidente l'influenza di Chajkowskij.

Si dice che ci fosse anche una *Sinfonia n.8*, distrutta da Sibelius appena finito di comporla.

Sibelius ha composto anche dei brani dedicati agli alberi: abete, betulla, pino, sorbo. Di queste, la più famosa è quella per l'abete op75 n. 5 del 1914.

Sibelius amava tutti i tipi di volatili e in particolare i cigni e. Sul suo diario aveva scritto "I cigni sono nei miei pensieri perennemente, mi danno sensazione di luce, illuminano la vita".

Musicalmente, Sibelius cercò di riscoprire e reinventare una musicalità nuova che tuttavia avesse le radici nel nazionalismo romantico, nella cultura e nelle tradizioni nazionali.

Per superare il sistema tonale, Sibelius intraprese una strada opposta a quella di Schönberg e Berg; non inventò un sistema armonico nuovo ma cercò ispirazione partendo nella musica tradizionale e popolare, in cui ancora era presente l'antico sistema modale. È una musica in cui lo sviluppo musicale avviene attraverso la melodia e non è basata su una sequenza di accordi. Anche il blues dei nostri tempi è una musica fondamentalmente modale.

In questo tipo di musica si usa il tritòno, cioè la sequenza di due note distanti tre toni. È la metà esatta di una ottava e, al nostro orecchio "occidentale", viene percepito come una dissonanza che crea attesa e tensione; tanto che, nel medioevo, era chiamato "diabolus", l'intervallo del diavolo [figura 54].

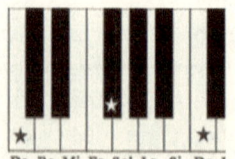 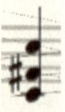

49- tritono sul pianoforte e sul pentagramma

Fu effettivamente usato in tutto ciò che poteva avere a che fare col diavolo o col diabolico: Saint Saens ne fa largo uso nella *Danza*

Macabra, Tartini ne *Il trillo del diavolo*. E lo hanno usato per creare tensione i Led Zeppelin e i Deep Purple. Per risolvere la tensione è sufficiente che il Fa ♯ si sposti di mezzo tono in su per creare una quinta, perfetta da punto di vista armonico e gradevole per il nostro orecchio.

West Side Story, uno dei musical più famosi di Leonard Bernstein, pur se pieno di grandi melodie e ritmi orecchiabili, è costruito attorno al tritono.

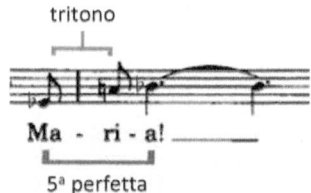

55 - Inizio del tema "Maria" in West Side Story

Quando Tony canta "Maria", la dissonanza del tritono crea solo per un momento una tensione prima di salire di un semitono e formare un intervallo perfetto di quinta. Tony ha appena incontrato Maria, e l'ottimismo rigenerato dalla quinta perfetta spazza via ogni cattivo pensiero suggerito dal tritono.

Anche nei momenti più ottimisti e romantici della musica, Bernstein mantiene il tritono presente come un sinistro promemoria delle cose più oscure a venire. La psicologa Diana Deutsch, nel 1986, ha scoperto anche il cosidetto "paradosso del tritono": due note che distano di un tritono, se ripetute ciclicamente ingannano l'orec-chio e possono essere percepite indifferentemente come una scala ascendente o discendente.

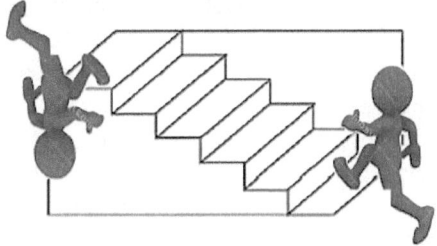

56 – illusione ottica. Capovolgendo l'immagine l'omino che sembra a testa in giù in realtà sta salendo le scale al contrario.

Un esempio più facile da capire, per i non musicisti, è quello dell'illusione ottica di un disegno di una scala che può essere iniziata "da sotto" o "da sopra". [figura 56].

L'uso del "diabolico" tritono è ampiamente e volutamente diffuso nella *Quarta Sinfonia in la minore, op. 63* di Sibelius. La sinfonia inizia con i violoncelli, i contrabbassi ed i fagotti che, con un fortissimo-diminuendo, scandiscono l'intervallo inquieto e ambiguo del tritono, per creare una ambiguità tonale e una tensione irrisolta che domina tutta la sinfonia quasi fino alla fine.

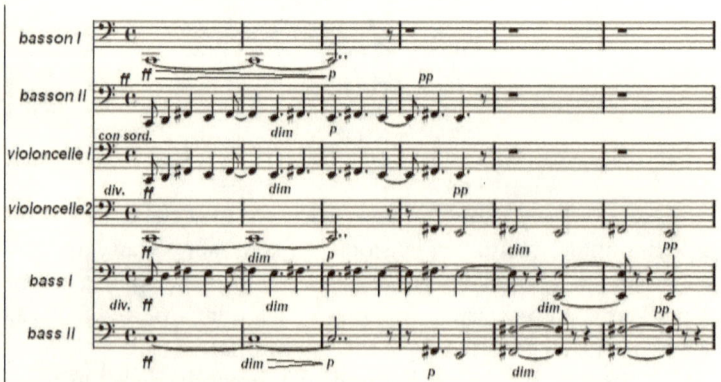

50 - *Inizio della Quarta Sinfonia in la minore, op. 63 di Sibelius*

L'uso di una scala per toni interi all'inizio della quarta sinfonia non fu apprezzato da tutti i contemporanei di Sibelius. Gli alcolici, il gioco e lo sperpero di denaro fecero il resto: rovinarono Sibelius, la sua salute, il matrimonio e la carriera. Sibelius sviluppò un gusto per le feste e il gioco d'azzardo dal 1889, quando studiava a Vienna.

Le bevute con gli amici e i festini, un passatempo goliardico condivisibile nel periodo giovanile, continuarono anche nell'età adulta, e divennero un problema quando raggiunse la notorietà. Sibelius spendeva più di quanto riuscisse a guadagnare, in feste, grandi abbuffate e, soprattutto, grandi bevute. Cifre esorbitanti spese in champagne e aragoste.

Si spostava tra i ristoranti e i bar di Helsinki con il suo seguito di artisti, tra cui il direttore d'orchestra Robert Kajanus

. Fu proprio in una di queste serate che il pittore finlandese Axeli Gallen-Kallela[a] dipinse i due mentre bevono insieme: Kajanus in mezzo, Sibelius a destra, mentre un terzo personaggio, accasciato sul tavolo, rappresenta bene l'atmosfera della serata. Il ritratto di Axel Gallen-Kallela di Sibelius e amici che bevono, e intitolato "Simposio" [figura 58]

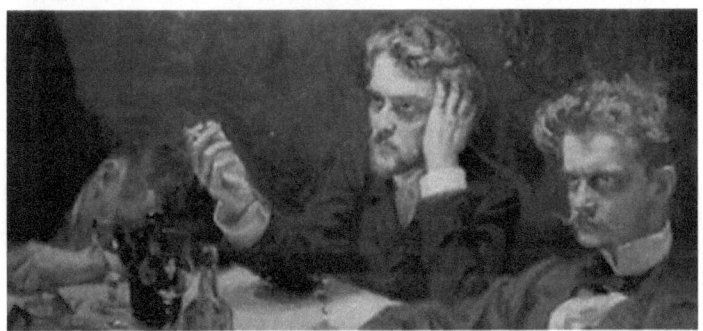

51- Akseli Gallen-Kallela, Symposium, 1894. olio su tela.

Axeli Gallen-Kallela e Sibelius erano nati nello stesso anno e fra loro c'era un forte legame di amicizia. Per il funerale dell'amico, nel 1931, Sibelius compose la *Sonata triste per l'organo op.111b.*

Il suo disdicevole stile di vita fece ammalare la moglie Aino, fino al ricovero in un ospedale nel 1908. In risposta, Sibelius fece il suo primo tentativo di smettere di bere, ma ricominciò presto, e anche più di prima. Forse, complice anche l'altro suo vizio, il fumo, Sibelius sviluppò un cancro alla gola. Fu operato nel 1908, a Berlino. Promise di smettere di bere una volta per tutte. Dopo l'operazione, i medici non erano ottimisti, ma Sibelius recuperò. Questo primo contatto ravvicinato con la morte fu l'ispirazione per la composizione Luonnotar Op. 70 e anche per la quarta Sinfonia.

Probabilmente la Sinfonia n.4 è la descrizione del cancro di Sibelius, così come fece Marin Marrais con la sonata per i suoi

---

[a] Akseli Gallen-Kallela, nato con il nome di Axél Waldemar Gallén (Pori, 1865 – Stoccolma, 1931). Pittore conosciuto soprattutto per le illustrazioni del poema epico nazionale finlandese Kalevala

calcoli, come il Trio per l'infarto di Schönberg o come la Nona Sinfonia per l'endocardite batterica di Mahler. [202]

Il "periodo sobrio" che seguì fu anche uno dei più creativi di tutta la carriera di Sibelius. Questo periodo felice durò quasi un decennio, poi le vecchie abitudini tornarono, e ripresero i litigi con la moglie.

Oltre a tenere concerti e dirigere la sua musica in tutto il mondo, durante questo periodo Sibelius terminò la sua sesta sinfonia e compose pezzi famosi come *Hymn to the Earth Op. 95*, e *Valse Lyrique Op 96*.

Come regalo di compleanno, nel dicembre del 1920, Sibelius ricevette una donazione di sessantatré mila marchi dal tenore Wàinà Sola. Ne usò una parte per pagare i debiti, ma una grossa fetta fu destinata a grandiosi festeggiamenti a Helsinki. Nel 1926, la dipendenza dall'alcol divenne ancora più forte. Dopo le prove per un concerto a Gothenburg, al mattino, Sibelius andò in città per rilassarsi. Si chiuse in un ristorante fino alle otto di sera, ingozzandosi di ostriche e bevendo champagne. Ubriaco fradicio, si presentò per dirigere il concerto della sera: iniziò a dirigere e si fermò, pensando si trattasse ancora delle prove, poi riprese, dopo le occhiatacce della moglie disperata. Sibelius riuscì a ricomporsi in qualche modo, e il concerto continuò, quasi normalmente.

Sebbene in Finlandia vigesse una legge proibizionista, Sibelius riusciva a procurarsi alcol come farmaco, facendoselo prescrive da medici accondiscendenti. I farmaci includevano liquori, brandy medico, vino medicinale e altri liquori venduti nelle farmacie.

I vini medicinali si chiamavano anche tinture vinose o enoliti, ed erano soluzioni idroalcoliche di fitocomplessi di piante officinali, ottenute usando un opportuno vino come solvente in cui si macerava una o più piante medicinali.

Per le droghe astringenti si usavano vini rossi per il loro contenuto in tannini che potenziano l'azione astringente. Per l'effetto diuretico si preferivano i vini bianchi. Per droghe resinose, con oli essenziali alterabili si usavano invece i preparati liquorosi, con oltre 15 gradi alcolici. Erano preparazioni toniche e stomachiche. Questi vini erano anche molto zuccherati, e per questo erano indicati quando la droga da estrarre aveva un sapore sgradevole. I vini medicati per Sibelius erano un modo per assumere alcol senza sentirsi in colpa.

All'inizio del 1924, Sibelius si dedicò alla sua settima sinfonia, e ovviamente all'alcol: "Alcol per intossicare nervi e mente. – scrisse nel suo diario il 6 gennaio - Quanto è tremendamente tragico il destino di un compositore che invecchia".

La moglie Aino scrisse che non avrebbe più seguito il marito nei tour, poiché non poteva più sopportare di vederlo dirigere in uno stato di ubriachezza. Inoltre, non comprendeva e non apprezzava una composizione ottenuta con l'aiuto di "ispirazione artificiale". Così scrisse Sibelius nel suo diario dell'8 maggio: "La solitudine mi sta facendo impazzire. Nemmeno mia moglie mi parla adesso. Per poter vivere devo consumare alcolici. Vino o Whisky! Se solo potessi trovare una soluzione". E il 22 giugno aggiunse: "Il mio consumo di alcol è molto moderato". In agosto riuscì a completare la seconda suite de La Tempesta, l'ultimo significativo lavoro orchestrale.

Trascorse l'ultima parte della sua vita lontano dal pubblico, in campagna con la moglie, fino all'età di novanta anni. Non si sa se alla fine abbia smesso di bere ma è certo che non compose o non riuscì più a comporre. Forse lavorò ad un'ottava sinfonia, ma non la mostrò mai o la distrusse: "Se non riesco a scrivere una sinfonia migliore della mia Settima, - disse - allora sarà l'ultima".

Alexander Scriabin

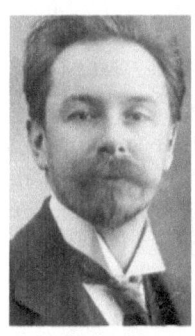

52-.A. Scriabin

Scriabin era un nevrotico ossessivo. Prima di presentarsi ai suoi ospiti passava ore a spazzolarsi i capelli e i baffi, e indossava sempre i guanti ogni volta che doveva avere contatti con la gente. Aveva una calligrafia molto precisa, tipica delle personalità ossessive. All'età di sette anni, iniziò a costruirsi pianoforti giocattolo con tanto di pedali, tasti e corde. Faceva spettacoli teatrali di sua creazione in un improvvisato teatro di marionette. Era un bambino molto magro, pallido, irrequieto e infelice; fu fatto visitare più volte dai medici, ma puntualmente gli consigliarono semplicemente cibo sano e aria pulita. Era affascinato dal misticismo orientale e una volta cercò di camminare sulle acque del lago di Ginevra – ovviamente non ci riuscì.

Alexander Scriabin era nato a Mosca, il 6 gennaio 1872 (la notte di Natale del 1871, secondo il calendario giuliano) da una famiglia aristocratica da secoli. Nel dicembre 1893, Scriabin conobbe Vera Ivanovna Isakovich (1875-1920), una pianista di talento. Si sposarono con una cerimonia di cinque giorni, dal 15 al 20 agosto 1897, come voleva la l'ortodossia russa. La coppia si esibì spesso, individualmente e in arrangiamenti per quattro mani. Ebbero quattro figli. Scriabin abbandonò la sua famiglia e si separò da Vera nel 1904 per sposare Tatiana Fyodorovna Schlözer, dalla quale ebbe altri tre figli.[203]

Fortemente ispirato a Chopin (pare che dormisse con i suoi spartiti sotto il cuscino), le prime composizioni di Scriabin erano decisamente tonali, prima di dedicarsi, alla dodecafonia. Prese lezioni di pianoforte da Nikolaj Zverev, nello stesso periodo in cui tra gli allievi c'erano anche Chajkovskij e Rachmaninov. Zverev era dispotico, isterico e sadico; puniva e picchiava intenzionalmente i suoi allievi per le minime disattenzioni, per una nota sbagliata o mal eseguita. Pretendeva che gli allievi migliori e più talentuosi vivessero in casa sua, per assoggettarli ai regimi più rigorosi, una sorta di collegio-musicale. In poco tempo Scriabin divenne l'allievo prediletto di Zverev, che però voleva farne un pianista, e non un compositore. Restò un paio d'anni con Zverev e poi entrò al Conservatorio di Mosca, a sedici anni. A quel tempo, la musica in Russia era impostata su due correnti di pensiero: quella di San Pietroburgo e quella di Mosca. San Pietroburgo era la capitale culturale depositaria e custode della tradizione musicale e artistica russa mentre la scuola di Mosca era più orientata alla musica occidentale. A San Pietroburgo c'era Il Gruppo dei Cinque, Mussorgsky, Rimsky-Korsakov, Borodin, Cui e Balakirev, tutti col dichiarato obiettivo di diffondere le tradizioni nazionali russe nella musica classica. A Mosca c'era il grande Chajkovskij, anche lui formatosi a San Pietroburgo, ma più vicino alla musica occidentale. Scriabin era a Mosca e non seguì né le antiche tradizioni nazionali russe né il conservatorismo occidentale, e così prese le distanze sia dai Grandi Cinque che da Chajkovskij.

Aveva le mani piuttosto piccole per un pianista, copriva a malapena un'ottava; per questo si tormentava in ore e ore di esercizi di estensione, e arrivò fino al punto di danneggiarsi irreparabilmente le articolazioni della mano destra in seguito ad un dissennato studio delle 32 sonate di Beethoven, le difficilissime Islamej di Balakirev e le Réminiscences de Don Juan di Liszt. I medici definirono il danno irreversibile. Per un certo periodo non poté suonare con il braccio destro che, anche in seguito, non guarì mai completamente. Quando si esibiva in pubblico, prima di cominciare a suonare, indicava la sua mano destra come per chiedere comprensione. Fu per questo motivo che compose la *Sonata in fa minore op.6*, che definì un "grido contro il fato e contro Dio", e poi il *Preludio e Notturno op. 9 per sola mano sinistra*, che si sposta forsennatamente a suonare sia una melodia che l'accompagnamento.

La lettura de *La chiave della teosofia* di Helena Petrovna Blavatsky e l'abbonamento alla rivista *Le Lotus Bleu* lo portarono ad innamorarsi della "teosofia" e ad aderire alla Société Théosophique. Le Lotus Bleu era il periodico della Società Teosofica di Adyar (in India) che promulgava la fraternità universale, e su cui scrisse anche Théophile Pascal.

Il nome della rivista richiama ed evoca gli effetti allucinogeni e afrodisiaci del loto blu, ovvero la Nymphaea caerulea, una ninfea usata durante le cerimonie spirituali fin dai tempi dell'Antico Egitto.

Attraverso la teosofia, Scriabin arrivò alla "sinestesia, il fenomeno che si verifica quando uno stimolo proveniente da una via sensoriale o cognitiva induce o richiama sensazioni automatiche e involontarie di un altro senso. Scriabin associò i colori alle note della scala musicale e studiò gli effetti psicologici sul pubblico stimolato contemporaneamente da suoni e colori.

La tastiera di Scriabin assomiglia un po' ai pianoforti giocattolo dei bambini con i tasti colorati: il Do è rosso e il Fa granata, il Re e il Sol sono giallo e ocra, il Mi e il Si sono due tonalità di blu e il La è verde.

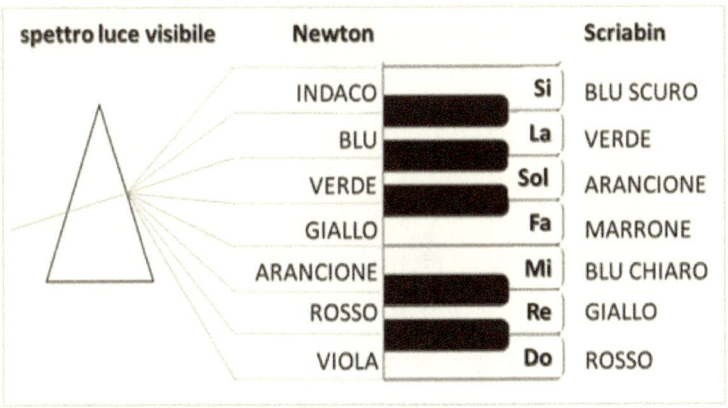

53 – I colori dello spettro della luce visibile le scale di Newton e Scriabin.

È la trasposizione in musica dello spettro visibile della luce e la rivisitazione di un concetto già esposto, nel 1704, da Isac Newton col suo cerchio di colori e note, in cui i colori dello spettro, dal rosso al viola, erano sovrapposti alle note di una ottava completa della scala musicale [figura 61].

Secondo Scriabin, quando l'occhio viene colpito da un colore e all'orecchio arriva contemporaneamente il suo suono corrispondente, si crea "un potente risonatore psicologico".

L'opera sinestetica più famosa di Scriabin è *Prometeo, il poema del fuoco op. 60*. Alexander Scriabin immaginò il suo Prometeo come una spettacolare doppia sinfonia di luce e suono. Sulla partitura Scriabin inserì anche la notazione della luce. Il primo rigo "Luce", sopra quello dei flauti "Fl. I.II", è proprio la musica della luce, da eseguirsi con l'organo di luce, cioè una tastiera musicale che alla pressione di un tasto non emetteva un suono ma una luce colorata [figura 61]

L'esecuzione di questo rigo è rimasta a lungo alquanto problematica perché, nel 1910, non era tecnicamente eseguibile. Scriabin lavorò a lungo con il tecnico Alexander Mozer per creare un "clavier à lumières" [una tastiera per luce], cioè una tastiera che non emettesse suoni ma la luce colorata corrispondente alla nota suonata. Un prototipo è conservato al Museo di Mosca.

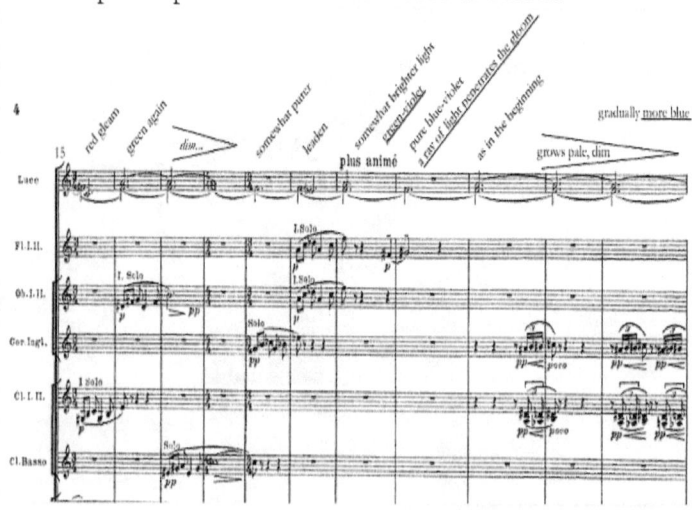

54- *Prometeo, il poema del fuoco op. 60*

La prima esecuzione completa del Prometeo anche con le luci, si tenne alla Carnegie Hall, il 20 marzo 1915, meno di un mese prima della morte del compositore. La Società Sinfonica Russa affidò il problema tecnico alla Edison Testing Laboratories, che inventò Chromola, un organo con una tastiera di 15 tasti-interruttori che accendevano una serie di lampade poste dietro a filtri colorati, con due pedali per controllarne l'intensità. La luce prodotta veniva proiettata su uno schermo di tela. Il risultato fu interessante, ma non raggiunse l'effetto desiderato dal compositore. Secondo Scriabin il pubblico avrebbe dovuto essere immerso nei colori così come era avvolto dai suoni.

Un esperimento con una illuminazione tecnologicamente più avanzata fu tentato in Inghilterra, il 4 maggio 1972, dalla London Symphony Orchestra diretta da Elyakum Shapirra alla Royal Albert Hall. Ma il vero concerto totale di suoni e luci, come Scriabin lo aveva immaginato nel 1910, fu realizzato alla Yale University, esattamente un secolo dopo, nel 2010, da Anna Gawboy, per una tesi di dottorato su Scriabin.

L'opera fu eseguita dalla Yale Symphony Orchestra diretta da Toshiyuki Shimada, con una tastiera collegata ad un impianto di potenti proiettori di luci e suonata da un pianista che leggeva il primo rigo "Luce" dello spartito, esattamente come scritto da Scriabin.[204]

In effetti, senza l'effetto di luci il Prometeus è una sinfonia come le altre, ma con l'accompagnamento dei colori si entra in un'altra dimensione, musicale e sensoriale.

Non si tratta di aggiungere effetti speciali luminosi, come avviene nei moderni concerti di musica leggera. I Pink Floyd inventarono il "light show", uno spettacolo in cui luci e laser comandati da un computer seguivano i brani in scaletta accompagnandoli, battuta per battuta, con giochi di luci sempre diversi. Sono artefatti scenici, effetti speciali e spettacolari per impressionare lo spettatore. Le luci dei concerti moderni seguono al massimo il ritmo e l'ambeintazione, mentre le luci di Scriabin sono parte integrante della composizione, seguono le note, anzi sono esse stesse note, emesse dalla tastiera di luce, la luce segue l'armonia e non solo il ritmo. Lo spettatore deve percepire un accordo di Re maggiore e sentirsi immerso in una avvolgente luce gialla, parte integrante dell'armonia.

Quello di Scriabin non è un light show ante litteram ma un utilizzo della luce come strumento musicale. È curioso che la copertina di The Dark Side of the Moon dei Pink Floyd, una delle più famose della storia del rock, sia proprio un prisma colpito da un raggio di luce bianca che si scompone nei colori dello spettro visibile.

Sergei Rachmaninov raccontò di una conversazione che ebbe con Scriabin e Rimsky-Korsakov sull'associazione di colori e musica. Rimsky-Korsakov era d'accordo con Scriabin sulle associazioni di chiavi musicali con i colori ma non concordavano su quali colori; ad esempio, mentre entrambi concordavano che il Re maggiore era marrone-oro, il Mi bemolle maggiore secondo Scriabin era rosso-viola, mentre per Rimsky-Korsakov era blu. Rachmaninov era scettico e assistette divertito alla discussione, ma Rimsky-Korsakov gli fece notare che c'era poco da ridere perché la scena dell'oro e dei gioielli scintillanti nella fiaccolata de *Il Cavaliere Avaro*, Rachmaninov l'aveva scritta proprio in Re maggiore, che infatti corrisponde al marrone-oro. Scriabin fece notare a Rachmaninov come egli inconsciamente avesse seguito le leggi dell'associazione tra musica e colore, a dimostrazione della loro fonda-

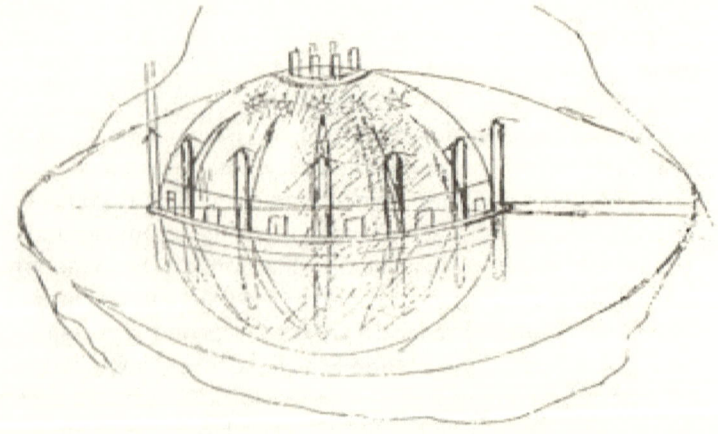

55 - Tempio emisferico per il Mysterium da costruire ai piedi dell'Himalaya

tezza.

Oltre che dalla teosofia del misticismo orientale, Scriabin si lasciò influenzare anche dalle teorie del Superuomo di Nietzsche.

Iniziò a lavorare ad un'opera colossale sul tema dell'Armageddon, dal titolo Mysterium. Si trattava di un'opera, che oggi definiremmo multimediale a realtà aumentata, che nell'intenzione dell'autore doveva essere rappresentata in un tempio emisferico appositamente costruito ai piedi dell'Himalaya, in India. Doveva essere "una grandiosa sintesi religiosa di tutte le arti, intesa a proclamare la nascita di un nuovo mondo" in cui si dovevano fondere suoni, danze, luci e profumi, una celebrazione della redenzione spirituale dell'umanità prima dell'imminente cataclisma. [figura 62]

L'evento doveva durare una settimana e sarebbe stato seguito dalla sostituzione della razza umana con "esseri più nobili". Al momento della sua morte aveva abbozzato settantadue pagine. La composizione era incompleta ma fece parlare di se. Gabriele d'Annunzio, nel suo Notturno, dedicò a Scriabin la poesia *Scriàbine danza*:

"Questa sera Scriàbine danza, con la forza d'un arciere del principe Igor, sul suo cuore immortale che canta la melodia duplice del desiderio e del dolore. [...] Egli danza, danza, con una ebrezza disperata, [...] finché non oda le note rotte del nero e vermiglio canto avvenire, la melodia dell'eternità, l'inno profondo, sempre più profondo, della doglia infinita."

A completare l'opera ci pensò un altro compositore russo, Alexander Nemtin, che trascorse una trentina d'anni per finire il lavoro. Ne uscì una composizione dal titolo *Preparazione al mistero finale*, della durata di tre ore e divisa in tre parti: Universo, Il genere umano e Trasfigurazione. La prima parte fu registrata e pubblicata nel 1973, diretta da Kirill Kondrašin e poi, nel 1996, Vladimir Aškenazi registrò tutte e tre le parti con la Deutsches Symphonie Orchester di Berlino.

Oggi, la sinestesia è considerata una condizione neurologica involontaria; cento anni fa, il termine "sinestesia" poteva riferirsi a una vasta gamma di fenomeni inter-sensoriali, indipendentemente dall'origine neurologica, psicologica, patologica, artistica, intellettuale, spirituale o mistica. È importante tener presente questa evoluzione del termine prima di formulare qualsiasi giudizio, artistico piuttosto che patologico, sulla natura dei fantasiosi suoni colorati di Scriabin.[205] In sostanza, Scriabin era un geniale artista visionario o la sua sinestesia aveva una origine neurologica?

Boris Schloezer, il suo biografo, nonché fratello della giovane Tatiana, descrisse Scriabin come un mistico, devoto e religioso, e descrisse una profonda crisi religiosa che Scriabin ebbe a vent'anni.

Così scrisse Scriabin di se stesso: "amante delle fiabe, con una vivida immaginazione e molto religioso, con fede illimitata negli insegnanti e nel sacerdote, credente nell'Antico Testamento, assiduo nelle preghiere e nel mistero dell'Eucaristia. A sedici anni ebbi una notevole assenza di autoanalisi. A vent'anni, un serio problema alla mano, un evento decisivo della mia vita. Ero riluttante ad ammettere che il mio disturbo fosse incurabile. Feci le prime riflessioni sul valore della vita, sulla religione e su Dio. Continuò la fede in Dio Padre e vacillò quella in Cristo."

Tra il 1903 e il 1905 compose *Il Poema Divino* e *Il Poema dell'estasi*, 1903-1905. Il rifiuto del Dio che gli aveva negato la fama desiderata prese sempre più corpo: "Io non sono niente e voglio vivere. Attraverso la forza del mio desiderio io creo me stesso e il mio sentimento per la vita. Tutto è in noi, e solo in noi. Sono libero. Ho voglia di vivere. Desidero il nuovo e l'ignoto. Voglio creare e creare consapevolmente. Voglio inghiottire tutto e assorbire tutto nella mia individualità. Voglio dare gioia al mondo. Voglio prendere il mondo come uno prende una donna. Mi serve il mondo. Io sono ciò che i miei sensi provano. Io creo il passato. Io creo il futuro. Io creo la pace, il dolore e la gioia in me. Io sono ciò che creo. Io sono Dio." [206]

Ancora una volta viene da chiedersi se Scriabin sia stato un genio mistico o abbia sofferto di un disturbo affettivo psicopatologico-psicotico.

Leonid Sabaneyev è stato uno dei maggiori biografi di Scriabin e ne pubblicò le prime pagine già nel 1916, appena un anno dopo la morte del compositore. Lo conosceva bene, era un suo amico e profondo ammiratore della sua arte; dunque, c'è da credergli quando scrive: "La psicosi di Scriabin si sviluppò gradualmente, a partire dall'età di trentacinque anni [...] fino ad assumere rilevanza clinica. Era senza dubbio una mania religiosa con accentuati aspetti erotici. La sua musica era profondamente orgiastica, ed è per questo che è stato attratto da paesi esotici come l'India."[207]

Il compositore inglese Alexander Brent-Smith (1889–1950) pubblicò *Alcune riflessioni sull'opera di Scriabin* in cui lo definì "musicalmente distaccato, mentalmente confuso e illogico", e la sua musica "rumore monotono e insensato". Inoltre, definì l'intero progetto Misterium come una materia degna dell'analisi di uno psichiatra. [208]

Il pianista Vladimir Horowitz, che aveva eseguito varie composizioni di Scriabin, anche a casa dello stesso, lo definì più tardi "un folle, pieno di tic e incapace di stare fermo a sedere". Il musicologo Gerald Abraham lo definì un "triste caso patologico, erotomane e narcisista fino alla mania". Sergei Prokoviev si rifiutò di eseguire il Concerto per pianoforte in Fa diesis minore di Scriabin; Glazunov disse che "Scriabin aveva perso la testa", e Rachmaninov aggiunse che "Scriabin non aveva una testa da perdere".

Alexander Scriabin era un uomo ipocondriaco, piccolo e gracile. Nel 1884, quando aveva dodici anni, quasi morì per il morbillo. Lo stesso anno ebbe un incidente stradale in cui si ferì al braccio destro. Nel 1895 fu visitato dal Professor Wilhelm Erb, un noto neuropatologo tedesco, specialista in disturbi nervosi, che gli consigliò l'idroterapia in Svizzera.

Nel 1893 si autodanneggiò irreversibilmente la mano destra per l'eccessivo sforzo pianistico. Tra i venti e i ventinove anni ebbe diverse crisi depressive.

Ebbe una vita sessuale alquanto disinvolta. Lasciò la prima moglie Vera per la poco più che adolescente Tatiana, ed ebbe anche rapporti omosessuali, rigorosamente segreti, poiché nella Russia zarista si rischiavano dieci anni di prigione e l'esilio. Disse "Mi sono annegato nei piaceri e sono stato messo alla prova da loro. Ho imparato quanto l'atto creativo sia indissolubilmente legato all'atto sessuale'. Era un puttaniere incallito, ma allo stesso tempo totalmente effeminato nei modi, tanto da essere soprannominato "Pussy", che oggi potremmo tradurre con "fighetta".

Scriabin è stato il primo a introdurre esplicitamente il sesso nella musica. Scrisse musica intitolata *Desire*, *Danced Caress*, *Sensual Delights* e, soprattutto, il *Poema dell'Estasi*. Il titolo originale del poema che accompagna il brano era *Poema orgiastico*, mutato poi, dallo stesso Scriabin, in *Poema dell'Estasi*.

Scriabin si sentiva designato, il profeta, il messia, a cui il destino aveva rivelato le condizioni per un'ulteriore evoluzione e l'atto di riunificazione dell'Umanità a Dio.

Poiché ci sono molte somiglianze tra esperienze mistiche-spirituali e deviazioni psicotiche, molti concordano oggi sul fatto che, oltre ad una personalità disturbata, Scriabin soffrì di un disturbo affettivo. [209]

È possibile che abbia sofferto di malattia mentale negli ultimi anni della sua vita a causa della neurosifilide, che può manifestarsi in una forma di megalomania. Secondo altri la neurosifilide avrebbe solo aggravato e amplificato un disturbo narcisistico della personalità preesistente.

Neurosifilide, follia o disturbi psichiatrici: qualunque sia stata la fonte della sua creatività artistica, la sua musica è giunta fino a noi. Scriabin può essere considerato il padre della moderna letteratura musicale russa, soprattutto nelle improvvise accensioni di natura epica e le dissonanze scherzose che richiamano Stravinsky e Prokoviev.

È sufficiente ascoltare la Sinfonia n.3 per dimenticare le vicissitudini e i tormenti mentali dell'uomo-Scriabin e godere della bellezza estatica della sua musica ipnotica.

Quando Vassily Safonoff, direttore della New York Philharmonic, diresse la Sinfonia n.2 in Do minore Op.29 per la prima volta, qualche anno dopo la morte di Scriabin, agitò la partitura all'orchestra e disse: "Ecco la nuova Bibbia, Signori."

Sergei Rachmaninov

(1873-1943)

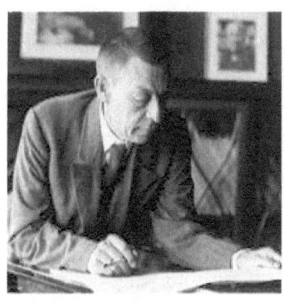

56- S. V. Rachmaninov

Rachmaninov è noto per il suo secondo concerto per pianoforte in Do minore. Non vi dice niente? È diventato popolare dopo essere stato usato come colonna sonora nei film *Breve incontro* (Brief Encounter, del 1946)[a] e *Quando la moglie è in vacanza* (The Seven Year Itch, del 1955). Ancora niente? L'adagio sostenuto è stato copiato da Eric Carmen nella canzone *All By Myself* del 1976, poi cantata anche da Celine Dion. Carmen credeva che fosse di pubblico dominio e, per evitare una causa, dovette trovare un accordo con gli eredi del compositore. La melodia di *I Think of You* di Frank Sinatra è ispirata al primo movimento del concerto, mentre l'arrangiamento è fatto sullo stile del terzo movimento. Il coro della canzone *Space Dementia* dei Muse è anch'esso ispirato al primo movimento del concerto.

Insomma, il Concerto per Pianoforte No.2 Op.18 di Rachmaninov è un capolavoro! Altri brani che hanno reso popolare Rachmaninov sono *La Rapsodia su un tema di Paganini* e *Le danze sinfoniche*.

Nel 1943, il virtuoso pianista, compositore e direttore d'orchestra russo Sergei Vasilievich Rachmaninov si ammalò nel bel mezzo di un tour di concerti e fu ricoverato in un ospedale di Los Angeles, dove gli fu diagnosticato un cancro. Si guardò le mani e disse: "Le mie care mani... Addio, le mie povere mani."

L'attenzione per le mani era dovuta al fatto che, oltre ad essere uno strumento di lavoro per Rachmaninov come per un qualunque pianista, le sue erano davvero speciali e particolari, e aveva ben ragione di rattristarsi per esse dopo la diagnosi di tumore.

---

[a] Breve incontro (Brief Encounter) è un film del 1945 diretto da David Lean, vincitore del Grand Prix du Festival International du Film al Festival di Cannes 1946

Erano in grado di estendersi su un'ottava e mezza, dodici tasti bianchi del pianoforte, 26 centimetri. Rachmaninov assicurò le sue preziose mani presso i Lloyd's di Londra e per ripararle da eventuali danni da freddo le proteggeva con un manicotto termico.

Le mani erano molto grandi e le dita molto agili negli spostamenti laterali. Erano talmente particolari che un artista ne fece un calco in bronzo, tutt'oggi conservato in un museo di Londra. [figura 64]

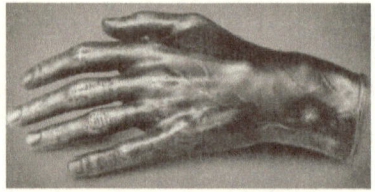

57- calco della mano sinistra di Rachmaninov

L'ipermobilità delle dita delle mani come quelle di Rachmaninov è definita aracnodattilia, letteralmente dita di ragno. Certo, Rachmaninov era anche un gigante, con i suoi 196 centimetri di altezza, ma le mani erano sproporzionate anche rispetto alla statura. Rachmaninov aveva una mutazione del gene che codifica per la proteina fibrillina 1 (FBN1), situato nel cromosoma 15. È la sindrome di Marfan, la stessa malattia genetica che aveva anche Abrahm Lincoln, Charles De Gaulle e soprattutto Niccolò Paganini che sfruttò appieno la mutazione genetica FBN1 e

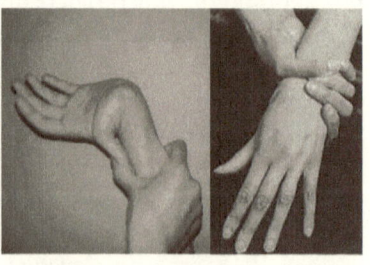

58- segni della sindrome di Marfan

ne fece il cardine della sua impareggiabile tecnica violinistica.

La proteina alterata, la fibrillina-1, è responsabile dell'elasticità dei legamenti. Chi è affetto da questa malattia ha le dite più lunghe e le articolazioni esageratamente mobili ed elastiche: stringendo con una mano il polso dell'altro braccio, le estremità del mignolo e del pollice riescono a sovrapporsi completamente; oppure il pollice disteso all'indietro riesce a toccare il polso dello stesso braccio. [figura 65]

La lassità dei legamenti e del connettivo non interessano solo le articolazioni: ci sono infatti anche ripercussioni a livello oculare (dislocazione del cristallino) [210], scheletrico (il torace è spesso deforme e carenato) e cardiovascolari (dissecazione dell'aorta[a]).

Difficile dire quanto la malattia abbia influito sulle composizioni di Rachmaninov, ma di certo la sua scrittura pianistica risulta assai impegnativa per pianisti con mani piccole. All'inizio del secondo movimento del Concerto per pianoforte n.3, in Re minore, Op. 30, ci sono alcuni accordi fatti per una mano grande, altrimenti si deve arpeggiare. Si può dire che in questo caso la malattia abbia reso possibile e in qualche modo abbia composto le armonie di Rachmaninov.

A parte l'racnodattilia, Rachmaninov non mostrava tutte le caratteristiche cliniche tipiche della sindrome di Marfan, come la scoliosi, il torace carenato e le complicanze oculari o cardiache. Sono state avanzate altre ipotesi. L'acromegalia è una possibile diagnosi alternativa. L'indizio è dato dai frequenti attacchi di depressione di Rachmaninov, che sono coerenti con la diagnosi di acromegalia.

I primi sintomi di depressione e apatia di Rachmaninov affiorarono dopo la morte del suo idolo Chajkovskij, nel 1894. Nonostante la sua carriera stesse decollando, la sua composizione divenne sporadica e cancellò anche una tournée per pianoforte perché aveva perso l'interesse e il piacere nell'esibirsi.

La depressione clinica è caratterizzata da un cambiamento significativo dell'attività per una quantità significativa di tempo – di solito un minimo di due settimane. Una persona può sentirsi triste, vuota, senza speranza o perdere piacere nelle attività quotidiane. La differenza principale tra sentirsi tristi ed essere depressi è la quantità di tempo e l'impatto sulla vita quotidiana.

L'esecuzione della prima Sinfonia di Rachmaninov, a San Pietroburgo nel 1896, fu un vero fiasco, si dice a causa della pessima direzione d'orchestra da parte di un direttore ubriaco. L'insuccesso demoralizzò Rachmaninov al punto da fargli decidere di abbandonare la composizione e lavorare solo come pianista. Ma anche come pianista, la ricerca della perfezione tecnica e l'ansia da prestazione, lo fecero cadere in un grave stato di apatia.

---

[a] La dissezione o dissecazione aortica si verifica quando gli strati della aorta si separano e il sangue riesce a penetrare creando un falso lume.

Nel tentativo di venire fuori da questo periodo difficile viaggiò e si sposò, con la cugina Natalia Satina, dopo aver ottenuto un permesso speciale della Chiesa ortodossa che non ammetteva unioni fra consanguinei. Durante il viaggio di nozze gli sposi visitarono Vienna, Venezia, Lucerna e infine Bayreuth, dove assistettero alle rappresentazioni de L'olandese volante e del Parsifal di Wagner, anche se Rachmaninov non amava la musica wagneriana. Nonostante ciò, la sua depressione peggiorò. I cugini, sua zia e un loro amico, il dottor Grigorij Lvovič Grauermannm, pensarono che fosse giunto il momento di fare qualcosa, e lo persuasero a vedere il dottor Nikolai Dahl.

Dahl era un amico di studi di Grauermann all'Università di Mosca e si era specializzato in medicina interna. Dopo la laurea si era interessato delle applicazioni terapeutiche dell'ipnosi che all'epoca si stavano diffondendo in Francia. Rachmaninov era veramente disperato e acconsentì.[a]

Le sedute, durante le quali Sergei era sprofondato su una comoda poltrona, avevano lo scopo di farlo rilassare, aiutarlo a dormire bene la notte, di svegliarsi di buon umore al mattino, di migliorare l'appetito e, soprattutto, di stimolare il suo desiderio di comporre. L'ipnosi doveva risvegliare la creatività artistica di Rachmaninov, che era notoriamente eccezionale: le composizioni gli si formavano in mente praticamente già complete e le scriveva in due o tre settimane al massimo. Tutto si era interrotto dopo l'insuccesso della prima sinfonia.

Il dottor Dahl era anche un violoncellista amatoriale e questo lo avvantaggiò molto nell'interazione col suo paziente pianista. Per la terapia Dahl utilizzava il metodo della "Suggestione Post-Ipnotica". E' un tipo di suggestione che viene data al soggetto nel corso della trance, ma che ha effetto dopo il risveglio.

Dahl sapeva che la suggestione postipnotica funziona solo su disturbi minori e se quello di Rachmaninov era davvero così grave non avrebbe avuto molte possibilità di successo. Rachmaninov non aveva un blocco di ispirazione musicale ma piuttosto un blocco di scrittura, un rifiuto ai scrivere quello che la sua mente

---

[a] Nikolaj Vladimirovič Dahl (1860 –1939).

creava, una perdita di fiducia nelle sue capacità musicali, in definitiva, un calo di autostima.

Come raccontò lo stesso Rachmaninov, mentre era mezzo addormentato sotto ipnosi sulla poltrona, Dahl gli ripeteva: "Quando scriverai il tuo Concerto, la musica ti arriverà facilmente e prepotentemente. Tu prenderai la tua penna e la scriverai con estrema facilità e il tuo concerto sarà di qualità eccellente."

Le sedute durarono quattro mesi, da gennaio ad aprile del 1900, con frequenza pressoché quotidiana. Rachmaninov ritrovò l'ispirazione compositiva e la fiducia in se stesso. Compose il *Concerto per pianoforte e orchestra numero 2*. Il primo movimento fu composto durante la terapia. Il secondo e il terzo nell'autunno dello stesso anno e fu completato definitivamente nell'aprile del 1901. La prima esecuzione integrale, con il compositore stesso come solista e il cugino Aleksandr Ziloti alla direzione d'orchestra, ebbe luogo alla Società Filarmonica di Mosca il 27 ottobre 1901. Fu un successo straordinario. Come segno di gratitudine Rachmaninov dedicò il concerto al dottor Dahl.

È l'ipnosi che ha realmente funzionato su Rachmaninov? Non ci sono prove sufficienti sull'ipnoterapia, nessun supporto scientifico ma questo non significa che in alcuni soggetti non possa funzionare.

Il secondo concerto per pianoforte, che ha segnato l'uscita dalla prima fase depressiva può esser interpretato come una descrizione delle sedute terapeutiche e l'evoluzione del recupero emotivo e della determinazione finale.

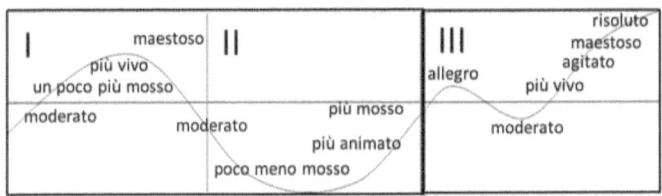

59- *fasi di un disordine bipolare del secondo concerto per pianoforte*

Il concerto si apre con accordi tristi ed elegiaci e termina in trionfo; Rachmaninov scrive il tempo della sezione finale come "risoluto". Dal primo movimento al terzo, l'agogica musicale, cioè il modo di interpretare la velocità, il tempo e l'intensità di esecuzione, ha un andamento ondeggiante che richiama l'avvicendarsi delle fasi di un disordine bipolare:

[I movimento]: moderato - poco più mosso - più vivo - maestoso - moderato. [II movimento] più animato - più mosso. [III movimento] allegro - moderato - più vivo - agitato - maestoso fino al "risoluto" finale. [figura 66]

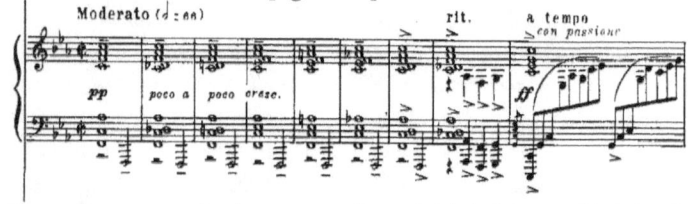

60- *secondo concerto per pianoforte: sequenza di accordi dal pianissimo pp al fortissimo ff*

All'inizio del concerto non c'è nient'altro che pianoforte, è Rachmaninov da solo, con accordi pesanti che descrivono la sua drammatica condizione in un crescendo dal pianissimo (*pp*) al fortissimo (*ff*). [figura 67]

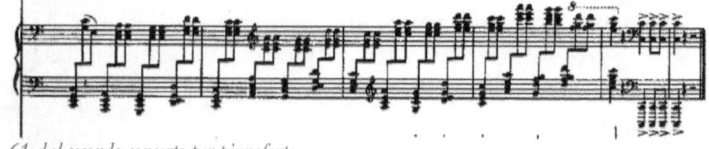

61-*dal secondo concerto per pianoforte*

Poi la solitudine diventa una tempesta di temi diversi che si mescolano e si rincorrono vorticosamente, dal pianoforte al resto dell'orchestra.

Il ritmo e la frequenza cardiaca sono fuori controllo e anticipano un finale da incubo assoluto che si può vedere anche visivamente guardando la partitura. [figura 68]

Il finale è spettacolare, maestoso e "Risoluto". [figura 69]

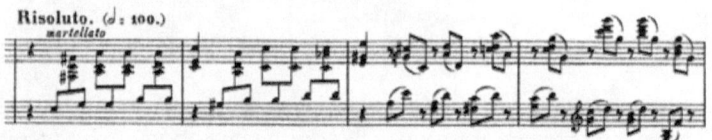

62- *secondo concerto per pianoforte: "Risoluto"*

Si chiude con la firma dell'autore ta/ta-ta-ta, Rach/ma-ni-nov. [figura 70]

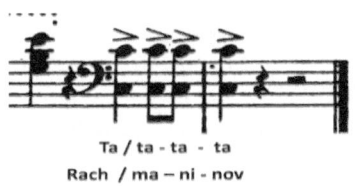

Ta / ta - ta - ta

Rach / ma — ni - nov

63-secondo concerto per pianoforte: firma

Sergei Vasilievich Rachmaninov era nato in una famiglia di musicisti, circondato dalla musica, il 1 aprile 1873. Il padre Vasilij, un ex-ufficiale dell'esercito russo, il nonno paterno e soprattutto la madre Ljubov Petrovna, lo iniziarono al pianoforte all'età di quattro anni. All'epoca, un suo cugino, Aleksandr Ziloti, era già un pianista affermato. Nel 1882 la famiglia, in condizioni economiche precarie, dovette trasferirsi a San Pietroburgo in un piccolo appartamento. La situazione familiare si aggravò quando i fratelli furono colpiti da un'epidemia di difterite e la sorella Sofia non sopravvisse. Il padre, dopo aver sperperato tutto il patrimonio ereditato abbandonò la moglie e la famiglia. Senza soldi, Sergei sarebbe stato espulso dal conservatorio. Il cugino Aleksandr Ziloti intervenne e affidò Sergei come allievo al maestro Nikolaj Sergeevič Zverev. Si trasferì a Mosca e in casa Zverev, dove incontrò altri musicisti russi dell'epoca, tra cui Sergej Taneev e Anton Arenskij, ma soprattutto Pyotr Chajkovskij, con cui strinse subito una forte relazione.

Nel luglio del 1914 scoppiò la Prima guerra mondiale. Il primo anno di guerra fu terribile per la Russia con numerose perdite al fronte; il mondo musicale perdette Scriabin e poco dopo Taneev. Dopo le insurrezioni del febbraio 1917 che portarono alla fine del potere dei Romanov e alla Rivoluzione d'ottobre, Rachmaninov diede il suo ultimo concerto a Mosca devolvendo il compenso ai prigionieri politici da poco scarcerati. Con l'uccisione della famiglia imperiale dei Romanov, Sergej si fece prestare denaro da alcuni amici per ottenere il visto di espatrio per tutta la famiglia Rachmaninov, che lasciò la Russia per sempre il 23 dicembre 1917, verso la Norvegia. Da qui, il primo novembre 1918, con la moglie Natalija e le due figlie, partì con un vaporetto per gli Stati Uniti, dove giunse l'11 novembre. Tutte le proprietà di famiglia erano rimaste in Russia, ma grazie alla fama che l'aveva preceduto, un pianoforte Steinway & Sons e un repertorio di musiche sue, di Chopin, Liszt e Chajkovskij, ricominciò la sua vita americana. Nel 1929 registrò il suo secondo concerto per pianoforte con la Philadelphia Orchestra diretta da Leopold Stokowski. Tornò in Europa per qualche tempo, in Francia, in Italia e in Svizzera dove si esibì per l'ultima volta l'11 agosto del 1939 in occasione del Festival di Salisburgo che quell'anno era stato trasferito a Lucerna a causa dell'annessione dell'Austria alla Germania.

Nell'estate del 1942 si trasferì a Los Angeles, dove trovò come vicino di casa, Igor Stravinskij.

Il secondo grande periodo di depressione di Rachmaninov iniziò proprio in questo periodo. Il 18 dicembre 1942 tenne l'ultimo concerto a New York. Una tosse ostinata e la perdita di peso preannunciarono la diagnosi del carcinoma del polmone. Fece un'ultima revisione del *Quarto Concerto* e non compose più niente.

Il primo febbraio 1943, Rachmaninov e la moglie Natalija erano diventati cittadini americani con una cerimonia pubblica a New York. A metà marzo il suo medico personale Alexandr Golizin gli riscontrò un melanoma metastatico. Il 28 marzo 1943 si spense nella sua casa su Elm Drive a Beverly Hills, in California, mentre il resto del mondo viveva in pieno la tragedia della Seconda Guerra Mondiale.

Arnold Schönberg
(1874 –1951)

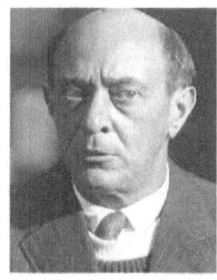

64-A. Schönberg

Arnold Schönberg, il fondatore del sistema dodecafonico, o composizione a dodici toni, aveva una ossessione patologica per il numero 13, che è nota come triscaidecafobia. Schönberg si teneva lontano da stanze, piani e edifici con il numero 13, e evitò con cura qualsiasi cosa ricordasse il 13, anche nella sua musica. Il titolo della sua opera, Moses und Aron, contiene solo 12 lettere perché Schönberg eliminò superstiziosamente la seconda "a" del nome Aaron, proprio per evitare il temuto numero. Visse nel timore dei giorni 13 del mese. Il destino fu beffardo, era nato il 13 settembre e morì, incredibilmente, il 13 luglio, all'età di 76 anni (7 + 6 = 13).

Schönberg era nato a Vienna nel 1874 da una famiglia ebraica modesta ma colta, il padre aveva un negozio di scarpe. Scoprì il violino a otto anni. Dopo la morte del padre Samuel, le difficoltà economiche lo costrinsero a fare il commesso in una banca per cinque anni, quindi si trasferì per un periodo a Berlino e poi in Francia. Sono di questo periodo il Pierrot Lunaire op. 21 per voce femminile recitante, ispirata alla malinconica maschera francese, in cui introduce lo "sprechgesang", il canto parlato dove l'esecutore non intona le parole, ma le declama con un vaga intonazione musicale, una sorta di *rap classico* di un centinaio di anni fa. Ci sono già l'instabilità tonale e la mancanza di punto di riferimento armonico che saranno la base della teoria dodecafonica che Schönberg concretizzerà nel 1920.

Nel 1933 fu obbligato a trasferirsi negli Stati Uniti d'America, a causa delle persecuzioni antisemitiche naziste, prima a Boston e poi a Los Angeles, dove morì nel 1951.

Schönberg, nel 1946 era sempre più malato, in precarie condizioni economiche, e straniero nella sua nuova patria adottiva, angosciato dal timore che il suo nome potesse essere dimenticato. In America era stato messo da parte, tagliato fuori dall'insegnamento e dai concerti. Anche il rapporto col suo illustre vicino di casa, Thomas Mann, era malato. Lo scrittore gli regalò il *Doctor Faustus* con dedica "Ad Arnold Schönberg, l'autentico, con un saluto devoto, Thomas Mann". Schönberg restò profondamente turbato e irritato poiché Adrian Leverkuhn, il protagonista del Doctor Faustus, è un musicista pazzo e sifilitico che riesce ad inventare una musica totalmente nuova grazie ad un patto col Diavolo, con un metodo di composizione fondato su una serie di dodici note: sembra la descrizione perfetta di Schönberg e della sua musica dodecafonica. Nel capitolo ventidue Mann descrive i principi della musica dodecafonica e Schönberg temette che i posteri avrebbero potuto attribuire a Mann l'introduzione della dodecafonia. Per questo motivo chiese allo scrittore di inserire, in ogni copia pubblicata, una postilla che riportasse il vero inventore. Mann lo accontentò inserendo "un compositore e teorico contemporaneo". Schönberg restò ancor più irritato per la sufficienza e il distacco con cui il suo illustre amico lo aveva trattato; il loro rapporto fu minato per sempre.

Il protagonista Adrian Leverkuhn, desidera la grandezza artistica assoluta, e per amplificare il suo genio creativo contrae intenzionalmente la sifilide con la convinzione che la malattia avrebbe amplificato la sua ispirazione artistica attraverso la follia. Schönberg scrisse alla Saturday Revue of Literature "Io ho settantaquattro anni e non ho ancora disturbi mentali. Né ho ancora contratto il morbo [*n.d.r.: la sifilide*] da cui deriva quel tipo di follia. Considero ciò un'offesa".[211]

Quando compose *String Trio* (Trio per archi) nel 1946, aveva ormai 72 anni. Il Trio per archi è intimo, introspettivo e complesso e descrive la condizione fisica e mentale degli ultimi anni di Schönberg. È composto di cinque parti con tre Sezioni principali separate da due Episodi; la terza Sezione è il riassunto reinterpretato della prima. Il significato della ricapitolazione è il senso stesso della vita. Mentre *Ode to Napoleon op.41* del 1942 e le *Variations for Orchestra op. 31* sono pensate per il pubblico, il Trio è stato scritto e pensato per se stesso, una sorta di diario tardivo, quasi un testamento. La costruzione dodecafonica è più frammentata e lascia di tanto i tanto spazio a elementi tonali tradizionali, sia pure solo abbozzati. Se nelle opere precedenti le armonie tonali erano volutamente evitate, qui sembrano cercate, si potrebbe dire "ri-cordate".

Il Trio è essenzialmente una rappresentazione del *todesfall*, la morte, o quasi-morte che Schönberg aveva sperimentato il 2 agosto 1946 e da cui si era ripreso. [212]

Il dottor Waitzfelder, in tarda mattinata, si era recato a casa di Schönberg, a Los Angeles, per visitarlo. Gli prescrisse la Benzedrina, un nuovo farmaco, un'anfetamina. Era stata sintetizzata per la prima volta nel 1887 in Germania dal chimico rumeno Lazăr Edeleanu che la chiamò fenili-sopropilammina, senza scoprirne gli effetti stimolanti; fu sintetizzata in modo indipendente da Gordon Alles nel 1927 e sei anni dopo la società farmaceutica Smith-Kline&French iniziò a venderla come decongestionante per inalazione con il marchio Benzedrine.

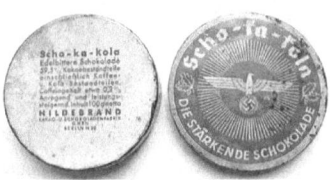

65-*Scho-ka-kola, die stärkende schokolade (il cioccolato rinvigorente)*

Tre anni dopo, nel 1936, fu introdotta la benzedrina solfato, indicata per trattare la depressione e la narcolessia, l'ipotensione, il dolore cronico, l'obesità e la perdita della libido. Le anfetamine diventarono parte integrante del rancio dei soldati in Inghilterra, Germania, Italia e Giappone durante la seconda guerra mondiale. Per i soldati tedeschi si chiamava Pervitin, ed era contenuto nel Panzeschokolade (il cioccolato dei Panzer a base di alloro e Pervitin) oppure Scho-Ka-Kola che conteneva anche caffeina. Per gli Italiani si chiamava "Sinpamina", per i Giapponesi 'Philopon', e per gli inglesi Methedrine. Il titolo di un quotidiano britannico del 1941 recitava "La Metedrina vince la battaglia di Londra".

Nel dopoguerra, l'anfetamina diventò la droga degli studenti per incrementare le prestazioni e delle casalinghe depresse: "Due pillole sono più efficaci di un mese di vacanza", recitava una pubblicità.

A dosi terapeutiche provoca euforia, desiderio sessule, un migliore controllo cognitivo, resistenza alla fatica e aumento della forza muscolare. Dosi maggiori di anfetamina compromettono la funzione cognitiva e inducono dipendenza, psicosi, delirio e paranoia.

In quel 2 agosto del '46, a pranzo, Schönberg si sentiva molto stanco, e la moglie Gertrude lo accompagnò a letto. Dormì fino alle nove di sera e si svegliò con una sensazione sgradevole, ma senza un dolore definito, si precipitò verso la poltrona quando cominciò a sentirsi veramente male: "Un dolore molto forte in

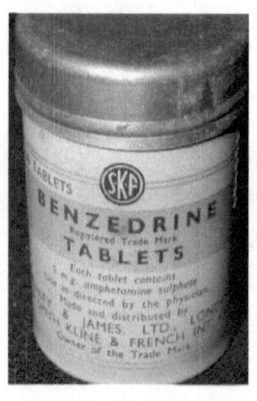

tutto il mio corpo, soprattutto nel petto e intorno al cuore" – riferì lui stesso. Prontamente Gertrude fece chiamare il medico. Arrivò il medico, lo visitò e disse che non si trattava di infarto; gli fece una iniezione di Dilaudid, un oppioide derivato della morfina, l'idromorfone. Calma certamente il dolore forte ma, come la morfina e l'eroina, può causare vertigini, sedazione, nausea, vomito, mal di testa e allucinazioni, depressione respiratoria e circolatoria.

66- Confezione di Benzedrina   Disse Schönberg: "l'effetto fu immediato, il dolore sparì. Dopo devo aver perso conoscenza e dopo una decina di minuti non avevo più battito cardiaco e polso e smisi di respirare. In altre parole ero praticamente morto."

Nel periodo di incoscienza, il medico continuò a "trafficare", come disse la moglie, con adrenalina, ossigeno e acqua calda fino alle cinque del mattino. L'elettrocardiogramma mostrava aritmia ma non infarto.

Il termine *elettrocardiogramma* era stato introdotto per la prima volta da Einthoven al Dutch Medical Meeting del 1893. Dal 1901 era disponibile un eletrocardiografo utilizzabile a scopo diagnostico. Era enorme e pesava quasi 300 Kg: il paziente immergeva i polsi e la caviglia sinistra in recipienti pieni di soluzione elettrolitica in cui erano immersi gli elettrodi. Negli ospedali degli Stati Uniti fu introdotto nel 1909 da Alfred Cohn al Mt. Sinai Hospital di New York. Tuttavia, solo dagli anni quaranta iniziaro ad essere disponibili apparecchiature più piccole per uso diagnostico per l'infarto. Fu Tarō Takemi che progettò la prima macchina elettrocardiografica portatile nel 1937. [213]

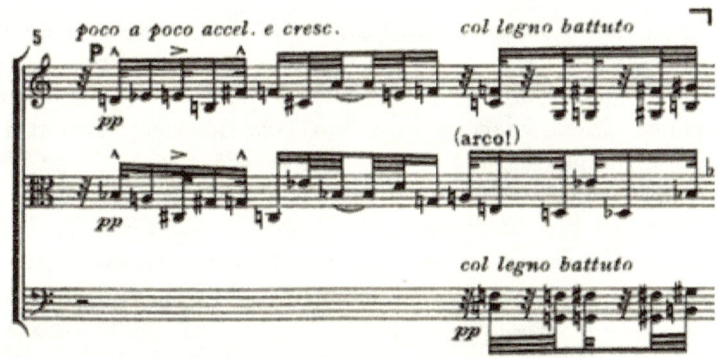

67- *Battuta 5 del Trio di Schomberg, la prima iniezione "col legno battuto"*

Qualcosa di simile deve essere stata utilizzata su Schönberg. Gli ci vollero tre settimane per riprendersi dal collasso, durante le quali fu trattato con ripetute iniezioni di penicillina. Fu in questo periodo che compose il Trio. L'ultima parte, la terza Sezione, riassunto della prima, fu terminata quando stava decisamente meglio, tanto da poter tornare nel suo studio al piano superiore. Schomberg disse che il Trio è la "rappresentazione della mia malattia", della quasi-morte e della guarigione. La frammentazione del brano rappresenta l'agitazione, lo stato di incoscienza e il delirio, mentre i passaggi forti e improvvisi sono le iniezioni di penicillina. Se è così, Schomberg dovrebbe aver fatto una decina di iniezioni, poiché questi passsagi improvvisi si ripetono mediamente ogni 30 battute, su 293 battute dell'intera partitura, più o meno ogni due minuti, dei venti minuti totali di durata del brano. Se corrispondono ai passaggi aspri e duri suonati con il legno dell'archetto degli archi indicati sulla partitura come "col legno battuto", allora fece esattamente nove iniezioni. Chissà, forse il legno battuto deve avergli ricordato il picchiettare delle unghie sulla siringa per far uscire l'aria prima dell'iniezione. [figura 74]

La prima iniezione di penicillina nella storia dell'umanità era stata fatta 12 febbraio 1941 all'ufficiale di polizia di Oxford, Albert

Alexander, 160 mg endovena, mentre la prima penicillina prodotta industrialmente da Merck fu iniettata ad Anne Miller il 14 marzo del 1942, solo quattro anni prima di Schönberg.

Le fasi alternate e frammentate del Trio rappresentano il dolore e la sofferenza, alternati a periodi di sollievo e riposo. Le fasi alternate sono anche evidenziate da momenti di dodecafonia pura avvicendati a reminiscenze tonali che sfociano addirittura in un abbozzato accordo di La maggiore alle battute 234-237, a cinque minuti dalla fine del brano. La lucida descrizione della quasi morte e della "resurezzione" di Schönberg ricordano la morte del principe Andrej in Guerra e Pace, il momento in cui si ricordò che dormiva; e, nel momento stesso in cui moriva, si svegliò: "Sì, questa era la morte. Io sono morto - e mi sono svegliato. Sì, la morte è un risveglio."[214]

Alban Berg
(1885 –1935)

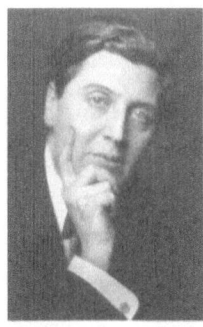

68 - A. Berg

Era malato di asma, lamentava forti dolori al petto e si imbottiva di farmaci per alleviare i sintomi. Era nevrotico (lui stesso lo ammetteva) e ipocondriaco. A risentirne non fu solo il suo stato fisico e mentale ma soprattutto la sua musica.

Alban Berg nacque a Vienna nel 1885, figlio di Conrad, un commerciante di libri, oggetti d'arte e articoli religiosi, e di Johana Braun, figlia di un gioielliere di Vienna. I rudimenti del pianoforte li apprese in famiglia.

Non eccelleva particolarmente, al contrario della sorella Smaragda che invece era un'ottima pianista e colei che probabilmente fece conoscere al fratello la musica francese contemporanea di Ravel e Debussy. Nel 1900, morì il padre e la situazione economica famigliare precipitò, influenzando fortemente lo stato psicofisico di Berg. Venne bocciato all'esame di maturità e lo stato depressivo peggiorò fino al tentato suicidio nel 1903.

Riuscì finalmente a superare la maturità e trovò impiego come contabile presso il comune e, nello stesso anno, iniziò a studiare composizione con Arnold Schönberg. L'incontro col padre della dodecafonia fu decisivo per la maturazione artistica di Berg. Prese lezioni anche da Gustav Mahler. Completò gli studi nel 1910, lasciò l'impiego al comune e si dedicò alla composizione, per passione, e all'insegnamento, per vivere. Nel 1911 sposò Helen Nahowski (si diceva fosse la figlia naturale dell'imperatore Francesco Giuseppe).

Nel 1915 fu mobilitato per lo scoppio della Prima guerra mondiale ma dichiarato inabile al combattimento dopo pochi mesi, a causa dell'asma di cui soffriva da almeno quindici anni. Non ne fu entusiasta, perché era un interventista, e vedeva nella guerra un ruolo purificatore di una società marcia: "Sì, la guerra deve continuare. Il mucchio di letame cresce da decenni ... Credetemi, se la guerra finisse oggi, torneremmo nello stesso vecchio squallore entro due settimane ... La grande sorpresa della guerra sarà nelle pistole, che mostreranno a una generazione frivola la loro totale miseria .... Desidero la pace con fervore, e che finiscano orrore e sofferenza! Ma non posso ancora chiedere che questo desiderio sia soddisfatto."

Berg non era il solo, tra gli intellettuali, ad auspicare una purificazione nel sangue. "Se solo ci fosse una guerra, anche ingiusta! Questa pace è così marcia, oleosa e sporca" – scrisse nel 1910 Georg Heym, un poeta tedesco due anni più giovane di Berg. Sentimenti simili aleggiavano un po' ovunque in Europa durante il decennio che precedette la Prima guerra mondiale e in particolare in Germania e in Austria.

Alban Berg si arruolò nell'esercito nell'agosto del 1915 ma il suo desiderio di catarsi fu presto deluso e, dopo due mesi di addestramento, ebbe un crollo; fu trasferito a compiti d'ufficio per il resto della guerra.

La guerra che non poté fare con le armi la fece con la musica. La musica dirompente e riformatrice di Schönberg, Berg e Anton von Webern (la cosiddetta seconda scuola viennese) è stata creata in questa atmosfera di disperazione. Le prime opere della nuova scuola viennese furono scritte come parte di un movimento d'avanguardia che univa l'odio per la società corrotta di Austria e Germania al disprezzo per tutte le altre culture, comprese quelle di Francia e Italia.

Dopo aver assistito alla rappresentazione teatrale del *Woyzeck*, del drammaturgo tedesco Georg Büchner, gli venne l'idea di scrivere un'opera. Il Woyzeck è la storia del soldato Franz Woyzeck, che per guadagnare qualche soldo, per il sostentamento della sua compagna Marie ed il loro figlio, accetta di diventare cavia di un dottore per alcuni esperimenti. Woyzeck però scopre che Marie lo tradisce con un ufficiale e li sorprende insieme in una taverna. La sua follia lo porta ad attaccare l'ufficiale, ma in preda ad allucinazioni una voce gli dice di uccidere la donna.

L'opera gli portò via molto tempo; fu completata nel 1921 ed eseguita quattro anni dopo. Il Woyzeck di Berg è un dramma lirico complesso che riassume il disagio della società borghese dell'epoca, con tutti i conflitti, le paure, le angosce e le incertezze.

Dopo Woyzeck, Berg abbracciò apertamente la dodecafonia di Schönberg. Già nei primi Lieder per canto e pianoforte, Berg, poco più che adolescente, manifestò il desiderio di una rottura verso gli schemi armonici che avevano dominato per decenni la scena musicale. Con l'influsso di Schönberg aderì al principio dell'atonalità. La Sonata per pianoforte op.1 del 1907, i Quattro Lieder per voce e pianoforte op. 2 del 1909, il Quartetto per archi op. 3 del 1910, i Cinque Lieder per voce e orchestra op. 4 del 1912, i Quattro Pezzi per clarinetto e pianoforte op. 5 del 1913 e i Tre pezzi per orchestra op. 6 composti a cavallo tra il 1914 e il 1915, segnarono l'evoluzione e l'emancipazione dai vincoli dell'armonia.

Questi anni furono i più produttivi per Berg e, dopo aver composto il Concerto da camera per pianoforte, violino e 13 fiati, si concentrò sulla Lyrische Suite, la Suite lirica per quartetto d'archi del 1926, dedicata ad Alexander von Zemlinsky. La Suite è una composizione dodecafonica in sei movimenti in cui le gradazioni timbriche degli strumenti ad arco sono spinte all'estremo. Mise in musica un testo di Baudelaire, Le Vin.

Poi compose il *Concerto per violino e orchestra*, "dedicato alla memoria d'un angelo", Manon Gropius, morta di poliomielite. Manon era la figlia della ex-moglie di Gustav Mahler. È un concerto funebre. In realtà è un Requiem per se stesso. In effetti è possibile che Berg avesse premonizioni di morte e abbia intenzionalmente incluso nel Concerto il suo amore segreto per Alma con cui sperava di unirsi nella vita eterna dopo la morte. Nel concerto, Berg combina la struttura atonale con i temi della sua infanzia, dalle melodie popolari a Bach. Infatti, innestò nel concerto un'intera Corale di Bach e segnò sopra le parti strumentali un testo che non è altro che una preghiera che il musicista deve leggere mentalmente mentre suona, in religioso silenzio: "Signore, se ti piace liberami dal giogo! Buona notte, o mondo. Io vado sicuro e in pace, il mio grande dolore resta quaggiù".

È la corale *Es ist genung* di Bach, tratta dalla *Cantata O Ewigkeit du Donnerwort BWV 60*, del 1723, riportando sulla partitura il testo: "È abbastanza Signore, se lo vuoi, liberami dai vincoli; viene il mio Gesù. Addio mondo. Vado nella casa celeste, sicuro ed in pace. Il mio grande dolore resta quaggiù. È abbastanza, è tempo! "

(Es ist genug, Herr, wenn es dir gefällt, so spanne mich doch aus. Mein Jesus kömmt! Nun gute Nacht, o Welt! Ich fahr ins Himmelshaus, ich fahre sicher hin mit Frieden; Mein feuchter Jammer bleibt darnieden. Es ist genug!) [figura 76].

I due importanti problemi medici di Berg, l'asma e la tendenza alla formazione ricorrente di ascessi, erano stati notati subito dopo il suo ventesimo compleanno.

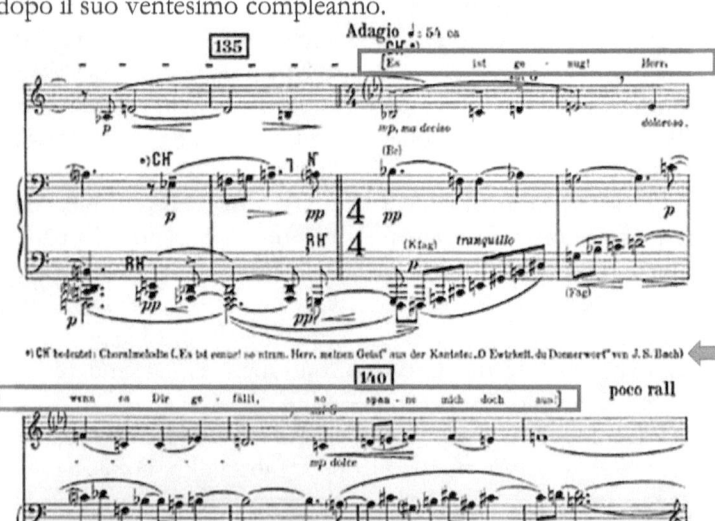

69- *Concerto per violino e orchestra di A. Berg con citazione di Bach*

"Devo sempre tener conto della mia salute sbagliata. Continuo a non stare bene. Soffro di orzaioli, quattro in un occhio. Sono molto malato. Non è solo l'asma, a cui mi sto costantemente abituando! Ora sto anche sviluppando l'ittero. È come un avvelenamento di tutto l'organismo. Non ho nemmeno la forza di sollevare le braccia, ho dolori orribili nelle ghiandole e nei muscoli e un dolore costante in tutto il corpo. Ho provato a resistere a questi disturbi, ma la febbre e i brividi mi costringono al letto, da dove ti sto scrivendo." [215]

Schönberg era convinto che l'asma di Berg fosse di origine nervosa. In una lettera indirizzata a Webern, nell'agosto del 1921, Berg scrisse: "è molto deprimente non essere in grado di stare bene." Quando completò la sua *Lyric Suite* nel 1927, scrisse di essere ancora "molto malato, incapace di lavorare".

Gli attacchi di asma innescavano notti insonni e un l'esaurimento mentale e fisico. Aveva il torace troppo stretto in proporzione alla sua corporatura, cosicché i polmoni comprimevano il cuore e lo stomaco, il cosiddetto kinderherz, cuore piccolo.

Era nevrotico e turbato da molte manie, come quella per il numero 23 e tutti i suoi multipli.

L'hauptrhythmus (o Hauptstimme, il motivo principale) del Concerto per violino appare sulla partitura alla battuta 23 della seconda parte del concerto, che ha 230 battute in tutto e un tempo di metronomo = 69 (23x3). In Lulu le due parti del passaggio del movimento Sonata di Schon hanno segni di metronomo di 46 (23x2) e 138 (23/6). Quando il tema della Sonata ritorna, alla fine del Atto II, il metronomo è 69 e il Medico muore alla battuta 23 del dell'Atto I. Nel manoscritto Wiener Stadtbiblibliothek, i due primi brani *Im'immer* e *Liebesode* avevano un metronomo di 82 e 63, che a Berg non piacevano, e così, quando le pubblicò in Seven Early Song i segni del metronomo di entrambi furono cambiati in multipli di 23, *Im 'immer* a 69 e *Liebesode* a 46.

Il numero 23 assunse un significato così forte per Berg che faceva in modo di completare un'opera o scrivere lettere importanti il 23 del mese. Berg ne era consapevole "avrei dovuto scrivere un libro su di esso; ma la cosa interessante è che un certo numero continua a presentarsi - numero che ha un grande significativo per me: il numero 23." [216]

Il primo forte attacco di asma lo ebbe il 23 luglio 1900, e un altro particolarmente forte, otto anni dopo, ancora il 23 luglio. In qualche modo il numero 23 fu fatale per Berg. Morì in un ospedale viennese la notte tra il 23 e il 24 dicembre 1935.

Certamente Berg riconosceva di essere nevrotico e sapeva anche di psicoanalisi, abbastanza per farsi un'opinione della sua asma e delle sue psicosi per il 23, per i temporali e la sua fobia per i treni. Si recava in stazione con larghissimo anticipo, anche tre ore prima, ma riusciva con mille espedienti a perdere il treno, per il terrore di salirci.

Aveva conosciuto e incontrato Freud sulle Dolomiti: soffriva di una delle tante influenze che aveva frequentemente e trovò buffo che Freud, unico medico nell'albergo, non riuscisse a consigliargli niente per una banale influenza. Berg ironizzava spesso sull'origine psichica dei suoi malanni ma si compiaceva nel recitare il ruolo del malato da accudire e coccolare. In complesso godeva degli aspetti profittevoli dello stato di malato.[217] Era compiacevolmente ipocondriaco.

Era stato ricoverato il 17 dicembre 1934 per problemi associati ad un foruncolo che stava suppurando. Morì di setticemia (la diffusione generalizzata dell'infezione) in ospedale. Berg si era ammalato in settembre di un ascesso sulla schiena, per l'esattezza "all'estremità inferiore della spina dorsale", sviluppatosi a seguito di una puntura infetta di un insetto. [218]

Prese, come d'abitudine, forti dosi di aspirina, che lo rimisero in piedi. In una lettera a **Schönberg** del 30 novembre scrisse "per mesi ho avuto ascessi e li l'ho ancora. Erano iniziati immediatamente dopo che ebbi finito il Concerto per Violino, con un brutto foruncolo da puntura di insetto."

Berg aveva già avuto una brutta esperienza in precedenza con una puntura di vespa, da cui potrebbe essere rimasto sensibilizzato. Più probabilmente però la molteplicità degli ascessi e dell'infezione estesa è da ricondurre alla malattia principale di Berg: l'asma. Spesso i pazienti asmatici mostrano spiccate reazioni allergiche alle punture di insetti. L'infezione è riconducibile allo Staphylococcus aureus meticillino-resistente (MRSA). Questo stafilococco è un comune batterio, presente sulla cute e sulle membrane mucose. Talvolta può causare infezioni nell'uomo, solitamente infezioni cutanee, ma anche infezioni più gravi in altre parti dell'organismo. Alcuni ceppi di questo batterio, tuttavia, hanno sviluppato una resistenza agli antibiotici, tra cui le penicilline. Al tempo di Berg, la MRSA non era ancora nota, come anche l'uso diffuso della penicillina (che arrivò nel 1941) e della meticillina (del 1959).[219]

Per l'asma, al tempo, si usavano cloridrato di morfina mescolato a zucchero bianco, e durante l'accesso asmatico anche acqua di lauroceraso (4-5 gocce ogni quarto d'ora), oppure un estratto di giusquiamo con polvere di radice di ipecacuana e bisolfato di chinina ogni 2-3 ore).

Berg soffriva di insonnia, e non solo a causa dei farmaci che prendeva per l'asma, ma anche per quelli che continuamente e impropriamente assumeva per cercare di dormire. Nel 1909 scrisse alla moglie Helen: "L'altro giorno ero orgoglioso di avere avuto una buona nottata, ma in buona fede devo ammmettere di aver preso una dose di morfina così grande che non è mai stata data a un paziente. Giovedi, dall'1:30 alle 5:30 del mattino ancora una volta facevo fatica a respirare, e tutta la morfina del mondo non potrebbe darmi alcun sonno. Sono così morto assonnato e stanco che mi dimentico di respirare fino quasi a soffocare".

Non a caso il sonno è il filo conduttore dei quattro lieder di Berg basati sui versi delle poesie di Christian Friedrich Hebbel e di Alfred Mombert, un viaggio attraverso i diversi stadi dal sonno profondo (poesia di Hebbel), il ritorno alla veglia e la riconciliazione con la vita e la natura.

In *Schlafen, schlafen, nichts als schlafen* (dormire, dormire, nient'altro che dormire.) dei Lieder op. 2, la voce cantante sembra essere cullata dal movimento ondeggiante dell'accompagnamento, ed è proprio "onda" la parola chiave per decifrare la relazione tra la musica e il testo di questa canzone. Schlafen Schlafen è un costante e ritmico susseguirsi di inspirazione ed espirazione, la respirazione cadenzata dell'asmatico.[220] Arnold Schönberg e Alban Berg, erano entrambi asmatici. È possibile che l'asma e i farmaci utilizzati abbiano avuto un ruolo nella nascita della dodecafonia?

Due tragedie di Frank Wedekind fornirono a Berg lo spunto per la seconda e ultima opera Lulu, rimasta incompiuta. L'opera incarna tutti i canoni della dodecafonia schönberghiana e li rielabora sperimentando nuove forme e temi sempre più vari. Lulu è l'espressione della lussuria primordiale femminile, un mostro amorale, che persegue e asseconda il proprio piacere ignara dell'effetto disastroso che la sua sessualità possa avere su chi le sta intorno. Nell'atto finale (composto da Berg ma completato per l'orchestrazione da Friedrich Cerha), Lulu diventa una prostituta. Il suo terzo cliente è Jack lo Squartatore che la uccide con un coltello.

Berg morì senza terminare l'orchestrazione di quest'ultimo atto. Schönberg e Webern rifiutarono di farlo, e la vedova di Berg,

Helen, impedì che altri la terminassero. Solo dopo la morte di Helen, Friedrich Cerha poté terminare l'opera. Fu diretta da Pierre Boulez nella prima rappresentazione integrale, a Parigi, nel 1979. Boulez era lo stesso che trent' anni prima, aveva sminuito la musica di Berg definendola "la pire valse viennoise", il peggior valzer viennese.

A quarantacinque anni, nel 1930, l'Accademia musicale di Berlino gli offrì una cattedra ma Berg rifiutò l'incarico. Con l'avvento del nazismo la musica di Berg venne vietata in tutto il Reich. Perse tutti i diritti d'autore e ovviamente le condizioni economiche divennero precarie. Nell'agosto del 1935, a seguito di molteplici punture di vespe, sviluppò ascessi persistenti che non riuscivano a guarire. Berg fu ricoverato in ospedale e morì in dicembre.

Schönberg e Berg, maestro e allievo, hanno aperto un nuovo mondo di estetica e sperimentazione musicale trascendendo i metodi compositivi convenzionali e sviluppando la tecnica dodecafonica, su cui, più o meno coscientemente, sono basati molti dei più grandi capolavori musicali del XX secolo.[221]

Maurice Ravel
(1875 –1937)

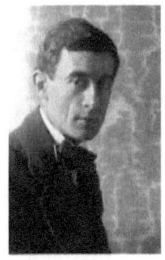

70 -M. Ravel

Nel gennaio del 1917, la madre di Ravel morì, all'età di settantasei anni. La sua morte fu un colpo così devastante per Maurice che, per tre anni, il suo slancio creativo diminuì. L'unico pezzo completato fu un lavoro per pianoforte, Le Tombeau de Couperin, dedicato alla memoria di un amico morto in guerra.

Ravel nacque a Ciboure, in Francia, a pochissimi chilometri dal confine con la Spagna. Suo padre, Pierre-Joseph Ravel, era un ingegnere colto e di successo, e aveva sposato Marie Delouart, nonostante fosse al di sotto del proprio ceto sociale, figlia illegittima e appena istruita. Maurice era molto legato alla madre e le sue origini basco-spagnole e le canzoni popolari che lei gli cantava ebbero una forte influenza sulla sua musica. A dodici anni iniziò a studiare armonia, contrappunto e composizione con Charles-René, un allievo di Léo Delibes. A quattordici entrò al Conservatorio di Parigi. Non si distinse mai come pianista e già da allora la sua ambizione prevalente era quella di essere un compositore.

Trentanovenne, allo scoppio della Prima guerra mondiale, venne arruolato in artiglieria, come autista di ambulanze. A causa della sua debolezza fisica rimase al fronte per poco tempo e poi rimandato a casa per un principio di dissenteria.

Dopo il suo servizio in guerra Ravel soffrì di insonnia, che contribuì ulteriormente allo stato di declino della sua già fragile salute e del benessere mentale.

A trentasette anni aveva scritto a Ralph Vaughan-Williams: "I vari lavori che avevo interpretato durante la scorsa stagione, in particolare *Daphnis e Chloe*, mi hanno lasciato in uno stato pietoso." A cinquantadue anni si fece visitare dal dottor Pasteur Vallery-Radot,[a] un famoso internista parigino e nipote diretto di Louis Pasteur, che gli consigliò un periodo di riposo di un anno.

---

a Louis Pasteur Vallery-Radot (1886, Parigi - 1970, Parigi)

Si sospettò la neurosifilide, ma da diverse analisi del sangue non fu mai trovata la sifilide.

Maurice Ravel potrebbe aver sofferto di una malattia degenerativa del cervello, chiamata malattia di Pick, che probabilmente si manifestò con i primi sintomi nel 1927, quando il compositore cominciò ad avere difficoltà a suonare il piano e a parlare.

Hélène Jourdan-Morhange (1888-1961) si preoccupò della salute di Ravel dopo il completamento delle Sonate per violino e pianoforte. Ravel le parlò di "grandi affaticamento, anemia cerebrale e amnesia". Hélène, compagna del pittore Jacques Jean Raoul Jourdan, che l'aveva presentata a Ravel, divenne un'amica stretta e la violinista preferita di Ravel. Nel 1927, le dedicò la Sonata per Violino e Pianoforte n. 2.

Certamente aveva pensato a lei anche per *la Sonata per violino e violoncello in Do maggiore*, finita nel 1922 e dedicata a Claude Debussy, morto quattro anni prima. Di questa sonata Ravel disse: "Penso che questa sonata segni una svolta nella mia carriera. La musica è ridotta all'osso." [222]

Gli amici riferirono che Ravel aveva difficoltà a scrivere e parlare. Hélène disse che "all'inizio della sua malattia, Ravel si arrabbiava quando non riusciva a trovare la parola che cercava".

In una tournée europea, Marguerite Long, che accompagnava Ravel, disse che il maestro era esageratamente disperato per aver perso i biglietti del treno e alcune lettere, che invece aveva sempre avuto in tasca.

Nella primavera del 1928 fece un trionfale tour americano di quattro mesi e, al suo ritorno, compose il *Bolero*. Ebbe un incidente in taxi, nel 1932, in cui riportò una contusione alla testa che ridusse ulteriormente le sue attività musicali e peggiorò i suoi problemi mentali.

Il dottor Abel Desjardins raccontò a Manuel de Falla che l'incidente "non era così serio: lividi al petto e alcuni tagli facciali. Eppure, era incapace di fare qualsiasi cosa, tranne dormire e mangiare".

La perdita di memoria, la distrazione, l'insonnia e l'incapacità di camminare e scrivere furono inizialmente ritenute dal medico come segni di idrocefalo, cioè un accumulo di liquido cefalorachidiano nei ventricoli cerebrali, con un aumento della pressione intracranica che può causare danni al tessuto cerebrale. Ciò portò ad un intervento chirurgico esplorativo, che rivelò un certo restringimento del suo cervello ma nessun'altra chiara evidenza di danno.

Oltre all'amnesia, il neurologo francese Théophile Alajouanine descrisse un progressivo indebolimento del linguaggio, orale e scritto, associato ad una *aprassia ideomotoria*. Quest'ultima è l'incapacità di compiere movimenti volontari finalizzati a uno scopo o di comprendere l'uso di oggetti abituali, pur essendo integre l'intelligenza e la motilità. Il paziente non riesce a trasformare il gesto ideato in un movimento. Colpisce chi ha avuto lesioni al corpo calloso, al lo-bo parietale e alla regione laterale dell'emisfero sinistro.

Le difficoltà aumentarono, e non fu più in grado di scrivere musica. Nel 1933, confidò a uno dei suoi amici: "Non scriverò mai la mia Jeanne d'Arc; l'opera è qui, nella mia testa, la sento, ma non la scriverò mai. È finita, non posso più scrivere la mia musica".

Perse la capacità di nuotare, e una volta i suoi amici dovettero ripescarlo dal mare e riportarlo a riva.

Tra il 1929 e il 1931, Ravel lavorò simultaneamente a due concerti per pianoforte e orchestra. Interruppe un concerto in Sol maggiore quando il pianista austriaco Paul Wittgenstein, che aveva perso il braccio durante la Prima guerra mondiale, gli commissionò un concerto per la sola mano sinistra. Ravel lo completò in nove mesi e poi riprese il suo Concerto in Sol. Dopo questi lavori scrisse "Mi è stato ordinato un riposo completo e sono in cura con iniezioni di siero".[223]

Alla prima rappresentazione del concerto, nel 1932 a Parigi, Ravel non era in grado di dirigere e non era neppure presente in sala. Nel novembre del 1933, fece la sua ultima apparizione pubblica con Bolero.

Nel 1937, le condizioni di Ravel peggiorarono drasticamente e i medici raccomandarono di intervenire con la neurochirurgia. Il professor Clovis Vincent, uno dei più eminenti neurochirurghi d'Europa, eseguì la craniotomia destra, ma non fu trovata alcuna prova di atrofia, tumore o ematoma che potesse spiegare le condizioni di Ravel. Dopo l'intervento, Ravel cadde in coma e morì nove giorni dopo, il 28 dicembre, a sessantadue anni.[224]

Non siamo in grado di dire cosa avesse Ravel poiché l'autopsia non fu eseguita. Tuttavia, è molto probabile che si trattasse di demenza. La lenta evoluzione della malattia potrebbe suggerire una malattia degenerativa. Anche il padre di Ravel aveva avuto un deterioramento cognitivo nei suoi ultimi anni di vita, il che potrebbe far pensare ad una componente ereditaria della malattia neurologica.

Il dottor Alajouanine presentò il caso Ravel ad un congresso di neurologia nel 1938.[225]

Ravel potrebbe aver avuto il morbo di Alzheimer, anche se l'età di esordio della malattia è troppo precoce rispetto a quello che generalmente si osserva per l'Alzheimer. Un'altra patologia plausibile è la degenerazione cortico-basale. [226]

In ogni caso, le ultime opere di Ravel, in particolare il Bolero, rappresentano una chiara evidenza della malattia neurologica. Le ripetizioni continue e ossessive del tema del Bolero sarebbero chiari segni della malattia.

Secondo quanto disse lo stesso Ravel, Bolero consiste di "sedici minuti di musica senza musica". Dal punto di vista neurologico invece, il Bolero è una forma di ossessione musicale.

Le ultime composizioni di Ravel mostrano le caratteristiche funzionali di un emisfero cerebrale predominante sull'altro e suggeriscono uno spostamento in favore dell'emisfero destro come risultato dell'evoluzione della malattia. Il *Bolero* sarebbe dunque la conseguenza della perdita di funzionalità dell'emisfero cerebrale sinistro. Ravel avrebbe sopperito alla carenza creativa di temi melodici, appannaggio dell'emisfero sinistro, variando invece solo i timbri, che dipendono dell'emisfero destro. [227]

Nel 1933 Ravel scrisse: "Mi sento sempre più triste. Pressione sanguigna: piuttosto debole. Analisi del sangue: l'urea, abbastanza alta da allarmare il medico, è tornata alla normalità, ma l'anemia persiste. Farmaco: una gran quantità di pillole."

Negli ultimi anni di vita Maurice Ravel divenne incapace di gestire ed elaborare simboli e concetti astratti. Il suo medico, Alajouanine, riferì che Ravel aveva perso il linguaggio musicale ma non l'inventiva e la creatività, conservando la capacità di comporre mentalmente brani, che però non era in grado di trascrivere su pentagramma.

In queste condizioni Ravel scrisse il *Bolero*, una reiterazione ossessivamente ripetitiva della stessa frase musicale, in un crescendo di volume e orchestrazione, ma senza nessuno sviluppo melodico e con lo stesso incessante martellamento ritmico.

Dura 15 muniti, durante i quali il tema del rullante viene ripetuto ben 169 volte. [figura 78]

Poi il primo tema viene riproposto insieme da ottavino, flauti, sassofoni, trombe e violini primi e, a seguire, il secondo tema, come prima, ma con l'aggiunta di un trombone. Diciotto sequenze musicali consecutive, nove ripetizioni del primo tema e nove del secondo. Tutto in Do maggiore; tranne la modulazione in Mi maggiore, prima della cadenza finale con l'accordo dissonante.

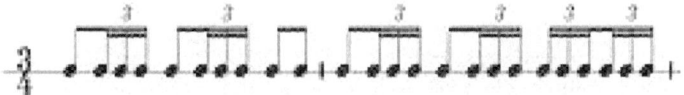

71 - ritmo ossessivo del Bolero ta-tatata-ta tatata ta-ta | ta-tatata ta-tatata tatata-tatata

La prima esecuzione del Bolero con orchestra completa fu l'11 gennaio 1930, con l'Orchestre Lamoureux diretta dallo stesso Ravel. Una donna dal pubblico gridò che era la musica di un pazzo, e Ravel disse che la donna aveva capito il senso del brano. Il Bolero fu un successo! La Polydor Grammophon registrò un 78 giri destinato a diventare uno dei primi grandi successi discografici.[228]

Ravel aveva dato indicazioni precise sull'esecuzione: "Dopo la prima esecuzione ho fatto preparare un avviso in cui si avvertiva che il brano da me composto durava diciassette minuti."

Quando Arturo Toscanini diresse il Bolero a New York, la domenica sera del 4 maggio 1930, accelerò esageratamente il tempo e allargò il movimento nel finale. Ravel ricordò a Toscanini che l'opera l'aveva composta lui, andava eseguita con un unico tempo dall'inizio alla fine, e nessuno poteva prendersi certe libertà. L'altezzoso Toscanini gli rispose: "Se non la suono a modo mio, sarà senza effetto."[229] L'uomo e l'artista non sempre vanno a braccetto.

Accadde qualcosa di simile con l'interpretazione della *Pavane pour une Infante defunte* (pavana per una principessa morta): un pianista si era lasciato trascinare dalla struggente e malinconica nenia delle pavane e l'aveva eseguita molto lenta. Ravel lo redarguì aspramente dicendogli che era morta la principessa e non la sua musica.

Le condizioni di salute di Ravel peggiorano e, il 6 febbraio 1934, accettò di essere curato nella clinica Mon Repos vicino a Vevey.

Un suo allievo, Manuel Rosenthal, aveva notato la mancanza di controllo della postura e dei movimenti oculari e serie difficoltà linguistiche. Durante una cena afferrò la forchetta dalla parte dei rabbi e continuò a guardarla con grande disperazione. Cominciò ad avere anche difficoltà ad aprire la porta di casa sua.

Riusciva a riconoscere le melodie e il tempo, ma, pur essendo ancora capace di ripetere le note ascoltate cantando, faceva fatica a scriverle sul pentagramma. Non riusciva a scrivere musica neanche sotto dettatura o a trascrivere una composizione copiandola.

L'opinione del dottor Alajouanine fu: "La causa, sebbene indefinita, appartiene al gruppo delle atrofie cerebrali, poiché esiste un allargamento ventricolare bilaterale; ma è molto diverso dalla malattia di Pick".

In qualche modo la malattia ha "composto" i colori orchestrali distintivi di Ravel e lo ha costretto all'esplorazione di nuovi ritmi e nuove sonorità.

Igor Stravinsky
(1882 –1971)

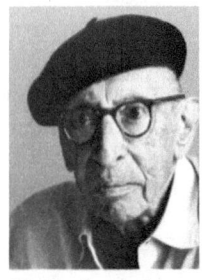

72- Igor Stravinsky

Il maestro russo-americano nella sua ultima intervista registrata disse che "innumerevoli esperimenti infruttuosi con farmaci per la modificazione del comportamento hanno avuto un effetto deleterio su di me."

Era maniaco dei farmaci e aveva molti problemi di salute. Freud ipotizzava che i bambini che vengono puniti per il tardivo passaggio dal pannolino al vasino, possono sviluppare fissazioni comportamentali, definite personalità "anali-retentive", che ricercano ossessivamente di autocontrollarsi. Al contrario, genitori troppo permissivi durante questo periodo possono indurre personalità "anali-espulsive", che manifestano comportamenti apatici e superficiali. Igor Stravinsky era un "anale-retentivo" e aveva un disturbo ossessivo-compulsivo della personalità.

Igor Fëdorovič Stravinskij nacque a Oranienbaum (oggi Lomonosov), nelle vicinanze di San Pietroburgo, il 17 giugno 1882. Si era laureato in giurisprudenza, nel 1905, senza convinzione, e studiò armonia, contrappunto e pianoforte con Madame Khachperova, che era stata allieva di Anton Rubinstein, e poi fu allievo di Nikolaj Rimskij-Korsakov.

Stravinsky deve la sua popolarità ai tre balletti creati in collaborazione con i Balletti Russi (la compagnia di balletto fondata da Sergej Djagilev): *L'uccello di fuoco* (1910), *Petruška* (1911) e *La Sagra della Primavera* (1913).

Fu naturalizzato francese nel 1934, e statunitense nel 1945. Ebbe successo come pianista e direttore d'orchestra, e tenne anche una serie di lezioni sulla poetica della musica presso l'Università di Harvard.

Era alto di statura, non di bell'aspetto, secondo le convenzioni del tempo, ma era indubbiamente un donnaiolo, con numerose e chiacchierate avventure con donne della buona società, tra cui Coco Chanel. Nel 1906 sposò la cugina Katerina Nossenko, con cui ebbe quattro figli. Dopo la morte di Katerina per tubercolosi, sposò Vera de Bosset, con la quale aveva avuto una relazione già durante il primo matrimonio.

Nel settembre del 1962, durante l'intervallo di un concerto, avvertì nausea e il medico gli consiglio di non proseguire avendogli trovato il polso alquanto debole. Stravinsky tornò in scena dopo un caffè e un bicchiere di brandy. Il medico seppe successivamente che prima del concerto Stravinsky aveva bevuto due bicchieri di whisky con 10 gocce di Paregoric, preso direttamente dalla sua vasta farmacia personale.[230]

Il Paregoric era una tintura di oppio canforato e conteneva oppio al 4%, canfora, acido benzoico e olio essenziale di anice.

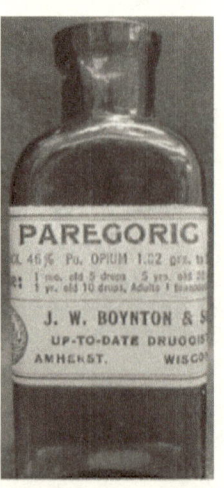

Il primo a chiamarlo "paregorico" fu un professore di chimica dell'Università di Leida, Jakob Le Mort, alla fine del 1600; l'elisir di Le Mort, riportato come Elixir Asthmaticum nella London Pharmacopoeia del 1721, consisteva di miele, liquirizia, fiori di Benjamin e oppio, canfora, olio di anice, sale di tartaro e spirito di vino.

Non va confuso col laudano, che è invece una tintura di oppio non canforata, e che contiene 10 mg/ml di morfina, venti-

73- *Flacone di Paregoric*

cinque volte più del Paregoric. La confusione tra i due farmaci portava spesso a sovradosaggio e morte.

Il Paregoric che Stravinsky usava negli Stati Uniti era composto da tintura di oppio al 4% con un equivalente di morfina di 0,4 mg/ml, olio di anice (4%), acido benzoico (0.4%), canfora (0.4%), glicerina (4%), in una soluzione alcolica a 45 o anche 47 gradi alcolici, come o più di un whisky.

Fino al 1970, negli USA si poteva liberamente acquistare in farmacia, senza ricetta medica. Era usato come espettorante e sedativo della tosse e per la diarrea.

Stravinsky ne possedeva un'ampia scorta nella sua farmacia personale, probabilmente sia per problemi respiratori che per la diarrea.

Aveva sofferto di diarrea fulminante all'Havana, e un'altra volta quando si trovava a Bologna, e fu costretto a rinunciare a dirigere il concerto. Fece delle analisi del sangue e consultò il neurologo Sir Charles Symonds.

Un altro farmaco che forse non mancava nell'armadietto dei medicinali di Stravinsky era il Delisyd.

Lo aveva scoperto Albert Hofmann fra il 1938 e il 1943, quando lavorava alla Sandoz (ora Novartis) e fu regalato a psicoterapeuti di tutto il mondo perché lo sperimentassero in psicoterapia, per lenire il dolore terminale e come stimolante per recuperare gli alcolisti. Una pubblicità recitava "Bring LSD into your home".

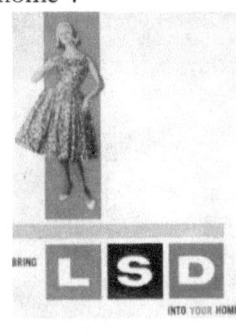

Il Delisyd conteneva una dosa bassa di LSD, venticinque microgrammi di acido lisergico diietilamide tartrato. LSD è la droga psichedelica nota per i suoi "viaggi" senza perdita della lucidità, in grado di alterare la consapevolezza e distorcere la realtà.

Quando Puccini ascoltò La Sagra della Primavera di Stravinsky per la prima volta disse: "La musica è una cacofonia assoluta, ma non senza un certo talento. È il lavoro di un pazzo."

74- manifesto pubblicitario del LSD

È possibile che *La Sagra della Primavera* sia stata composta sotto effetto del Delysid?

Pare che Stravinsky abbia avuto l'idea quando ancora stava componendo *L'uccello di fuoco*: "Avevo sognato una scena di rituale pagano in cui un saggio anziano guarda una vergine che balla con la morte, sacrificata per propiziare il dio della primavera."[231]

La prima rappresentazione del 29 maggio 1913 al Théâtre des Champs-Élysées di Parigi scatenò un vero putiferio tra il pubblico che non si aspettava niente di simile: c'era tutta l'alta società parigina, le grandi dame della società francese, agghindate di diamanti luccicanti e con seni incipriati in bella mostra. Era la società della "Ricerca del tempo perduto" di Marcel Proust, pubblicato proprio nel 1913. Sapevano essere generosi mecenati con gli artisti esordienti ma si aspettavano che il lavoro che sostenevano rispecchiasse la loro visione del mondo.

Già l'inizio con l'assolo del fagotto su un registro insolitamente alto per questo strumento suscitò qualche perplessità. Il compositore Camille Saint-Saëns disse "Se questo è un fagotto, io sono un babbuino – in inglese se ne può apprezzare la rima "If that's a bassoon, I'm a baboon".

Col proseguire delle insistenti dissonanze e i passi pesanti e ritmati del balletto, una parte del pubblico iniziò a spazientirsi per essere stato deriso e insultato, mentre altri ad alta voce lo difendevano definendolo rivoluzionario come gli scritti di Nietzsche e Freud, le scoperte di Einstein e i dipinti di Cézanne e Picasso: stavano assistendo a qualcosa di mai visto prima.

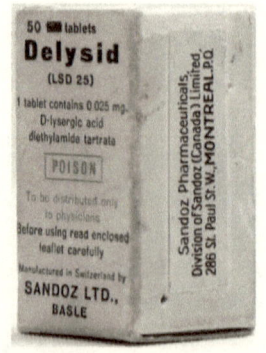

Debussy implorava invano le persone di calmarsi mentre Ravel urlava "Genius, Genius", in mezzo a urla così forti che i ballerini non erano in grado di sentire l'orchestra. La situazione degenerò e i membri delle fazioni rivali vennero alle mani colpendosi con i bastoni. Dovettero intervenire i poliziotti.

75- *Confezione di Delysib, con 50 compresse da 25 μg*

Un giovane critico bohémien gridò: "Abbasso le puttane del sedicesimo arrondissement" - il quartiere benestante di Parigi. Scoppiarono fischi e risate. Fu un "successo disastroso". Il Teatro dovette chiudere. La coreografia di Nijinsky fu abbandonata e quasi dimenticata per più di settant'anni.

Il Musical Times di Londra del 1 agosto 1913 scrisse: "La musica di Le Sacre du Printemps oltrepassa ogni descrizione verbale. Dire che è un suono orrendo è un eufemismo. Vi si può certamente riconoscere un ritmo incitante. Ma in pratica non ha nessuna relazione con la musica come la maggior parte di noi la considera."

Nel libro Philosophy of Modern Music del 1948, Theodor Adorno definì Stravinskij "un acrobata, un funzionario statale, un manichino da sarta, psicotico, infantile, fascista, e devoto solo al denaro".

Non è difficile capire perché La Sagra abbia avuto un effetto così dirompente. Scritta per un'enorme orchestra di novantanove elementi, è implacabilmente barbara e primitiva nelle sue dissonanze e tribale nei ritmi irregolari e asimmetrici. La qualità distintiva de La Sagra della Primavera è il suo battito irregolare, una propulsione ritmica ottenuta attraverso frequenti cambiamenti di tempo.

Il balletto, coreografato dal leggendario Nijinsky, aveva elementi burleschi e arcaici col sottofondo di ritmi in continuo mutamento e soluzioni armoniche inaspettate, come l'accostamento del Do maggiore e del Fa# maggiore, un'innovazione sfrontata di Stravinsky.

La Sagra richiama gli impulsi più primitivi e istintivi, costringendo l'ascoltatore all'attenzione dalla prima all'ultima battuta e spingendolo in una regressione mentale progressiva. Se non è stata composta sotto effetto dell'LSD, è indubbio che abbia un effetto allucinogeno e disorientante, certamente psichedelico.

Per Igor Stravinsky il 1938 fu decisamente un anno da dimenticare. Stava lavorando al *Concerto in Mi bemolle Dumbarton Oaks*, per la Chicago Symphony Orchestra ma diversi avvenimenti tragici ne rallentarono la stesura: morì la figlia Mika e, a breve distanza di tempo l'anno successivo, quella della moglie Katerina e della madre, mentre lui si trovava in ospedale ammalato di tubercolosi.

Stravinskij uscì da questo periodo buio della sua vita dedicandosi completamente alla composizione. Nell'agosto del 1940 si trasferì negli Stati Uniti, a Beverly Hills, e completò la Sinfonia in Do.

È un ritorno alla tradizione sinfonica e all stesso tempo una sua rivisitazione, come l'impiego dei timpani che suonano le famose quattro battute iniziali della Quinta sinfonia di Beethoven.

Il 14 agosto 1953 Stravinsky trascorse la serata in compagnia del direttore d'orchestra statunitense Robert Craft e dello scrittore britannico Aldous Huxley, con relative consorti. Huxley aveva anche una preparazione medica e gli parlò a lungo della mescalina:

"La mescalina non è tossica; il sistema nervoso autonomo e l'attività mentale rimangono inalterati e la natura, i fiori, l'erba, l'azzurro del cielo appaiono di una bellezza travolgente."

La mescalina è l'alcaloide contenuto nel peyote, un cactus del deserto del Messico; per i suoi effetti allucinogeni e psichedelici i nativi americani lo usavano nei riti sciamanici. Dal punto di vista farmacologico è un agonista del recettore 5HT2a della serotonina e interferisce anche con il rilascio di dopamina, adrenalina e noradrenalina.

Dopo una o due ore dall'assunzione compaiono nausea e vomito, una forte salivazione e la scomparsa delle sensazioni di fame, fatica e sete, il battito cardiaco accelera e aumenta la pressione sanguigna.

Poi iniziano allucinazioni sensoriali visive, uditive, tattili e olfattive, perdita della consapevolezza del tempo e dello spazio, sinestesia, euforia, senso di pace e benessere, percezione di maggiore profondità di pensiero, sensazioni definite "ultraterrene", con l'impossibilità o difficoltà di esprimersi verbalmente.

Certamente Aldous Huxley ne conosceva bene gli effetti. Sulle colline di Los Angeles, in un pomeriggio del maggio 1953, con 400 milligrammi di mescalina aveva fatto un "viaggio", che poi raccontò nel libro "Le porte della percezione" (The Doors of Perception).

Il titolo del libro era ispirato ai versi di William Blake in The Marriage of Heaven and Hell, e ispirò poi Jim Morrison per il nome del gruppo The Doors: "Se le porte della percezione fossero purificate, ogni cosa apparirebbe all'uomo com'è: infinita."

La parte interessante è la conclusione di Husley riguardo alla maggiore capacità evocativa della comunicazione visuale e sensoriale rispetto alla comunicazione verbale che, pur essendo una convenzione necessaria della nostra società, non è lo strumento più alto.

La ricerca mistica, attraverso l'amplificazione sensoriale, pone la musica ad un gradino più elevato rispetto alla parola, per l'attraversamento delle porte della conoscenza. "La musica dei Doors – disse Morrison -conduce la gente ad un orgasmo emotivo attraverso la mediazione di parole e note."

Non è certo che nella serata di quel 14 agosto Stravinsky abbia sperimentato la mescalina, anche perché Craft definì la serata "piuttosto monotona, a parte l'esposizione invitante del seno di Lady Walton."[232]

Il 2 ottobre 1956 Stravinsky era a Berlino, e mentre dirigeva la Sinfonia in Do, verso la fine del primo movimento, ebbe un ictus.

I sintomi includevano mal di testa, disestesia del lato destro con ridotta coordinazione e disartria. Smise di dirigere e l'orchestra terminò il movimento senza direttore.

Fece un pasto a base di fegato d'oca, strudel di mele e vino champagne e, in serata, prese l'aereo per Monaco.

Giunti in città, il suo collega Karl Amadeus Hartmann chiamò il professor Diehl che, dopo averlo visitato, lo fece ricoverare al Red Cross Hospital.

Gli fu diagnosticata una "encefalomalacia multi-loculare, con un processo ateromatoso-trombotico-vasospastico nel cervello". È un rammollimento della materia cerebrale che può verificarsi a seguito di una emorragia o una trombosi.[233]

Nel 1958, Strvinsky fu ricoverato per dieci giorni, per un'ulcera gastrica sanguinante e trombosi, al Cedars-Sinai Medical Center di Los Angeles.

In quel periodo era seguito da Sigfrid Knauer, un medico sostenitore della medicina olistica, che utilizzava essenzialmente agopuntura e omeopatia. Knauer faceva la diagnosi aiutandosi con un pendolo, ed era un forte sostenitore del ringiovanimento mediante "ingestion of minced fetuses", letteralmente "ingestione di feti macinati". Preparava anche intrugli a base di fossili di dinosauro.

La stravaganza dei rimedi attirava molti creduloni, c'era la coda per il suo ambulatorio a Sunset Boulevard e, di tanto in tanto, ci andava anche Marilyn Monroe.[234]

Con Sigfrid Knauer, Stravinsky non era certamente in buone mani ma, fortunatamente per lui, al Cedars c'erano medici veri: gli fecero una trasfusione di sangue, lo rimisero in piedi, e qualche giorno dopo fu dimesso.

A ottanta anni, nel 1962, usava un bastone e, per distanze più lunghe, anche la sedia a rotelle. Lui diceva che era per via di un'ernia, ma non era così. In un video di un concerto a Toronto, all'età di 85 anni, si vede Stravinsky che raggiunge il podio trascinando i piedi, andatura tipica di un disturbo vascolare.

Nel novembre del 1963, era in Italia con Craft, per un concerto al San Carlo di Napoli. Dai giornali italiani apprese della morte di Huxley per un cancro alla gola. Erano stati legati da una profonda amicizia per vent'anni, e Stravinskij restò profondamente scosso dalla perdita dell'amico: "Ho amato profondamente Aldous e la sua morte è stata uno shock terribile e una perdita per me. Non riesco ancora a pensarci e non posso scrivere di lui."

Scrisse invece musica: *Le variazioni in memoria di Aldous Huxley*, che furono eseguite il 17 aprile 1965 a Chicago dalla Chicago Symphony Orchestra con la direzione, ovviamente, di Robert Craft. [232]

Nel dicembre del 1967 ebbe un altro ictus, con afasia transitoria e immobilità. Gli fu diagnosticata anche una stenosi basilare, cioè il restringimento delle arterie alla base del cranio. Stravinsky fu avvertito di prestare attenzione all'alcol e al fumo.

Nel 1969, si ammalò di una grave forma di bronchite, probabilmente una riacutizzazione della vecchia tubercolosi.

Fu ricoverato al Lenox Hill Hospital per un edema polmonare (acqua nei polmoni), per il quale restò intubato e drenato per diversi giorni. Morì nel suo appartamento nella Fifth Avenue, che ormai era stato attrezzato come una unità di cura intensiva.

Stando al certificato di morte, Stravinsky morì di infarto alle cinque e venti del pomeriggio del 6 aprile 1971, all'età di 89 anni, dopo aver composto 12 balletti, 7 opere, 16 brani di musica da camera, 15 per pianoforte, 33 per voci, 25 per orchestra e 6 trascrizioni, tra cui l'orchestrazione della Marsigliese e dell'Inno americano The Star-Spangled Banner.

Per sua espressa richiesta è sepolto a Venezia, nel settore ortodosso del cimitero monumentale dell'isola di San Michele. Sulla Hollywood Walk of Fame, al numero 6340 di Hollywood Boulevard, c'è una stella col suo nome.

Allan Pettersson
(1911 –1980)

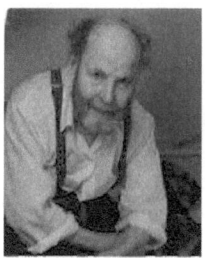

Allan Pettersson nacque quattro mesi dopo la morte di Gustav Mahler, a Vastra Ryd, nella provincia svedese di Uppland, ma visse per tutta la sua vita a Sandermalm, un distretto di Stoccolma, nel 1911. Fu definito il Mahler svedese.

Nella musica di Pettersson c'è molto Mahler, un po' di Shostakovich, un pizzico di Bach e dolorose ed esasperate dissonanze senza mai finire nella dodecafonia.

76- Allan Pettersson

Trascorse l'infanzia con i suoi tre fratelli in uno squallido appartamento infestato da topi, e con le sbarre alle minuscole finestre da cui non entrava mai il sole, praticamente una fredda prigione.

"... eccome se faceva freddo - disse Pettersson - Mettevo le mani in tasca tra un esercizio di solfeggio e l'altro."

La casa era un'unica stanza più la cucina, e ci vivevano in sei. L'umidità, l'immondizia e la promiscuità degli odori rendevano l'aria irrespirabile. "Cosa avrei potuto fare in un mondo di pulci, cimici e ratti?" – ricorderà in età adulta.

Il padre Karl Viktor Pettersson era un fabbro, alcolizzato, irascibile e violento, e picchiava regolarmente la moglie, Ida Paulina, che faceva la sarta. C'era poco da mangiare, ogni giorno era una lotta, eppure c'era musica in casa. Si procurò dei soldi vendendo cartoline di Natale per strada e, a 10 anni, riuscì a comprarsi un violino. Studiò da autodidatta, prendere lezioni erano fuori discussione, troppo costose.

Si guadagnò da vivere nei pub e nelle sale da ballo. Poi, a diciannove anni, dopo due umilianti rifiuti, fu finalmente accettato all'Accademia Reale Svedese di Musica per studiare violino, viola, contrappunto e armonia.

Fu disconosciuto dal padre perché non contribuiva all'economia familiare, e fu allontanato dalla comunità per aver tradito le

sue radici di appartenenza alla classe operaia. Non fu accolto neppure dai nuovi e ricchi compagni dell'Accademia, per le sue origini
proletarie.

Il Conservatorio di musica negli anni '30 era frequentato dalla
borghesia e dalle classi sociali superiori. Un professore gli disse:
"Se non hai le possibilità di comprarti un pianoforte, cosa ci stai
a fare all'Accademia?" Pettersson non avrebbe avuto neppure il
posto in casa per metterci un pianoforte.

Dopo nove anni, ricevette il prestigioso premio Jenny Lind.[a]

In una intervista di cinquanta minuti rilasciata alla televisione
svedese nel 1974, Allan Pettersson, seduto, con gli occhi chiusi e
coperti da occhiali scuri, visibilmente a disagio davanti alla teleca-
mera, raccontò la sua lotta per diventare un compositore. Il padre
Karl Viktor Pettersson considerava le attività musicali di suo figlio
una vergognosa perdita di tempo. "Non sono nato sotto un pianoforte, non ho passato la mia infanzia con mio padre. Mio padre
era un fabbro che aveva detto di no a Dio, ma non all'alcol, e io
ho imparato a lavorare il ferro rovente con il martello. Mia madre
era una donna pia che cantava e giocava con i suoi quattro figli."

All'inizio della Seconda guerra mondiale studiò la viola con
Maurice Vieux a Parigi. Poi arrivarono i tedeschi e non era più
tempo di suonare. La *westfeldzug* (la battaglia di Francia) iniziò nel
maggio del 1940 e Parigi cadde in mano ai tedeschi in giugno. La
Francia rimase occupata per quattro anni.

Il consolato svedese rimandò Pettersson in Svezia, dove trovò
lavoro come violista nella Stockholm Concert Society Orchestra,
quella che oggi si chiama Stockholm Philharmonic. Non gli piaceva suonare in orchestra. Ciò che voleva fare più di ogni altra
cosa era comporre.

Nel 1943 sposò Gudrun Tyra Charlotta Gustafsson e in due
anni scrisse e pubblicò le *Barefoot Songs*, ventiquattro canzoni basate su poesie proprie e molto influenzate dal lieder di Schubert.
Cinque anni dopo compose un dissonante *Concerto per violino e quartetto d'archi*. Nel 1951 scrisse la sua *Sinfonia n. 1* e non tornò mai

---

[a] Johanna Maria "Jenny" Lind (1820-1887) è stata una celebre soprano
lirico, denominata l'usignolo svedese. Strinse amicizia e forse ebbe una
relazione con Felix Mendelssohn.

più nell'orchestra. Dello stesso anno sono le *Sette Sonate per due violini,* e la diagnosi di artrite reumatoide.

È una malattia infiammatoria cronica che attacca i tessuti articolari. È una malattia autoimmune, scatenata dal proprio sistema immunitario che, invece di proteggere l'organismo da virus e batteri, si attiva in maniera anomala e attacca i tessuti dello stesso organismo.

L'artrite reumatoide colpisce principalmente le piccole articolazioni, le mani, i polsi, fondamentali per un violista come Pettersson, e anche i piedi, le spalle, le ginocchia e i gomiti. È una malattia simmetrica, che colpisce contemporaneamente le stesse articolazioni in entrambi i lati del corpo.

Inizia con l'infiammazione della membrana sinoviale, che riveste le articolazioni, causando dolore, erosioni ossee e distruzione della cartilagine. Quando questo si verifica la funzione articolare è compromessa, con conseguente invalidità o disabilità. Ancora oggi non è totalmente curabile ma, specialmente nelle fasi iniziali, può essere controllata con farmaci immunosoppressori, come il metotrexato o la leflunomide; in casi particolari si usano anche idrossiclorochina, ciclosporina, sulfasalazina e cortisone.

Il metrotrexato fu introdotto nel 1950, lo stesso periodo in cui Pettersson scoprì di avere l'artrite reumatoide. Il farmaco, che allora si chiamava "ametopterina", fu però introdotto prima per la cura delle leucemie[235] e poi per il tumore al seno.[236] Nonostante un effetto sulle articolazioni fosse stato osservato in quegli stessi anni[237], ce ne vollero ancora una decina perché venisse testato per l'artrite reumatoide.[238] Tuttavia fu usato per poco tempo, perché contemporaneamente arrivarono i cortisonici.[239]

Nel 1950, Phillip Hench vinse il premio Nobel per la scoperta dei cortisonici e non ci fu malattia in cui non sia stato fatto almeno un tentativo di terapia con questi farmaci.[240] I reumatologi non guardavano con interesse l'uso del metrotrexato nell'artrite in parte per l'entusiasmo per i corticosteroidi e poi per la riluttanza a utilizzare un farmaco anti-cancro per una malattia "benigna", nel senso di non tumorale, come l'artrite reumatoide. Il cancro era un male da nascondere e l'utilizzo di un farmaco per il tumore metteva in difficoltà medico e paziente.

Pettersson fu trattato con cortisonici, anche se è molto probabile che all'inizio non si curasse affatto. Al tempo della sua quinta sinfonia, completata nel 1962, la sua mobilità e la sua salute erano già notevolmente compromesse. La malattia lo tenne relegato in casa, confinato in un appartamento al quarto piano di un edificio senza ascensore, per dodici anni, dal 1968 fino alla morte. Impiegò quattro anni per scrivere la sesta sinfonia, dal '63 al 66, poi altri due per la settima sinfonia.

Lavorò nell'oscurità e nella povertà, senza amicizie ne contatti, tranne il conforto di sua moglie. La salute peggiorò e il dolore alle articolazioni divenne insopportabile. I medici svedesi non gli fornirono né medicine né supporto psicologico. Uno sprazzo di luce entrò nella vita di Pettersson con la Sinfonia n. 7: nel 1968, la Filarmonica di Stoccolma diretta da Antal Doráti fece una registrazione della sinfonia e Pettersson divenne una celebrità svedese.

Non ebbe il tempo di godersi il momento di gloria che fu colpito da grave insufficienza renale. Per l'insufficienza renale c'era l'emodialisi. Consiste nel far passare il sangue attraverso un filtro per rimuovere le sostanze tossiche che il rene malato non riesce a eliminare e reintegrare sali per ristabilire l'equilibrio acido-base.

La prima macchina per la dialisi fu introdotta dall'olandese Willem Kolff nel 1943 e la prima applicazione con successo sull'uomo fu nel '46 su un sessantasettenne in coma uremico. Si trattava di un macchinario abbastanza ingombrante e quindi ad uso esclusivamente ospedaliero. Negli anni Sessanta lo statunitense Belding Hibbard Scribner[a] iniziò a sviluppare un'apparecchiatura portatile in modo da poter essere usata anche a casa del paziente.

Pettersson restò ricoverato nell'ospedale Karolinska di Stoccolma per nove lunghi mesi di dialisi. Nel letto dell'ospedale abbozzò la decima e l'undicesima sinfonia prima di tornare alla prigionia del suo appartamento. L'ospedale dovette sembrargli una piacevole evasione dal suo appartamento al quarto piano e allo stesso tempo la sperimentazione della nuova forma di prigione derivante dalla dipendenza del suo corpo dalla macchina di dialisi.

---

[a] Belding Hibbard Scribner (1921-2003)

È possibile che la dialisi abbia lasciato una traccia nella decima sinfonia? La decima ha un'alta densità sinfonica e una rapida compulsività ritmica in uno spazio ristretto. Pettersson definì la decima sinfonia come un "pugno in faccia" aggiungendo "c'è compassione in tutte le mie sinfonie, ma non nella decima."[241]

Se consideriamo l'esecuzione della Decima Sinfonia fatta dalla Swedish Radio Symphony Orchestra, diretta da Antal Doráti e registrata nel giugno del 1974 a Stoccolma, la durata è di 25 minuti.

La sinfonia contiene gruppi di note che danno l'impressione di velocità e accelerazione; sono elementi che hanno una grandezza e una direzione e che quindi potrebbero essere descritti come vettori euclidei alla stregua di velocità, accelerazione o quantità di moto.[242]

I vettori della decima sinfonia vanno in avanti, proiettati verso l'alto. La battuta 4 ad esempio è un vettore Mi-Mi-MI-Si-Fa che nei primi dieci minuti della sinfonia si ripete più di trenta volte. Alla battuta 105 è ripetuto due volte di seguito e alla battuta 304 è riproposto in forma polifonica Mi-Mi-Mi-Si-Fa➔Re-Re-Re-La-Sib➔Do-Do-Do-Sol-Do#.

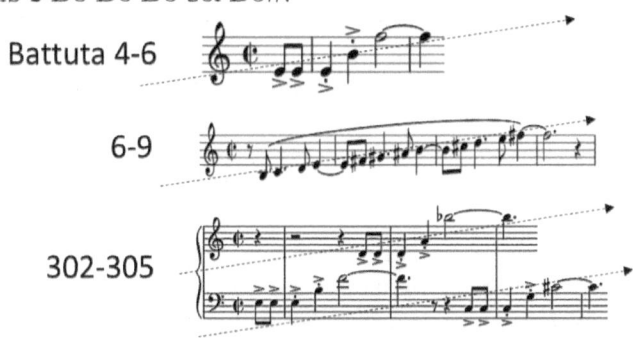

77- I vettori della Decima Sinfonia di Pettersson

Un'altra frase musicale ascendente, un altro vettore, che si ripete molte volte nel corso della sinfonia è presente già all'inizio, alla sesta battuta.

In definitiva, i primi dieci minuti della Decima Sinfonia hanno un verso e un senso, sono proiettati in avanti, alla ricerca dell'evasione. Al contrario, dal decimo al diciottesimo minuto, la parte centrale della sinfonia è eterogenea, confusa, quasi disordinata e non è possibile individuare alcuna direzionalità vettoriale. Sembrano pensieri e ricordi che ritornano alla mente in modo disordinato e tormentato.

Confinato nel suo appartamento, sentiva i rumori della strada e la musica rock che arrivava dalle case dei vicini a tutte le ore del giorno: lo chiamava "irradiazione acustica". Durante i nove mesi trascorsi in ospedale fu inondato dei suoni del reparto, i lamenti dei pazienti, il chiacchiericcio dei parenti, il via vai operoso di medici e infermieri, e i suoni meccanici delle apparecchiature.

È possibile che il suono ciclico, stridulo e meccanico che si sente al minuto 13-14 non sia altro che l'apparecchio della dialisi e il suono del suo battito cardiaco emesso del monitor?

Il rapporto uomo-macchina e la dipendenza da esse era un problema sentito negli anni Settanta e non poteva sfuggire ad un artista come Pettersson.

La macchina era il simbolo degli effetti collaterali negativi della società industriale. Non a caso, il secondo brano dell'album Wish You Were Here dei Pink Floyd, che uscì nel 1975, si intitola "Welcome to the machine".

Dal minuto 19 della Decima inizia un momento di tranquillità e di raccoglimento e forse di speranza, una sorta di stato di trance. [243] Il rullo di tamburi al minuto 22, come l'accompagnamento del condannato al patibolo, cancella qualsiasi aspettativa. Fino al venticinquesimo minuto si sentono ancora vettori musicali, ma questa volta sono tutti discendenti, guardano indietro: si torna a casa, solo con la sua vecchia malattia.

La situazione economica di Pettersson migliorò quando, nel dicembre del '75, ricevette diecimila corone svedesi per i diritti d'autore. Nel marzo del '76, altre diecimila corone arrivarono dal Fondo Carl Albert e, a maggio, altre venticinquemila corone dal Festival di Bergen per la Sinfonia n. 13. Negli anni Settanta, una corona svedese valeva circa 120 lire italiane. In un paio d'anni, incassò circa cinque milioni e mezzo di lire, che oggi corrisponderebbero a circa cinquantamila euro.[a]

---

[a] Per rivalutare 1.000.000 di Lire del 1970, si deve moltiplicare per il coefficiente di quell'anno (18.429) arrivando così ad un valore pari a: 18.429.000 Lire = 9.517,78 euro. http://rivaluta.istat.it:8080/Rivaluta/

Nel 1976 gli fu concesso, a spese dello Stato, di trasferirsi con la moglie Gudrun in un appartamento che era già stato la residenza del direttore d'orchestra Ture Rangström, e finalmente ricevette anche l'assistenza medica. I nuovi alloggi a Bastugatan 30 a Stoccolma erano al piano terra e c'era un giardino: per la prima volta nella sua vita poteva lavorare all'aperto; per la prima volta Pettersson non si sentì più in prigione. Compose la quattordicesima e la quindicesima sinfonia, e il *Concerto per violino n. 2*.

Solo tre anni di ritrovata serenità, poi all'artrite reumatoide si aggiunse una diagnosi di cancro al fegato, contro il quale si poteva fare poco o niente.

Pettersson realizzò che gli restavano solo due anni da vivere. Completò il lavoro sulla sua sedicesima sinfonia e abbozzò la diciassettesima. Nel maggio 1980 fu ricoverato al Karolinska dove morì il 20 giugno.[244]

Le sinfonie di Pettersson sono saggi di disperazione e angoscia. La scrittura di Pettersson è pesante e con molte linee polifoniche simultanee. La maggior parte delle sue sinfonie sono scritte in un unico movimento, con una durata che va da 22 fino a 70 minuti.

La musica di Pettersson ha un suono molto caratteristico e difficilmente può essere confusa con quella di qualsiasi altro compositore del XX secolo. A volte l'"effetto è quella di una toccata o un preludio, altre volte sembra più dance-music, come nella Sinfonia n. 9, o una marcia rabbiosa, come nella Sinfonia n. 13.

Il direttore d'orchestra polacco René Leibowitz gli fece conoscere la composizione a dodici toni di Schönberg. Pettersson non si innamorò, né aderì alla dodecafonia, anche se ne usò qualche pennellata sporadica nell'impianto tonale del suo quadro musicale.

La Settima Sinfonia è incessantemente cupa e ipnotica. Cinquanta minuti di dolore, disperazione, frustrazione, desolazione, impotenza e rassegnazione, con pochi istanti di calma prima del ripetitivo e ossessionante finale. Per tutti gli ultimi tre minuti della sinfonia, una battuta di quattro note in Si minore viene ripetuta quarantasette volte dai fiati e dagli archi, mentre un flauto e i primi violini, a ottave altissime, sembrano letteralmente gridare la disperazione.

Pettersson è il campione degli oppressi: "Nel mio lavoro, - disse -il dolore è concretizzato nella dissonanza". Tutta la sua vita e la sua musica possono essere descritte come un tentativo continuo di evasione. Percepiva la malattia come una conseguenza delle misere condizioni dell'infanzia e la considerava uno stigma sociale, una condanna da cui era impossibile sfuggire. Solo la sua fertile immaginazione gli permise di evadere dalla prigione della sua malattia. La scala cromatica della Sinfonia n.9 è stata definita "una passeggiata nell'Inferno con un Amen nel finale".

Glenn Herbert Gould
(1932-1982)

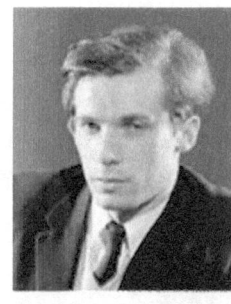

78- Glenn Gould

Il pianista compositore Glenn Gould fece uso di droghe e le sue condizioni psichiatriche hanno decisamente influenzato la sua morte prematura. Gould aveva un comportamento ossessivo-compulsivo complicato dal fatto che era fortemente ipocondriaco. Si faceva prescrivere farmaci da medici diversi, l'uno all'insaputa dell'altro, e li prendeva tutti. Tra questi c'erano antiipertensivi, come alfa-metildopa, e sedativi, come il diazepam. Se non ebbero effetto sulla sua produzione musicale (difficile dirlo), certamente l'ebbero sulla sua lucidità mentale.

Glenn Herbert Gould nacque a Toronto, il 25 settembre 1932, da Russell Herbert Gold e Florence Emma Grieg. Suo nonno materno era cugino del compositore norvegese Edvard Grieg. Prima della Seconda guerra mondiale a Toronto prevaleva un forte antisemitismo e poiché il cognome Gold suonava molto ebraico, nel 1939, fu arbitrariamente introdotta una "u" che cambiò il cognome della famiglia in Gould. Superò l'esame di pianoforte al Conservatorio all'età di 12 anni.

Gould si esercitava al pianoforte stando seduto alla scrivania o sdraiato sul divano: si esercitava mentalmente senza strumento. Arrivò a dire che il pianoforte "non è uno strumento per il quale ho un grande amore ... ma è il miglior mezzo che ho per esprimere le mie idee."

Conosceva a memoria un vasto repertorio di musica per pianoforte e aveva l'orecchio assoluto cioè aveva la capacità di riconoscere le note musicali senza uno strumento di riferimento.

Gould ricercava un'esecuzione priva di sforzo e ben articolata anche nei passaggi più rapidi, simile a quella ottenibile sulla tastiera di un clavicembalo. Sedeva al piano con una posizione estremamente bassa rispetto allo strumento, una postura che lui stesso definiva "hunch-backed", cioè da gobbo.

In questo modo era costretto a tenere le dita piatte con le mani quasi aggrappate alla tastiera del piano.

"Ho sviluppato una tecnica pianistica che comporta un approccio ingobbito al pianoforte. Ci sono vantaggi e svantaggi. La parte positiva è che si guadagna in chiarezza delle dita e una migliore definizione. La parte negativa è che non si può ottenere un suono forte. Alcune volte suono senza scarpe e con la camicia fuori e sembra come se stessi suonando il pianoforte col naso. Ma queste non sono eccentricità, sono semplicemente le conseguenze di una impostazione altamente soggettiva."

Spesso il suo insegnante Guerrero gli premeva le spalle verso il basso mentre lo esortava a spingere verso l'alto per rafforzare i muscoli della schiena. In definitiva Gould era esposto ad un alto rischio di distonia focale.

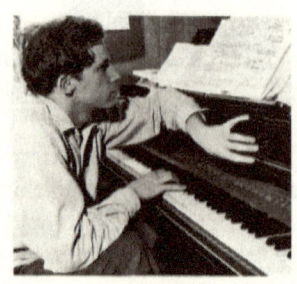

Per la innaturale e forzata posizione a cui costringeva spalle, braccia e mani si procurò una irritazione del plesso brachiale nell'area tra il muscolo scaleno e la clavicola.[245]

79- *Tipica seduta bassa di Gould al piano*

La distonia focale della mano causava contrazioni muscolari involontarie e posture anormali e le dita si contraevano nel palmo o si estendevano verso l'esterno senza controllo. È chiamata "distonia del musicista".

La postura di Gould non era indicata per la musica romantica del secolo precedente, che richiede passaggi anche fortissimi e molto accentuati ottenibili solo con una posizione più alta rispetto alla tastiera che permetta di imprimere una maggiore forza. Non a caso Gould a volte falsò le sue registrazioni di brani romantici (Liszt ad esempio) con la sovrapposizione delle tracce audio, l'overdubbing.

Lo stile di Gould invece si prestava particolarmente all'interpretazione di musica scritta per il clavicembalo. Gould era in pratica un clavicembalista costretto a suonare il pianoforte. Infatti, la sua prima registrazione, quella che lo rese famoso fu *Le variazioni Goldberg* di Johan Sebastian Bach, che fece per la CBS nel 1955.

Tre anni dopo, a Salisburgo suonò, al pianoforte, il *Concerto per clavicembalo e orchestra in Re minore* di Johan Sebastian Bach con la Orchestra reale del Concertgebouw diretta da Dimitri Mitropoulos.

I pianoforti che gli venivano messi a disposizione per i concerti erano offerti dalla Steinway & Sons. I punti di forza dei pianoforti Steinway, strumenti creati per l'esecuzione romantica, erano e sono la brillantezza degli acuti, la potenza dei bassi e una proiezione del suono in grado di riempire le grandi sale da concerto: insomma, i pianoforti Steinway erano esattamente quello che Gould detestava. Tuttavia, Gould non si poteva permettere di rifiutare l'offerta di Steinway, né la Steinway poteva lasciarsi sfuggire il più noto e talentuoso pianista del momento, fece finta di niente e sopportò le eccentricità e i capricci da prima donna dell'arrogante Gould.

Odiava i concerti in pubblico che riteneva anacronistici, e questo lo portò al ritiro dall'esibizione concertistica. Sosteneva che la performance pubblica non era altro che una sorta di concorso con un pubblico musicalmente incompetente che giudicava l'esecutore in base alla capacità di soddisfare le aspettative della critica. Si fece portavoce, più o meno ironicamente, di una mozione per l'abolizione degli applausi.

Preferiva registrare in studio di registrazione ma aveva l'abitudine di canticchiare quello che suonava, il che non è propriamente compatibile con la registrazione e decisamente poco professionale. Tenne l'ultimo concerto pubblico a Los Angeles, in California, il 10 aprile del 1964.

Nonostante la sua convinzione di poter raggiungere l'anima delle persone attraverso registrazioni perfette Gould non suonava neppure per se stesso ma suonava a se stesso, lui era il suo pubblico. A Gould "piaceva sentirsi suonare". Era anche il manager, il critico e il biografo di se stesso. Scrisse e riscrisse la sua autobiografia, intervistava se steso e pubblicava le interviste, recensiva e criticava le sue esecuzioni. Indossava il cappotto a luglio e si rifiutava di stringere la mano per paura di ferire le sue preziose dita.

Un simile personaggio è l'eroe maledetto, il genio senza regole, l'ideale per i media. Molti documentari si occuparono di Gould e cercarono di evidenziare gli aspetti più mediatici della sua vita privata, non ultimo la sua presunta omosessualità o asessualità, alimentata anche da Cornelia Foss, la donna con cui convisse per cinque anni. Ci fu anche un film documentario intitolato The Inner Life of Glenn Gould.

Tutto contribuì a creare il culto del personaggio e il mito. Glen Gould è l'incarnazione del narcisista misantropo che si crogiola nel ruolo del genio incompreso. "Praticamente qualunque cosa tu dica sul conto di Glenn Gould, potresti dire il contrario e avere sostanzialmente ragione" - disse il suo amico giornalista Tim Page.

Ne aveva per tutti, non risparmiò neppure Mozart e Schumann. Arrivò stupidamente (e a torto) a dire che Mozart era "morto troppo tardi" poiché dopo i 25 anni aveva fatto un viaggio in Italia dove si era lasciato negativamente condizionare dal melodramma italiano. Schumann invece "non aveva competenza come pianista e se non fosse stato per quella sua scaltra mogliettina che si impegnò ad eseguire tutte quelle sue mediocri composizioni, noi neanche sapremmo della sua esistenza".[246]

Per Gould l'infanzia scolastica era stata un'esperienza davvero infelice. Disse, "avevo un rapporto pessimo con buona parte dei miei insegnanti e con tutti i miei compagni. Suppongo che il fatto che, dopo la scuola, non andassi fuori a giocare a hockey e fossi soltanto capace di suonare il pianoforte mi abbia trasmesso la sensazione che la musica fosse qualcosa di diverso... che rappresentasse una specie di modalità di isolamento".

Forse cominciò qui la sua misantropia, Gould non si abituò mai agli altri bambini e alla struttura sociale. "All'età di sei anni - disse - avevo già fatto una scoperta importante: cioè che sarei andato decisamente più d'accordo con gli animali che con gli esseri umani". Aveva un parrocchetto di nome Mozart e quattro pesci rossi, Chopin, Haydn, Bach e Beethoven.[247]

Gould non beveva e non fumava. Mangiava un pasto al giorno e negli ultimi anni diceva di essere vegetariano, e invece mangiava pollo e roastbeef. Raramente stringeva la mano alla gente e indossava abitualmente guanti. Ogni dettaglio della sua vita era parte del disegno della creazione di una immagine di eccentricità su cui basò il suo successo.

Era ipocondriaco e lo ostentava, e diceva di soffrire di dolori e innumerevoli disturbi; la sua autopsia post mortem, tuttavia, non trovò praticamente nulla di quello che diceva di avere.

Prendeva forti quantità di analgesici e ansiolitici, e pillole per contrastare gli effetti collaterali delle altre pillole. Oltre al Valium, prendeva anche la Torazina, un farmaco antipsicotico a base di clorpromazina, un antagonista funzionale del recettore della dopamina in grado di controllare allucinazioni visive e uditive e deliri. E poi Nebutol (pentobarbital) e il Luminal (fenobarbital).

Negli anni Quaranta il fenobarbital veniva prescritto per l'insonnia e cadde in disuso quando negli anni Sessanta, arrivarono gli ipnotici relativamente meno pericolosi, principalmente le benzodiazepine come il Valium.

Difficile dire se il deterioramento mentale sia stata la causa o la conseguenza.

Si è anche detto che Gould fosse autistico o che soffrisse di disturbo bipolare.

La privazione del sonno mina la capacità delle cellule cerebrali di comunicare tra loro, portando a parziali blackout mentali che influenzano in particolare la memoria e la percezione visiva. Una carenza di sonno interferisce con la capacità dei neuroni di codificare le informazioni e tradurre, per esempio, un input visivo in pensiero cosciente. Nelle stesse aree cerebrali interessate dal rallentamento dell'attività dei neuroni coesistono onde cerebrali elettroencefalografiche più lente tipiche del sonno.

Significa che alcune regioni del cervello dormono mentre il resto del cervello è sveglio e in funzione come al solito, causando deficit mentali. Un sonno inadeguato influisce sul cervello in modo simile all'alcol.[248] Le benzodiazepine imitano l'azione dell'alcol sul cervello.

Tutte le droghe di sintesi imitano l'effetto e i meccanismi di cinque sostanze naturali: alcol, cocaina, morfina/eroina, cannabis e nicotina.

La marijuana si sostituisce all'anandamide, un neurotrasmettitore coinvolto nei meccanismi di regolazione dell'appetito, della memoria, della riproduzione, la cocaina si sostituisce alla dopamina, l'eroina si sostituisce alle endorfine, coinvolte nei processi di gestione del dolore (ne innalzano la soglia), del comportamento, dell'apprendimento, delle emozioni e del sonno; l'alcol si sostituisce all'acido gamma aminobutirrico, il principale acido inibitorio del sistema nervoso centrale, l'ecstasy aumenta la serotonina e blocca la dopamina con conseguente ingannevole sensazione di forza inesauribile seguita da un collasso cerebrale fatto di ansia, depressione e incapacità di elaborare informazioni sensoriali.

Come sarebbero stati il suono e il tocco di Glenn Gould senza Valium? Nei nove mesi prima della sua morte, all'età di cinquant'anni nel 1982, Gould consumò più di duemila pillole di ogni genere, e ne prendeva altre per controllare la sua ipocondria. Miracolosamente l'abuso di farmaci non ha rovinato la sua tecnica e le capacità motorie. La seconda registrazione delle Variazioni Goldberg di Bach, fatta poco prima di morire, è impeccabile come la prima che lo aveva reso famoso in tutto il mondo all'età di ventitré anni.

Tuttavia, i farmaci potrebbero aver influenzato il suo suono in un modo più sottile. La sua interpretazione è stata caratterizzata da una grande chiarezza, con una maniacale pulizia delle note.

C'è un che di ossessivo, maniacale e meccanico nella tecnica e nel virtuosismo di Gould che non si può fare a meno di pensare ai barbiturici o alle benzodiazepine.

Gould morì nel 1982 a Toronto per un ictus. La notorietà di un tempo era scemata, aveva smesso di esibirsi in pubblico diciotto anni prima, per dedicarsi a progetti televisivi, non tutti legati al pianoforte.

Nella morte, Gould riprese vita: agenti e impresari del mondo della musica riapparvero improvvisamente desiderosi di produrre articoli, interviste e libri sul mito scomparso. L'eredità di Gould è di grande valore se la mettiamo nel posto giusto. È il più interessante interprete di Bach, ma non il modello da imitare per suonare Bach.

Leonard Bernstein
(1918-1990)

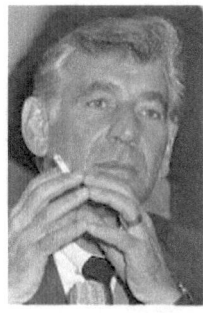

80- Leonard Bernstein

Leonard Bernstein, nacque il 25 agosto del 1918 a Lawrence, nella contea di Essex dello stato del Massachusetts. In realtà si chiamava Louis. È stato direttore dell'Orchestra filarmonica d'Israele, della New York Philharmonic e dell'Orchestra dell'Accademia Nazionale di Santa Cecilia di Roma. Ha composto musica sinfonica, da camera, ha composto per il teatro, e inciso centinaia di concerti. Pare che Arthur Rubinstein lo abbia definito "Il più grande pianista tra i direttori, il più grande direttore tra i compositori, il più grande compositore tra i pianisti, un genio universale."

Democratico e liberale, si interessò profondamente alla politica ed era amico dei Kennedy. Per la morte di John F. Kennedy scrisse una *Messa*. Durante il decennio in cui diresse la Filarmonica, fu ingaggiato il primo orchestrale nero, il violinista Sanford Allen.

Leonard Bernstein era un uomo provato e fisicamente debilitato. Per poter affrontare i concerti faceva uso di enormi quantità di antidolorifici. Un concerto a Boston fu interrotto per cinque minuti a causa di un attacco di tosse durante il terzo movimento della Sinfonia n. 7 di Beethoven.

Bernstein fu anche l'uomo che faceva deliberatamente largo uso e abuso di alcol, amfetamine e psicofarmaci, fino alla dipendenza. Era solito abbondare nelle dosi di Valium e mescolare Dexedrina e schotch. Costantemente sotto effetto di amfetamine, il suo comportamento risultava decisamente orientato agli eccessi, un uomo dall'ego smisurato, volubile, egoista, dissoluto, sprezzante e consapevolmente volgare: "Le persone mi amano per quello che faccio, non per quello che sono."

Per questo motivo, Leonard Bernstein, il direttore d'orchestra tra i più noti d'America, è stato a lungo deriso e oggetto di pesanti critiche. Harold Schönberg, principale critico musicale del New York Times, quando Bernstein era direttore musicale della New

York Philharmonic, lo definì un commediante ricordando quando "Verso la fine del concerto di Liszt, si librò in aria, alla Nijinsky per ben quindici secondi." Per l'eccessiva teatralità coreografica, nel 1982, cadde dal podio a Houston, mentre dirigeva Chajkovskij, e due anni dopo si ripeté a Chicago mentre dirigeva l'Orchestra Filarmonica di Vienna.

Virgil Thomson, un influente critico musicale americano, disse senza mezzi termini che: "Bernstein non compone né con originalità né abilità. I suoi pezzi mancano di originalità melodica e logica armonica." Tom Wolfe, nel 1970, lo definì un uomo senza nessuna dignità intellettuale e gli affibbiò l'appellativo di Radical Chic quando organizzò una festa di beneficenza a base di ostriche e champagne per raccogliere fondi per le Black Panther, le Pantere Nere, una storica organizzazione rivoluzionaria afroamericana degli USA.

Eppure, a più di 80 anni dal suo debutto come direttore d'orchestra, e a 30 anni dalla sua morte, rimane l'unico direttore americano a trovare un posto nell'Olimpo musicale dei grandi direttori. Le vendite delle sue registrazioni sono enormi e due delle sue commedie musicali, West Side Story e Candide, e il balletto Fancy Free, sono eseguiti regolarmente e con successo in tutto il mondo.

Bernstein non riuscì mai a decidere cosa fare di sé stesso: comporre, dirigere, suonare il piano, scrivere spettacoli per Broadway o per la TV. "Non ho mai avuto una carriera - disse nel 1984 - La direzione è poca cosa. La mia paura è che possa essere ricordato non come compositore ma come direttore." In parte è successo.

Bernstein ebbe una straordinaria propensione alla spettacolarizzazione esasperata di ogni momento della sua vita. Manager, regista e pubblicitario della sua immagine; egocentrico ed esibizionista, sempre sul filo dello scandalo, anche sul suo alcolismo e la sua omosessualità, da uomo sposato, con tre figli. Si disse che "aveva bisogno degli uomini sessualmente e delle donne emotivamente".

Bernstein ebbe relazioni con il direttore Dimitri Mitropoulos e il compositore Aaron Copland, e durante la sua visita in Israele nel 1948, si innamorò del giovane soldato Azariah Rapoport.

Bernstein faceva parte della rete informale di artisti gay che svolse un ruolo istituzionale chiave nella musica e nella danza classica americana negli anni '30 e '40. Che possa avergli giovato nella sua carriera è un'illazione e allo stesso tempo una intrigante ipotesi: i primi tre mecenati di Bernstein, il direttore Dimitri Mitropoulos e i compositori Aaron Copland e Marc Blitzstein, erano omosessuali; e riuscì ad entrare in circoli artistici che normalmente non erano aperti a uno studente universitario di Harvard.

Copland fu l'insegnante di composizione di Bernstein, che gli restituì il favore sostenendone la musica come direttore poiché la fortuna di Copland è molto dipesa dalle interpretazioni di Bernstein.

Negli anni Settanta abbandonò temporaneamente Felicia per un giovane ragazzo e dichiarò la sua omosessualità al mondo, con grande stupore dei suoi figli ai quali lo aveva sempre negato. È interessante il fatto che Bernstein definiva l'omosessualità "un cancro nella mia anima". Si sottopose persino alla psicoanalisi di uno specialista che "curava gli uomini omosessuali della loro inversione".

Se avesse ambito soltanto al successo come musicista e direttore, i suoi orientamenti sessuali non lo avrebbero ostacolato, non più di quanto fu per Copland o Samuel Barber; ma Bernstein voleva esser soprattutto un personaggio pubblico, e in quegli anni, essere apertamente gay era un problema.

Bernstein prese in carico la filarmonica di New York, otto anni dopo aver sposato l'attrice cilena Felicia Montealegre da cui ebbe tre figli, Jamie, Alexander Serge e Nina. Era ebreo, e questo rappresentava un altro ostacolo alla conquista della direzione di un'importante orchestra poiché tutti i consigli di amministrazione delle orchestre più importanti d'America erano riluttanti ad assumere direttori ebrei. Serge Koussevitzky, direttore della musica della Boston Symphony, consigliò al suo giovane protetto di cambiare il suo nome in Leonard S. Burns, ma Bernstein rifiutò. Inoltre, simpatizzò per il comunismo, e sembra che l'FBI lo tenesse d'occhio.

Poi ci fu la crisi di mezz'età. Si circondò di personaggi poco raccomandabili, distruggendo la sua salute con droghe e alcol, e la sua immagine con apparizioni e dichiarazioni imbarazzanti. Si vantava spudoratamente della sua invulnerabilità: "mi è stato diagnosticato un enfisema a venticinque anni. Mi era stato detto che, se non avessi smesso, sarei morto. Poi dissero che sarei morto a quarantacinque anni e poi a cinquanta. Bene, li ho superati. Fumo, bevo e resto sveglio tutta la notte."

Nel 1943, il venticinquenne Bernstein, allora assistente direttore d'orchestra della Filarmonica, fu chiamato all'ultimo minuto per sostituire il grande Bruno Walter durante una trasmissione televisiva domenicale. Era la prima volta che dirigeva in pubblico e fu un'esibizione memorabile. L'orchestra si alzò ed esultò. Merito dell'interpretazione e merito della caratteristica teatralità della sua direzione. "Bernstein– disse Wilhelm Furtwingler – era un pallone gonfiato che utilizzava l'orchestra come sfondo per la sua performance teatrale."

Chiunque sia stato Bernstein, l'aver indotto milioni di americani all'ascolto della musica classica merita rispetto: ha registrato centinaia di dischi, molti dei quali per la Columbia e la DGG.

Dopo che i Kennedy furono assassinati, Bernstein propose Mahler come memoriale; quando cadde il muro di Berlino, Bernstein la siglò con la nona di Beethoven. In un momento in cui la musica classica stava regredendo ai margini del paesaggio culturale, Bernstein ne invertì il processo.

Lenny, come Bernstein era universalmente noto ai suoi fan, conquistò Broadway e il mondo della musica classica. Fu il primo americano a dirigere, a Milano, l'Orchestra della Scala nell'esecuzione della *Medea* di Cherubini, con Maria Callas nel ruolo del protagonista. Il critico Harold Clurman, quando Bernstein era all'inizio della sua carriera, aveva profetizzato: "Lenny è irrimediabilmente destinato al successo."

Scrisse la versione musicale di *Peter Pan* (1950) e poi *The Lark*, un'opera teatrale interpretata da Julie Harris (1955). Per Hollywood, compose la colonna sonora di *On the Waterfront* (1954) e *On the Town* (1944), *Wonderful Town* (1953), *Candide* (1956) e, infine, la famosa *West Side Story* (1957).

Fu un forte fumatore per gran parte della sua vita, nonostante soffrisse di enfisema e frequenti infezioni polmonari. Una TAC rivelò un mesotelioma, un tumore pleurico correlato all'esposizione all'amianto, che ha una latenza temporale particolarmente elevata, da quindici a quarantacinque anni e un decorso di uno-due anni. Gli fu detto che era curabile con alcune sedute di radioterapia. Le fece, e partì per Praga, portandosi dietro bombole d'ossigeno e l'agopunturista italo-americano Adriano Borgnia.

Al rientro in America, i controlli mostrarono che la radioterapia aveva avuto i suoi effetti, ma c'era del liquido che si era formato tra la membrana pleurica e i polmoni. Gli fu inserito un tubo tra le costole per drenare il liquido. Gli iniettarono antibiotici a largo spettro, tetracicline, nell'interstizio pleurico. Bernstein era allergico ed ebbe un'immediata reazione anafilattica. Comparvero eruzioni erpetiche dolorose in tutto il corpo, anche agli occhi e al pene.[249]

Morì nell'ottobre del 1990, a settantadue anni, ufficialmente di "infarto causato da enfisema polmonare progressivo, complicato da un tumore pleurico e una serie di infezioni polmonari".

Dai Beatles ai Pink Floyd

Nel 1966, la band *13th Floor Elevators* pubblicò un album dal titolo *The Psychedelic Sounds*. Stava nascendo la musica psichedelica. Il termine si riferiva alle esperienze di alterazione della coscienza causate da allucinogeni, attraverso la modifica della percezione di impulsi primitivi e di livelli profondi della psiche (ψυχή, psyché, *anima* e δηλῶ., dēlô, *rivelo*).

La rilevazione e il riaffioramento della psiche si potevano ottenere artificialmente con l'uso di funghi allucinogeni, mescalina, e soprattutto con LSD.

I testi dei brani psichedelici descrivono visioni e allucinazioni, come in Lucy in the Sky with Diamonds dei Beatles: "Immagina te stesso in una barca su un fiume, con alberi di mandarino e cieli di marmellata, qualcuno ti chiama, tu rispondi lentamente, una ragazza con gli occhi caleidoscopici."

Il rock psichedelico era concepito per essere suonato sotto l'influsso di sostanze psichedeliche e da ascoltare in una analoga condizione. Più che di musica si trattava di una visione esoterica e pseudo-filosofica di una congiunzione tra musicista e ascoltatore, a un livello più profondo e primitivo; una sorta di trance collettiva che poteva essere ottenuta con l'uso di sostanze stupefacenti, e irraggiungibile con la tradizionale musica "lucida". A questo si aggiungeva il fatto che alcune piante psicotrope, come il peyote, erano associate ad antiche tradizioni sciamaniche dei nativi americani, il che aggiungeva una valenza spirituale e metafisica.

Si tratta di capire se la droga ha prodotto la musica o se la musica era solo il pretesto per il viaggio assicurato dalla droga.

Il farmaco era usato come mezzo di ricerca di suoni e armonie nascosti nella mente. In tal senso l'uso dell'LSD del XX secolo non sarebbe molto diverso dall'uso consapevole che Berlioz fece dell'oppio del XIX. Questo presupporrebbe, come nel caso di Berlioz, una conoscenza delle dosi e dei limiti entro i quali rimanere per poter sperimentare nuove armonie con la residua lucidità necessaria per poter annotare e trascrivere successivamente quanto sperimentato.

È possibile che qualcosa del genere sia successo, come per l'oppio, anche per l'acido LSD.

La rappresentazione musicale dell'alterazione della coscienza era ricercata e riprodotta con espedienti tecnici, ottenuti usando in modo "esasperato" effetti sonori come *delay* e *phasing*, o registrazioni di voci e rumori riprodotti al contrario o a velocità modificata. Il risultato era qualcosa che ricreava da "lucidi" le sensazioni provate sotto l'effetto degli allucinogeni.

Può essere definito "consapevole" l'uso dell'acido che portò nel 1966 i Beatles all'album Revolver.

L'album è eclettico e con netti cambi d'umore, dalla solare *Good day sunshine* alla polemica *Taxman*, dall'armonia di *Here, there and everywhere* alle chitarre elettriche di *And your bird can sing* per finire con l'inaspettata partitura orchestrale di *Eleanor Rigby*. È un album ricco di sperimentazioni, dai suoni al contrario, al sitar, fino al mistico e stupefacente *Tomorrow never knows*, nel quale Lennon voleva che la sua voce risuonasse come se si trattasse dei "cantici del Dalai Lama declamati dalla cima di una collina".

La storia dell'album Revolver ebbe inizio durante una notte d'estate del 1965. "Abbiamo appena preso l'LSD" - disse John Lennon a George Harrison.

Lennon, Harrison e le rispettive mogli, Cynthia e Pattie Boyd, erano a cena a casa del dentista John Riley e della sua fidanzata Cyndy Bury, a Londra. A fine cena, Riley offrì un caffè con delle zollette di zucchero. Solo dopo che tutti lo avevano zuccherato e bevuto disse a Lennon che i cubetti di zucchero contenevano LSD.

Lennon si infuriò poiché sapeva che si trattava di un potente allucinogeno psichedelico in grado di provocare emozioni e visioni terrificanti. Cynthia Lennon disse che era come trovarsi improvvisamente in un film horror.

Lasciarono la casa dell'amico dentista e andarono al Ad Lib club di Leicester Square, il ritrovo dei musicisti londinesi. In ascensore caddero tutti in preda a un attacco di panico, convinti che ci fosse un incendio; si trattava invece di una piccola lucina rossa.

Si spostarono a casa degli Harrison, a Esher, fuori Londra, e lì iniziò la fase spensierata e fantastica dell'acido. Harrison disse: "Provavo una travolgente sensazione di benessere, ero improvvisamente convinto che esisteva un Dio, lo vedevo in ogni singolo filo d'erba. Fu come guadagnare centinaia di anni di esperienza in 12 ore".

John Lennon riferirà in seguito che "Fu tutto così terrificante, ma anche fantastico. La casa di George ci sembrava un grande sottomarino... Sembrava galleggiare sopra i muri, ed ero io a guidarlo."

Per questo Revolver contiene la spensierata *Yellow submarine*.

Lennon e Harrison decisero di voler ripetere l'esperienza con l'acido, la stessa estate del 1965. Ma questa volta dovevano esserci anche Paul e Ringo - "perché non riuscivamo più a relazionarci con loro" - raccontò Harrison. McCartney rifiutò.

I Beatles erano all'apice della creatività, erano incalzati dai Rolling Stones, i Byrds e i Beach Boys, e bisognava tenere il passo. L'interesse dei Beatles si concentrò sulla musica di Bob Dylan, che consideravano nuova e maestosamente elettrica. In particolare, i testi di *Like a Rolling Stone* sembravano essere stati ispirati dall'immaginario surreale dell'acido, con una rappresentazione libera dei pensieri, così come compaiono nella mente, prima di essere riorganizzati in modo logico. In psicologia si chiama stream-of-consciousness (flusso di coscienza).

Like a rolling stone fu registrata da Bob Dylan nel giugno del 1965, negli studi della Columbia Records, e pubblicata su 45 giri a luglio. Salì subito ai primi posti delle classifiche e ci rimase per tre mesi, superata solo da *Help!* dei Beatles. Nell'album *Let It Be*, John Lennon cita la canzone di Dylan nella traccia *Dig It*.

Like a Rolling Stone non aveva niente d trasgressivo, anzi richiamava ai consolidati valori della famiglia, dell'onesta e l'integrità morale. È ispirata a Edie Sedgwick, attrice e musa ispiratrice di Andy Warhole, che morì a soli 28 anni distrutta dalla droga. Edie Sedgwick, sfruttando la sua bellezza e la sua istruzione, aveva abbandonato l'integrità, l'onestà e la famiglia per un mondo di divertimento e di glamour, un mondo che alla fine la scacciò, quando i soldi e la bellezza non erano più sufficienti; anche la famiglia da cui era scappata non volle più accoglierla. Edie diventò allora "invisibile" e non aveva più "segreti da nascondere, senza una casa, come una sconosciuta, come, un sasso che rotola via", un rolling stone.

Once upon a time you dressed so fine
You threw the bums a dime in your prime, didn't you?
People'd call, say "Beware doll, you're bound to fall"

[Una volta eri sempre così agghindata, gettavi centesimi ai barboni nel fiore dei tuoi anni, ricordi? La gente ti gridava dietro, come a dire: "Sta' attenta, bellezza, che qui finisci male"]

Se per i Beatles si può parlare di ricerca consapevole di effetto farmacologico della droga sulla produzione musicale, è più difficile rintracciare forme di ispirazione artistica e ricerca musicale in tanti altri usi più commerciali, sociali e politici delle droghe psichedeliche.

Riferimenti evidenti ad allucinazioni legate all'uso di LSD o sostanze simili nei primi anni '60 si possono trovare nell'opera di Bob Dylan, dei Byrds e dei The Palace Guard.

Il rock psichedelico dei Velvet Underground accompagnava le serate nel locale Trip, al civico 8572 di Sunset Boulevard di Los Angeles, a base di LSD, diapositive, luci stroboscopiche e danze sadomaso di ballerini vestiti in pelle e armati di frusta.

Difficile dire quanto ci fosse di ricerca musicale consapevole e quanto invece di pura voglia di trasgressione fine a sé stessa. Come certamente non era consapevole la percezione del limite e delle dosi, a giudicare dalla lunga schiera di morti per overdose che hanno falcidiato i palcoscenici della musica rock.

Il mondo del rock, e in generale della musica degli ultimi cinquanta anni, è pieno di tante vittime di droghe, alcol e farmaci, e niente hanno a che fare con la ricerca musicale e artistica.

L'abuso di alcool ha ucciso Bon Scott degli AC/DC a 33 anni, John Bonham dei Led Zeppelin a 32 anni e Amy Winehouse a 27 anni. Jimi Hendrix morì per overdose di barbiturici.

Ma è l'eroina ad aver mietuto più vite: Janis Joplin e Jim Morrison (The Doors) a 27 anni, Zeke Zettner (The Stooges), Sid Vicious (Sex Pistols) e molti altri. Tommy Bolin dei Deep Purple morì a 25 anni per un cocktail di eroina, cocaina e alcol.

Poi ci sono i cocktail con farmaci: Kurt Cobain dei Nirvana con eroina e Valium, Michael Jackson col Propofol, fino al Fentanyl di Prince.

Non c'è niente di artistico e di sperimentazione musicale in tutto ciò, ma il mito delle vite bruciate fa parte dello spettacolo, e quando un'artista muore il business guadagna un altro eroe dannato da spremere anche da morto.

Anche Syd Barrett e Roger Waters dei Pink Floyd fecero esperienze con il LSD e all'inizio pensavano che, se assunto con cautela, non avrebbe potuto causare danni.

Dopo le prime esperienze senza conseguenze, Waters provò a ripetere l'esperienza a New York e si ritrovò sulla Fifth Avenue, paralizzato in mezzo alla strada, con le macchine che gli passavano a fianco, suonando il clacson. Fu l'ultima volta per Waters.

Syd Barrett invece non si allontanò mai dall'acido. Viveva in un mondo onirico convivendo con una misteriosa malattia mentale (schizofrenia, disturbo bipolare o forse sindrome di Asperger); la malattia e il massiccio consumo di LSD alimentavano allucinazioni demoniache. All'acido, Barrett aggiungeva cannabis e qualche pillola di Mandrax, un farmaco che induce effetti simili alla morfina se assunto con alcol. Non giovò alla salute e neppure alla musica, né alla creatività artistica.

Le performance divennero pessime, chitarre scordate e improvvisi blackout. Mentre il resto della band suonava, si sedeva accanto ad un amplificatore e scordava la chitarra. Barret fu allontanato dalla band e al suo posto fu contattato David Gilmour, e nacquero i Pink Floyd, nel 1968.

Dove finisce l'acido inizia la vera rivoluzione creativa dei Pink Floyd.[250]

Dall'esigenza di dare al rock uno spessore culturale e una credibilità musicale nacque il rock progressivo, *Progressive Rock* in inglese. Evoluto dal rock psichedelico britannico degli anni Sessanta e settanta segnò la progressione del rock dalle sue radici blues a un livello di maggiore complessità, e con strumentazioni e tecniche compositive più riconducibili alla musica classica e al jazz.

Furono introdotte lunghe *suite* musicali, mediamente di 23 minuti, vere e proprie ouverture, con evidenti influenze sinfoniche, temi musicali elaborati e complesse orchestrazioni. Il limite dei 23-25 minuti delle suite era imposto dalla durata della facciata di un 33 giri.

Quasi tutti i principali gruppi *progressive* hanno composto una o più suite:

Close to the Edge (circa 18 minuti) e The Gates of Delirium (22 minuti) degli Yes, Supper's Ready (23 minuti) dei Genesis, Funeral for a Friend-Love Lies Bleeding (11 minuti) di Elton John, A Plague of Lighthouse Keepers (23 minuti) dei Van der Graaf Generator, Lizard (23 minuti) dei King Crimson, Thick as a Brick (13 minuti) e A Passion Play (21 minuti) dei Jethro Tull, Song of Scheherazade (24 minuti) dei Renaissance, Tarkus (20 minuti) degli Emerson Lake & Palmer, Nine Feet Underground (22 minuti) dei Caravan e, sopra tutti, Shine On You Crazy Diamond, Atom Heart Mother (23 minuti) ed Echoes (23 minuti) dei Pink Floyd.

La contaminazione della musica classica nel rock progressivo è evidente e dichiaratamente esplicita. Il brano A Whiter Shade of Pale dei Procol Harum è ispirato alla Aria sulla quarta corda dalla Suite n° 3 BWV 1068 di Johan Sebastian Bach.

La Toccata per pianoforte del compositore argentino Alberto Ginastera fu reinterpretata dal tastierista rock degli Emerson Lake & Palmer. Keith Emerson incontrò Ginastera in Svizzera nel 1973 e gli fece ascoltare il suo adattamento del quarto movimento del Primo Concerto per pianoforte. Ginastera ascoltò attentamente in silenzio e alla fine disse "Terible!" che in argentino significa "impressionante". Il brano entrò a far parte dell'album Brain Salad Surgery degli Emerson Lake & Palmer, col titolo di *Toccata*.

Un altro tocco classico arrivò nel 1971, quando gli Emerson Lake & Palmer registrarono l'album Pictures at an Exhibition, esplicitamente ispirato all'opera omonima di Mussorgskij.

Gli Aphrodite's Child furono invece gli autori di *Rain and Tears*, un adattamento in chiave pop del celebre canone in Re maggiore di Pachelbel.

L'album di debutto *The Thoughts of Emerlist Davjack* dei The Nice, nel 1967, contiene il brano *Rondò*, un adattamento del brano jazz *Blue Rondo à la Turk* del Dave Brubeck Quartet; l'arrangiamento dei The Nice cambia il tempo del brano di Brubeck da 9/8 a 4/4, e contiene una citazione della *Toccata e fuga in Re minore* di J. S. Bach.

Horizons dei Genesis è ispirata chiaramente dalla *Suite per violoncello BWV 1007* di J.S. Bach, e il brano *Bouree* dei Jethro Tull, nell'album Stand Up, è una reinterpretazione della *Bourrée* di J.S. Bach.

I Pink Floyd, con il supporto di Alan Parsons, hanno dato un importante contributo alla ricerca sonora che ha raggiunto i massimi livelli in *The Dark Side of the Moon* (1973) e *Wish You Were Here* (1975).

Ricerche melodiche e armoniche, con richiami classicheggianti anche di estremo lirismo e senso epico, si trovano in *Sixty Years On* di Elton John, *Firth of Fifth*, *The Musical Box* e *In the Cage* dei Genesis, *Dog's Life* dei Gentle Giant, e *You and I* degli Yes.

I King Crimson crearono progressioni armoniche atipiche, ad esempio in *Larks' Tongues in Aspic*.

Molti brani *progressive* sono caratterizzati dall'utilizzo di tempi dispari, e frequenti cambi di tempo: 5/4 (es. Tarkus degli Emerson Lake & Palmer), 7/4 (Money dei Pink Floyd), 9/8 (Apocalypse in Supper's Ready dei Genesis), 13/8 (Starless dei King Crimson) fino ad un improbabile 17/8 in The Sleepwalkers dei Van der Graaf Generator.

Gli Emerson Lake & Palmer arrivarono anche a riletture di brani di musica classica moderna (Fanfare for the Common Man e Hoedown di Aaron Copland, Quadri di un'esposizione di Musorgskij, allegro barbaro di Béla Bartók, Knife-Edge di Leoš Janáček.

Ci sono poi delle composizioni originali di rock progressivo a carattere sinfonico, non rifacimenti di preesistenti brani classici, ma esempi di perfetta integrazione tra strumentazione rock e orchestra sinfonica: sono gli album del tastierista Rick Wakeman *The Myths and Legends of King Arthur* (1975) e *Journey to the Centre of the Earth* (1974), e ovviamente *Atom Heart Mother* (1970) dei Pink Floyd, in cui ci sono interventi di fiati, violoncelli e cori decisamente classici.

L'introduzione di Atom Heart Mother risente dell'influenza wagneriana del Preludio di L"oro del Reno. È evidente la mano di Ron Geesin, il compositore classico a cui i Pink Floyd si affidarono per l'orchestrazione del brano. Ron Geesin è un compositore, musicista e scrittore, ispirato dal surrealismo. Le sue influenze musicali sono Prokofiev, Rachmaninov, Elgar, Wagner, Schönberg e Berio.

Atom Heart Mother inizia con un lungo pedale dell'organo sul Mi minore, la tonalità dell'intero brano, ad l'eccezione di Funky Dung che è in sol minore. A poco a poco i tromboni emergono da un clima inizialmente confuso.

Poi entrano le trombe, sopra una gamma di toni con colori debussyani, e poi, da un apparente caos, emerge il tema principale disegnato dai corni. Infine, si inseriscono le trombe con le sequenze armoniche dei 2 temi principali Mi minore-Sol-Fa-Do e Mi minore-Sol-La-Si.

Meno evidente ma presente è il riferimento alle colonne sonore cinematografiche, a partire dai western di Ennio Morricone. Non è un caso che il tema principale di Atom Heart Mother, riproposto diverse volte nella suite, fu il risultato di un'improvvisazione che lo stesso David Gilmour chiamò "il western immaginario". L'atmosfera richiama gli effetti lirici di fine romanticismo, e ricorda molto l'impostazione della Sinfonia del Nuovo Mondo di Dvoràk. I canoni della musica psichedelica sono lontanissimi.[251]

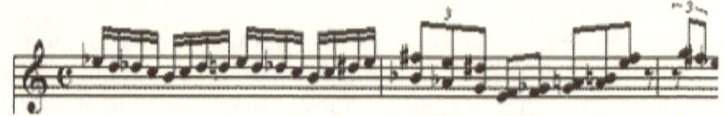

81 - Trombe di Atom Heart Mother

Con l'avvento del punk rock, nel 1977, i gusti del pubblico e della critica si spostarono verso uno stile più semplice ed aggressivo, attribuendo al rock progressivo aggettivi come pomposo e pretenzioso. Sulla maglietta indossata in un concerto da Johnny Rotten dei Sex Pistols, capostipite della rivoluzione punk, era scritto "I Hate Pink Floyd" (Odio i Pink Floyd).

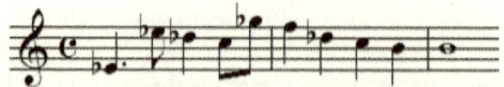

82- tromboni di Atom Heart Mother

L'attenzione del pubblico si è spostata verso una musica meno elaborata, immediata, tribale, quasi sempre artisticamente insignificante, ma commercialmente più redditizia.

Non c'è arte nella musica dozzinale e non c'è farmaco che possa elevarla.

Indice analitico

H

I

J

K

ketamina · 11; 13
Keverich: Maria Magdalena · 81
King Crimson · 318; 319
Kirin980: processore Huawei · 109
Kitasato: Shibasaburo · 230; 231
Kitzler: Otto · 207
Klemperer: Otto · 223
Klimt: Gustav · 224; 226
Klingsor · 59; 180; 181
Koch: Robert · 231
Kochert: Melanie · 237
Kogan: Richard · 146
Kolff: Willem · 296
Kondrašin: Kirill · 253
Koussevitzky: Serge · 309
Kovacs: Friedrich · 225
Kreutzer · 85; Rudolphe · 86
Kulenkampff: Georg · 140

L

La Fayette · 194
La Norma · 112; 115
La sonnambula · 112
Lacrimosa · 78
Laënnec: René · 64; 132
Laroche: Hermann · 220
lassativo · 120; 121
laudano · 4; 49; 134; 136; 152; 161; 162; 163; 178; 229; 286
Laudate Pueri Domine · 58
Lázně Jeseník · 174
Le Mercure de France · 86
Le Mort: Jakob · 286
Le Nozze di Figaro · 71
Le Paulmier · 35; 36
Led Zeppelin · 241; 316
legno del canforo · 190
Leibowitz: René · 299
Leipziger Messe · 34
Leningrado · 14

Lennon: Cynthia · 314; John · 314; 315
Le-Roy · 120; 121; 122
Lesueur: Jean-François · 158
letargia · 93
levodopa · 11
Levys · 112; 113; 114
Liber Scivias · 26
Libman: Emanuel · 229
Libri di conversazione · 91
Lied · 104; 233
lieder BWV 515 · 35
Liegi · 36; 81
Lignum vitae · 203
Lincoln: Abramo · 117; 123; 258
Lindemann: Karl · 173
Linimentum volatile · 91
Lipsia · 34; 36; 37; 38; 39; 125; 127; 139; 169
liquirizia · 25; 122; 135; 152; 286
liquor balsamicum · 123
Liquore Arsenicale · 144
Liszt: Franz · 4; 118; 129; 131; 143; 150; 158; 159; 170; 179; 184; 187; 188; 189; 190; 191; 192; 193; 194; 195; 200; 206; 207; 208; 248; 264; 302; 308
Lisztomania · 191; 193
Lithotomus · 65
litiosalicilica · 209
litòtomo · 65
litotribo · 151
Lohengrin · 172
Lombroso: Cesare · 146
London Chronicle · 47
Londra · 8; 33; 36; 43; 45; 46; 51; 60; 69; 86; 109; 131; 140; 159; 162; 170; 258; 267; 288; 314
Lord Shaftesbury · 47
Louvre · 130
LSD · 11; 289; 313; 314; 316; 317
Lucca · 100; 118; 155

T

U

V

W

X

Xanax · 4

Y

Young People's Concerts · 157

Z

Bibliografia

- Musica e medicina, J. O'Shea, EDT, 1991
- Verdi, Massimo Mila, BUR Saggi Rizzoli, 2000
- Musicofilia, O. Sacks, Adelphi, 2007
- Le sorgenti della musica, C. Sachs, Bollati Boringhieri, 2014
- Estetica della musica. Enrico Fubini, Il Mulino, 1993
- Guida all'ascolto della musica sinfonica. Giacomo Manzoni, Universale Feltrinelli, 1981

---

1 Frances H. Rauscher, Gordon L. Shaw e Catherine N. Ky, Music and spatial task performance, in Nature, vol. 365, n. 6447, 1993, pp. 611.

2 Lorusso, L., Franchini, A. F. & Porro, A. Opera and Neuroscience. Prog. Brain Res. 389–409 (2015.

3 Mula, M. & Trimble, M. R. Music and madness: Neuropsychiatric aspects of music. Clin. Med. J. R. Coll. Physicians London 9, 83–86 (2009).

4 Clarke, J. Music melancholia. J. R. Soc. Med. 87, 764–766 (1994).

5 https://www.youtube.com/watch?v=2scSdxbHFgo

6 Ferreri L. et al, Dopamine modulates the reward experiences elicited by music. PNAS, 2019, 116 (9): 3793–3798

7 GW. Raiziss, New Organic Mercury Compound With Powerful Germicidal Properties, J. Lab. & Clin. Med., n. 9, 1923, p. 71.

8 S Z. Zhao & I J Mackenzie (2011) Deafness: malaria as a forgotten cause, Annals of Tropical Paediatrics, 31:1, 1-10

9 Berrios GE (Feb 1990). "Musical hallucinations. A historical and clinical study". British Journal of Psychiatry. 156: 188–94.

10 Sacks, Oliver (2008). Musicophilia: Tales of Music and the Brain. New York: Vintage Books

11 Olivier Sacks. "L' uomo che scambio' sua moglie per un cappello". Adelphi. (2006) IX ed, p. 191.

12 Bogousslavsky J, Hennerici MG, Bäzner H, Bassetti C (eds): Neurological Disorders in Famous Artists – Part 3. Front Neurol Neurosci. Basel, Karger, 2010, vol 27, pp 92–100

13 J. Newmark, Neurological Problems of Famous Musicians: The Classical Genre,J Child Neurol. 2009;24:1043-1050

14 Albouy, P., Mattout, J., Bouet, R., Maby, E., Sanchez, G., Aguera, P. E., and Tillmann, B. (2013). Impaired pitch perception and memory in congenital amusia: the deficit starts in the auditory cortex. Brain, 136(5), 1639-1661.

15 https://www.youtube.com/watch?v=qtf2Q4yyuJ0

16 Assal G., Aphasie de Wernicke chez un pianiste, in Revue Neurologique, XXIX, 251-55

17 Frammento autobiografico citato in Dronke, 1984, p. 232

18 Strang J, et al.. Absinthe: what's your poison? BMJ. 1999; 319: 1590-1592.

19 Höld KM, et al. alpha-thujone (the active component of absinthe): gamma-aminobutyric acid type-A receptor modulation and metabolic detoxification. Proc Natl Acad Sci. 2000; 97: 3826-3831.

20 Rietjens I, et al., Molecular mechanisms of toxicity of important food-borne phytotoxins. Mol Nutr Food Res. 2005; 49: 131-158.

21 Deiml T. et. al. Alpha thujone reduces 5-HT3 receptor activity by an effect on the agonist reduced desensitization. Neuropharmacology 2004. 46: 192-201.

22 Katherine Foxhall, Making Modern Migraine Medieval: Men of Science, Hildegard of Bingen and the Life of a Retrospective Diagnosis. Med. Hist. (2014), vol. 58(3), pp. 354–374

23 Paule du Bouchet, Bach, la sublime armonia, Trieste, coll. «Universale Electa/Gallimard Musica» (n° 46), 1994

24 Breitenfeld Tomislav. The Eyes and Brain of Johann Sebastian Bach. Arch Ophthalmol 124, 1510 (2006).

25 Jackson, D. M. Bach, Händel, and the Chevalier Taylor. Med. Hist. 12, 385–93 (1968).

26 Roland de Candé, J, S. Bach, L'arte della Fuga, Edizioni Studio Tesi. p 292

27 Scarlett EP (1964): A doctor comments on Bach. Arch Intern Med 113: 449–454.

28 Keynes, M. Händel's Illnesses. Lancet 20, 1354 (1980).

29 Hunter, D. Händel S III Health: Documents and Diagnoses. R. Music. Assoc. Res. Chron. 41, 69–92 (2008).

30 Sir John Hawkins (Londra, 29 marzo 1719 – Londra, 21 maggio 1789)

31 John Hawkins, A General History of the Science and Practice of Music, 5 vols. (London, 1776); reissued in 2 vols. (London, 1853; repr. New York, 1963), 911.

32 David W Haslam, W. P. T. J. Obesity. Lancet 366, 1197–209 (2005).

33 Elementi di Medicina Pratica, Guglielmo Cullen, traduzione dall'inglese, quarta edizione, Foresti e Bettinelli Editori, Venezia, 1825, volume quarto, libro secondo, pag. 153 e 245.

34 Dizionario della Lingua Italiana di Niccolò Tommaseo e Bernardo Bellini, Società L'Unione Tipografico-Editrice, Torino, 1865.

35 Dizionario Universale delle Arti e Scienze, Efraimo Chambers, Tomo Sesto, terza edizione italiana, Genova, 1777, pag.245-246

36 Dizionario Universale delle Arti e delle Scienze, Efraimo Chambers, Tomo Primo, prima edizione italiana, Venezia, 1768, pag.44

37 Gerald Isaaman. "The A to Z of Covent Garden's prostitutes". Camden New Journal. Retrieved 19 July 2008.

38 The Country Journal, Or the Craftsman, no. 353 (april 7, 1733)

39 Christopher Hogwood, Georg Friedrich Händel, Edizioni Studio Tesi. 1991, Pag. 131

40 Dizionario di Terapeutica di L.A.Szerlecki di Varsavia, versione italiana di Luigi Marieni, medico dello Spedale Maggiore di Milano, Milano 1814, cit. pag. 435.

41 Marcello Fumagalli, Dizionario di alchimia e di chimica farmaceutica antiquaria. Ed. Mediterranee, 2000.

42 Christoph Wilhelm Hufeland, Enchiridion Medicum o indirizzamento alla pratica della medicinaInizio modulo, prima traduzione del dottore G. Almansi, Napoli, 1848.

43 Dizionario Enciclopedico delle Scienze, Lettere ed Arti, compilato per la prima volta da Antonio Bazzarini, Venezia, 1834, Vol. VI.

44 Guglielmina Carlotta Carolina di Brandeburgo-Ansbach (Ansbach, 1683 – Londra, 20 novembre 1737), nota come Carolina di Ansbach, fu regina consorte di Gran Bretagna e di Irlanda, come moglie di Giorgio II.

45 The British Betrayal of Childhood: Challenging Uncomfortable Truths and bringing about changes. Al Aynsley-Green, 2018

46 Jackson, D. M. Bach, Händel, and the Chevalier Taylor. 385–393 (1960).

47 Traité philosophique et clinique d'ophthalmologie, basé sur le principles dela thérapeutique dynamique. M.F. Rognetta, Paris, De Just Rouvier éditeur, 1844.

48 Trattato della cataratta, del glaucoma e dell'amaurosi, di Lorenzo Heisterio, Tomo Terzo, Venezia 1770, pag 64

49 La Prattica Universale In Chirugia (sic.), di Giovanni di Vico Genovese, Venezia, 1685, pag. 180-181

50 Teatro Farmaceutico dogmatico e spagirico del dottore Giuseppe Donzelli, in Venezia, 1681. Parte terza. Pag. 541

51 Manuale dei Medicamenti Galenici e Chimici, Giuseppe Orosi, Firenze 1867.

52 Farmacologia ossia Trattato di Farmacia terorico e pratico, Antonio Giordano, Torino 1844.

53 Bäzner, H. Georg Friedrich Händel: A case of large vessel disease with complications in the eighteenth century. Prog. Brain Res. 216, 305–316 (2015).

54 Harold C. Schönberg, I Grandi Musicisti, edito nel 1972 da Mondadori, traduzione italiana di Vittorio Di Giuro.

55 Rosselli, "The Castrati as a Professional Group" - p. 149

56 Peschel, Enid Rhodes Peschel, R. E. The Castrati in Opera. Ceylon Med. J. 33, 35–37 (1988).

57 Massimo Di Vincenzo, Sesso, droga e Rococò: Storia del falsetto dai castrati all'heavy metal. Lit Edizioni, 2014

58 Deuteronomio: Capitolo XXIII, versetto 1.

59 P. Giles, The Counter Tenor, F. Muller: London (1982). p. 75

60 Peschel, Enid Rhodes Peschel, R. E. The Castrati in Opera. Ceylon Med. J. 33, 35–37 (1988).

61 Rosselli, "The Castrati as a Professional Group" - p.156

62 Hatzinger, M., Vöge, D., Stastny, M., Moll, F. & Sohn, M. Castrati Singers—All for Fame. J Sex Med 9, 2233–2237 (2012).

63 Koutsiaris, E. A., Alamanis, C., Eftychiadis, A. & Zervas, A. Castrati singers: surgery for religion and art. Ital. J. Anat. Embryol. 119, 106–110 (2014).

64 W. P. Longmire, Jr., "Historic Landmarks in Biliary Surgery." Southern Medical Journal 75 (1982):1548–50; J. S. Bobbs, "Case of Lithotomy of the Gallbladder." Trans. Indiana Med. Soc. 18 (1868), 68–73.

65 Riches, E. The history of lithotomy and lithotrity. Ann. R. Coll. Surg. Engl. 43, 185–199 (1968).

66 Claire Tomalin e Samuel Pepys. The Unequalled Self (New York: Knopf, 2002), 59–64.

67 J. P. Gamem and C. C. Carson, "Frère Jacques Beaulieu: From Rogue Lithotomist to Nursey Rhyme Character," The Journal of Urology 161 (April 1999): 1067–1069.

68 Clarke, J. Music melancholia. J. R. Soc. Med. 87, 764–766 (1994).

69 Stendhal HB. The Lives of Haydn, Mozart & Metastasio, Coe R, translator. London: Calder & Boyars, 1972

70 Benjamin Simkin, Mozart's Scatological Disorder, British Medical Journal 305, 6868 (1992), 1563-1567

71 Gates L, et al. Neuroanatomy of coprolalia in Tourette syndrome using functional mognetic resonance imaging. Prog Neuropsychopharmacol Biol Psychiatry 2004; 28:397–400.

72 Anderson E. The letters of Mozart and his family, 3rd Edn. London: Macmillan, 1985.

73 Shonberg CH. The lives of the great composers. New York: WW Norton, 1997.

74 Comings DE. Genetic factors in substance abuse based on studies of Tourette syndrome and ADHD probands and relatives. Drug Alcohol Depend 1994; 35:1–16.

75 Thompson M et al., Serotonin transporter gene polymorphisms in alcohol dependence. Alcohol 2000; 22: 61–7.

76 Davies JP. Mozart in person: his character and health. New York: Greenwood Press Inc, 1989.

77 Dewhurst K, et al. Neuro-psychiatric aspects of Huntington's disease. Confin Neurol 1969; 31:258–68.

78 Mell LK, et al. Association between streptococcal infection and obsessive–compulsive disorder, Tourette's syndrome, and tic disorder. Pediatrics 2005; 116:56–60.

79 Aidin Ashoori, Joseph Jankovic, Mozart's movements and behaviour: a case of Tourette's syndrome? J Neurol Neurosurg Psychiatry 2007;78:1171–1175

80 S.C. T'ao, Cardiac manifestations of the toxic action of potassium antimony tartrate in schistosomiasis patients: paroxysmal ventricular tachycardia and fibrillation, in Chinese Medical Journal, vol. 75, n. 5, May 1957, pp. 365–378.

81 Carlo Giuseppe Meyer, Manuale di Farmacologia. Prima traduzione italiana della seconda edizione tedesca del dottore Giovanni Spagnolo. Volume Unico. Venezia, Giovanni Parolari tipografo, 1841. Pag 479-480

82 Citazione riportata da Maria Agostinelli in "Effetto Mozart". Documentario contenuto in archivio railibro.rai.it.

83 Schindler A: Biographie von Ludwig van Beethoven, vol II. Reprinted by Georg Olms Verlag (ed I, Munster, 1871), Hildesheim, Germany, 1970

84 Schmidt-Gorg J: Beethoven-Die Geschichte seiner Familie, in Beethovenhaus Bonn [Beethoven: la storia della sua famiglia, nella casa di Beethoven a Bonn]: Schriften zur Beethovenforschung I. Miinchen-Duisburg, Germania, G. Henle-Ver-lag, 1964, pp 63-66

85 Norn, S.; Permin, H.; Kruse, P. R.; Kruse, E. (2009). "[From willow bark to acetylsalicylic acid]". Dansk Medicinhistorisk Årbog (in Danish). 37: 79–98.

86 Piero Marson e Giampiero Pasero; Il contributo italiano alla storia dei salicilati. Reumatismo, 2006; 58(1):66-75

87 Schwarz, A. Beethoven's Renal Disease Based on His Autopsy: A Case of Papillary Necrosis. Am. J. Kidney Dis. 21, 643–652 (1993).

88 R. Martin and L.Nibley. The mistery of Beethoven's hairs. Ed Charlesbridges, 2009, p.18.

89 Paulus Aegineta, Lib. III, Sec. 43

90 George Baker, 'An attempt towards an historical account of that species of spasmodic colic, distinguished by the name of the colic of Poitou', Med. Trans. Coll. Phys. Lond., 1768, 1: 319-363.

91 Thomas Sydenham, 'Processus integri', ch. XXV, 1693. The works of T. Sydenham, trans. By R. G. Latham, 2 volumi, London, Sydenham Society, 1848-50.

92 Plinio, Naturalis historia, Lib. XIV, capitolo 27.

93 Eisinger, J. Lead and Wine Eberhard Gockel and the. Med. Hist. 26, 279–302 (1982).

94 A. Catsch and A. E. Harmuth-Hoene, 'Pharmacology and therapeutic applications of agents used in heavy metal poisoning', in W. G. Levine (editor). The chelation of heavy metals, Oxford, Pergamon Press, 1979.

95 J. Huxham, A small treatise on the Devonshire colic which was very epidemic in the year 1724, London, 1788 (original ed., London, 1759).

96 London, S. Beethoven: Case Report of a Titan's Last Crisis. Arch Intern Med 113, 442- (1964).

97 Nota 96

98 Liston SL, Yanz JL, Preves D, Jelonek S. Beethoven's deafness. Laryngoscope 1989; 99:1301-4.

99 Saccenti, E. Beethoven's deafness and his three styles. BMJ 343, 1–6 (2011).

100 Maynard Solomon, "Franz Schubert and the Peacocks of Benvenuto Cellini," 19th-Century Music, 12 (1989), 202, 206.

101 Rita Steblin, The Peacock's Tale: Schubert's Sexuality Reconsidered. 19th-Century Music, Vol. 17, No. 1, Schubert: Music, Sexuality, Culture (Summer,1993), pp. 5-33, by University of California Press

102 Friedrich Hartl, Das Wiener Kriminalgericht: Strafrechtspflege vom Zeitalter der Aufkliirung bis zur 6sterreichischen Revolution (Vienna, 1973), p. 355.

103 Rinna von Sarenbach, Repertorium der vorzüglichster Kurarten. Heilmittel, Operationsmethoden aus der letzten Jahrzehnten, bei Anton Struss's sel. Witwe. Wien 1833.

104 Joseph von Vering. (a) Heilart der Lustseuche durch Quecksilber Einreibungen. Gedruckt und im Verlage bey

Bapt. Wallishauser. Wien, 1821. Syphilido-therapy. Druck und Verlag von J.B.Wallishauser. Wien. 1826.

105 Hetenyi, G. The terminal illness of Franz Schubert and the treatment of syphilis in Vienna in the eighteen hundred and twenties. Bull. Can. d"histoire la Med. Can. Bull. Med. Hist. 3, 51–64 (1986).

106 Wintersgill, P. Composition and decomposition: the illnesses of some of the great composers. Br. J. Gen. Pract. 535 (1992).

107 Jasna Pucarin-Cvetkovi. Known Symptoms and Diseases of a Number of Classical European Composers during 17th and 20th Century in Relation with their Artistic Musical Expressions. Coll. Antropol. 35, 1327–1331 (2011).

108 https://consumer.huawei.com/uk/campaign/unfinishedsymphony/

109 Gaia Servadio, Gioachino Rossini: Una vita. Feltrinelli, 2015.

110 Giovanni Tavcar, I due grandi amori di Vincenzo Bellini (Maddalena Fumaroli e Giuditta Cantù), Il Convivio Editore Castiglione di Sicilia, 2009.

111 Vita di Vincenzo Bellini scritta dall'avvocato Filippo Cicconetti, Prato, Tipografia Alberghetti, 1859

112 Bayle. Enciclopedia delle Scienze Mediche. Prima traduzione italiana di M.G.Levi (Venezia, 1846).

113 Bennati F. Notice physiologique sur le célèbre violiniste Niccolò Paganini. In: Revue de Paris. Paris, France; 1831:7

114 Scherzo poetico sull'elisire del Leroy. Milano 1825. Dalla Tipografia Pogliani all'albergo della Gran Bretagna.

115 La medicina curativa ossia la purgazione; del Signor Le Roy, chirurgo pratico e consulente di Parigi. Prima edizione Veneta fatta sopra l'undicesima parigina e la terza bolognese. Parte prima. Venezia 1825. Pagg 4

116 La medicina curativa ossia la purgazione; del Signor Le Roy, chirurgo pratico e consulente di Parigi. Prima edizione Veneta fatta sopra l'undicesima parigina e la terza bolognese. Parte prima. Venezia 1825. Pag 5

117 Dizionario de' Medicamenti ad uso dei Medici e de' Farmacisti. Modena. Tomo III. Per G. Vincenzi e compagno. 1829. p. 544

118 Sneader, Walter, Drug discovery: a history, Wiley, 2005, pp. 57-58.

119 Abbott, E. C. Composers and tuberculosis: the effects on creativity. Can. Med. Assoc. J. 126, (1982).

120 Giacomo Manzoni. Guida all'ascolto della musica sinfonica. Feltrinelli economica. 1981. p 278

121 Erlinger, S. Frédéric Chopin et Michael Jackson: qu'ont-ils en commun ? Gastroenterol. Clin. Biol. 34, 246–249 (2010).

122 World Exclusive: Michael Jackson 'close to death', by Mike Parker, Los Angeles, Published: Sun, Dec 21, 2008

123 Young, P., Bernaciak, J. M., Bruetman, J. E., Finn, B. C. & Miranda, M. C. Federico Chopin (1810-1849) y su enfermedad. Rev. Med. Chil. 142, 529–535 (2014).

124 Witt, M., Szklener, A., Marchwica, W. & Dobosz, T. Disease not genetic but infectious: multiple tuberculomas and fibrinous pericarditis as symptoms pathognomonic for tuberculosis of Frederic Chopin. J. Appl. Genet. 59, 471–473 (2018).

125 Piero Rattalino. Fryderyk Chopin, Ritratto d'autore. EDT srl, 1991. p.110

126 Benita Eisler, Chopin's Funeral Paperback – June 8, 2004

127 M. Vázquez-Caruncho and F. Brañas-Fernández, The hallucinations of Frédéric Chopin. (2011), Medical Humanities 37 (1):5-8.

128 Martin Geck. Robert Schumann: The Life and Work of a Romantic Composer. Hardcover. 2012.

129 Stewart, L., von Kriegstein, K., Warren, J. D. & Griffiths, T. D. Music and the brain: disorders of musical listening. Brain 129, 2533–2553 (2006).

130 Filippo Tuena. Memoriali sul caso Schumann. Il Saggiatore.2015

131 Fowler T., Medical Reports of the Effect of Arsenic, London, Johnson and Brown, 1786

132 Music and the Mind: The Life and Works of Robert Schumann (DVD), Yamaha Touchstar Productions, 2004

133 Valentin Haecker and Theodor Ziehen, "Über die musikalische Vererbung in der Descendenz von Robert Schumann," Induktive Abstammungs- und Vererbungslehre 38 (1925): 97.

134 Kay Redfield Jamison Touched With Fire: Manic-Depressive Illness and the Artistic Temperament. 1993. Free Press.

135 Otswald Peter F. Schumann: music and madness. London, 1985

136 Rif. Gaia Servadio, Gioachino Rossini: Una vita. Feltrinelli, 2015.

137 Gaia Servadio, Gioachino Rossini: Una vita. Feltrinelli, 2015.

138 Bumstead, FJ: The Pathology and Treatment of Venereal Diseases, revised ed. Philadelphia: Blanchard & Lea, 1864. Pp. 89-96

139 Bayle. Enciclopedia delle Scienze Mediche. Prima traduzione italiana di M.G.Levi (Venezia, 1846).

140 Renault, Alexander (1914), Malattie Blenorragiche delle vie Genito-Urinarie, Paris: Vigot Frères Editeurs, p. 31.

141 Daniel W. Schwartz. Rossini: a Psychoanalytic Approach to "the Great Renunciation". J. Am. Psychoanal. Assoc. 13, 551–569 (1965).

142 Rif. Gaia Servadio, Gioachino Rossini: Una vita. Feltrinelli, 2015.

143 Breitenfeld, D. et al. Digestive diseases of 80 composers (addictions included). Alcohol. Psychiatry Res. J. Psychiatr. Res. Addict. 53, 55–64 (2017).

144 Filosofia della musica (1836), riportato in Scritti editi e inediti di Giuseppe Mazzini, Volume IV, Milano, Daelli, 1862, p. 96

145 Montanelli, Indro (1972), L'Italia giacobina e carbonara (1789–1831), p. 612, Milan: Rizzoli.

146 Mollod, D. S. Berlioz's Symphonie fantastique: Enriching psychoanalytic views of creativity. Psychoanal. Q. 77, 433–476 (2008).

147 Robert W. Gutman Wagner: l'uomo, il pensiero, la musica, Milano, Rusconi libri, 1995

350

148 Weiss and Kemble (1967). The Great American Water-Cure Craze: A History of Hydropathy in the United States. Trenton: Past Times.

149 Göbel, C. H., Göbel, A. & Göbel Prof., H. 'Compulsive plague! Pain without end!' how Richard Wagner played out his migraine in the opera Siegfried. BMJ 347, 10–13 (2013).

150 Crotogino J, Feindel A, Wilkinson F. Perceived scintillation rate of migraine aura. Headache 41:40-8, 2001.

151 Bayle. Enciclopedia delle Scienze Mediche. Prima traduzione italiana di M.G.Levi (Venezia, 1846). p. 455

152 Burk, John N, (1950). Letters of Richard Wagner - The Burrell Collection. The Macmillan Company, New York. Nota a p.372

153 Ricettario tascabile. Cenni e formule terapeutiche, Torino, Ermanno Loescher, 1888

154 Bayle. Enciclopedia delle Scienze Mediche. Prima traduzione italiana di M.G.Levi (Venezia, 1846). pp. 162, 241, 332, 359

155 John Louis DiGaetani, Wagner and Suicide, McFarland & Co. Inc. Publisher, 2003

156 Thomas Mann, Jakob Wassermann e la questione ebraica Arnaldo Benini, Edizioni Storia e Letteratura, Roma pagg. 144

157 German Nazi-themed opera cancelled after deluge of complaints. Production of Richard Wagner's Tannhäuser leaves some in audience so traumatised they have to seek medical help. Kate Connolly in Berlin, The Guardian, Thu 9 May 2013

158 James Kennaway, Bad Vibrations: The History of the Idea of Music as a Cause of Disease. Farnham, Ashgate, 2012

159 Aldo Oberdordfer, Riccardo Wagner.

160 Adriano Lualdi, Il Ritmo Dell'incudine, Zurigo, giugno 1926

161 Nicholas Spice, Is Wagner bad for us? - London Review of Book, Vol. 35 No.7, April 2013

162 Behbehani, A. M. The smallpox story: Life and death of an old disease. Microbiol. Rev. 47, 455–509 (1983).

163 Corano LXXVI:5

164 Alkindus. Kitāb kīmīyā᾽ al῾itr [Libro di chimica del profumo], IX secolo

165 M. Fourcroy. Elements of natural history and chemistry. London. 1790. Vol. III, Pag 36-37

166 Oliver T. Osborne. Camphor and strychnine as cardiac stimulants. JAMA 90, 403 (1928).

167 Intravenous injection of camphor. The Lancet (dec. 1) 1200 (1923).

168 The American Journal of the Medical Sciences, Volume 22, p.458

169 Johann Otto Leonhard Heubner (1843 –1926)

170 Stockman, R. The Physiological Action of Borneol. A Contribution to the Pharmacology of the Camphor Group. J. Physiol. 9, 65–91 (1888).

171 Gesellschafter 36 (28 febbraio 1842), 169 (J.Bellegno).

172 Alan Walker, Franz Liszt: The Virtuoso, 1988.

173 New Grove Dictionary of Music and Musicians 2001:24, 207 e 309

174 Large, Brian (1970). Smetana. London: Duckworth.

175 Ramba, Jiří (2009). Slavné české lebky (Famous Czech Skulls) (in Czech) (2nd ed.). Prague: Galén. pp. 151–299.

176 Alexei Pesic et al. The Sound of Deafness: Smetana and Traumatic Tinnitus. Music & Medicine, 2015, 7(2): 9-13

177 Cyril Hoschl. Bedrich Smetana. Art and disease. Psychiatria Danubuna, 2012, 24, suppl.1 pp 176-78

178 G.Andral, Corso di Patologia Interna, versione italiana sulla quinta edizione francese di Amedeo Latour, Editore Ernesto Oliva, Milano, 1853. p.222

179 Ferdinando Battistini. Rimedi Nuovi, Trattato di Terapia Clinica e di Farmacologia Unione Tipografico Editrice, Torino, 1897. Vol II; pp 191-247

180 Anton Neumayr, Music and Medicine, Bloomington, Illinois, Medi-Ed Press, 1994-97

181 Alexandra Anatol'evna Orlova. Čiajkovskij. Un autoritratto, con una prefazione di David Brown, 1990.

182 Felice Niemeyer. Patologia e terapia speciale, basate particolarmente sui recenti progressi della fisiologia e dell'anatomia

patologica. Unica traduzione italiana di Arnaldo Cantani, medico condotto della congregazione italiana e secondario dell'Ospedale di Praga. Milano, 1863.

183 A. Poznansky, Ciajkovskij: The Quest for the Inner Man, 1991.

184 Volkov, Solomon, St. Petersburg: A Cultural History (New York: The Free Press, 1995),

185 De La Grange, H.L.: Mahler: a new image. Saturday Review, March 29, 1969, p. 47.

186 Mahler, A.: Gustav Mahler: Memories and Letters (transl. B. Creighton). New York, Viking, 1946. p129

187 Walter, B.: Gustav Mahler. New York, A. A. Knopf, 1968 (first published in America, 1941).p61-62

188 Kuehm JL. Encounter at Leyden: Gustav Mahler consults Sigmund Freud. Psychoanal Rev. 1965; 52:5–25.

189 Reik, T.: The Haunttitng Melody: Psychoanialytic Experienices in Life and Music. New York, Grove Press, 1960.

190 Kaplan, Helen Singer (1988). "Intimacy disorders and sexual panic states". Journal of Sex & Marital Therapy. 14 (1): 3–12.

191 Hartmann, Uwe (2009). "Sigmund Freud and His Impact on Our Understanding of Male Sexual Dysfunction". The Journal of Sexual Medicine. 6 (8): 2332–2339.

192 Freud, Sigmund (1912). "Über die allgemeinste Erniedrigung des Liebeslebens" [La forma più diffusa di degrado nella vita erotica]. Jahrbuch für Psychoanalytische und Psychopathologische Forschungen. 4: 40–50.

193 Christy NP, Christy BM, and Wood BG. Gustav Mahler and his illnesses. Trans Am Clin Climatol Assoc. 1971; 82:200–217.

194 Sanfelice F. Intorno alla mutazione del bacillo del carbonchio. Boll. Ist. Sieroter, Milano, 1923-24, 3:341-52

195 Farmacopea.Manuale di medicamenti galenici e chimici. Giuseppe Orosi. Eugenio e F. Cammelli Librai-Editori, Firenze, 1867. Vol. Vegetale e animale, pag. 383-384

196 Pietro Marini. La serpe in seno. La storia del tumore al seno raccontata dall'Italia. KDP Amazon, marzo 2019.

197 Levy, D. Gustav Mahler and Emanuel Libman: Bacterial endocarditis in 1911. Br. Med. J. (Clin. Res. Ed). 293, 1628–1631 (1986).

198 Werfel AM, Ashton EB. And the bridge is love. London: Hutchinson and Co, 1959.

199 Hugo Wolf, Letters to Melanie Kochert.Ed. Franz Grasberger, 1930.

200 Swain, K. 'Extraordinarily arduous and fraught with danger': syphilis, Salvarsan, and general paresis of the insane. The Lancet. Psychiatry 5, 702–703 (2018).

201 G. Mya e B. Silva, Ricettario tascabile, cenni e formule terapeutiche, Ermanno Loescher, Torino, 1888, p321

202 Michael Steinberg. The Symphony: A Listener's Guide. Oxford University Press, 1995

203 Faubion Bowers, Scriabin: A Biography of the Russian Composer 1871-1915, Volume I (Tokyo: Kodansha International Ltd, 1969), 109-112.

204 https://www.youtube.com/watch?v=V3B7uQ5K0IU

205 Gawboy, A. M. & Townsend, J. Scriabin and the Possible. Music Theory Online 18, 1–21 (2012).

206 Schloezer B. Scriabin: Artist and Mystic. Berkeley: University of California Press, 1987.

207 Sabaneeff LAN. Scriabin—a memoir. Russian Review 1966; 25: 257–267.

208 Brent-Smith A. Some reflections on the work of Scriabin. The Musical Times 1926; 67: 593–595.

209 Witztum, E. & Lerner, V. Alexander Nikolaevich Scriabin (1872–1915): Enlightenment or illness? J. Med. Biogr. 24, 331–338 (2016).

210 M. Ramachandran and J. K Aronson. The diagnosis of art: Rachmaninov's hand span. J R Soc Med. 2006 Oct; 99(10): 529–530.

211 E. Randol Schönberg. Doctor Faustus Dossier: Arnold Schoenberg, Thomas Mann, and Their Contemporaries, 1930-1951 (California Studies in 20th-Century Music). Paperback, 2018

212 Joseph N. Straus. Extraordinary Measures: Disability in Music. Oxford University, 2011

213 AlGhatrif, M. & Lindsay, J. A brief review: history to understand fundamentals of electrocardiography. J. Community Hosp. Intern. Med. Perspect. 2, 14383 (2012).

214 Lev Nicolaevic Tolstoj. Guerra e pace. Capitolo XVI.

215 Redlich HF: Alban Berg: Versuch einer Würdigung: Universal Edition, Vienna, 1957

216 Douglas Jarman. The Music of Alban Berg. University of California press, 1979

217 Theodor W. Adorno. Alban Berg. Il maestro del minimo passaggio.Feltrinelli. 1968

218 Willi Reich, Trad Cornelius Cardew: The life and works of Alban Berg. London 1965, p 102.

219 Tyldesley, W. Berg's boils and some associated matters Mortis causa. Music. Times 141, 53–55 (2015).

220 Siglind Bruhn. Encrypted massages in Alban Berg's music. Garland Publishing Inc, 1998

221 Falliers, C. J. Asthma and Human Excellence. J. Asthma 23, 211–217 (1986).

222 Baer, Susan Irene. I. The virtuoso violin works of Maurice Ravel, an analysis of structural, technical and interpretive features. A Diss. fine arts Submitt. to Grad. Fac. Texas Tech Univ. 243 (1992).

223 Baeck, E. The Terminal Illness and Last Compositions of Maurice Ravel. Neurol. Disord. Famous Artist. 19, 132–140 (2005).

224 Kanat, A., Kayaci, S., Yazar, U. & Yilmaz, A. What makes Maurice Ravel's deadly craniotomy interesting? Concerns of one of the most famous craniotomies in history. Acta Neurochir. (Wien). 152, 737–742 (2010).

225 Baeck, E. The Terminal Illness and Last Compositions of Maurice Ravel. Neurol. Disord. Famous Artist. 19, 132–140 (2005).

226 Dalessio, D. J. Maurice Ravel and Alzheimer's disease. JAMA J. Am. Med. Assoc. 252, 3412–3413 (1984).

227 Amaducci, L., Grassi, E. & Boller, F. Maurice Ravel and right-hemisphere musical creativity: Influence of disease on his last musical works? Eur. J. Neurol. 9, 75–82 (2002).

228 Enzo Restagno, Ravel e l'anima delle cose, Milano, Il Saggiatore, 2009.

229 Maurice Ravel. Lettres, écrits, entretiens Ed. Flammarion, Parigi, 1989

230 Eric Walter White. Stravinsky: The Composer and His Works. University of California Press, Los Angeles, 1984

231 Modris Eksteins. Rites of Spring (Black Swan, 1990).

232 Sara Diane Outhier. Igor Stravinsky and Aldous Huxley: portrait of a friendship. j. chem. inf. model. Master of Music. Kansas State University. 2009.

233 D. O'Neill et al., Stravinsky syndrome: giving a voice to chronic stroke disease. Q J Med 2014; 107:489–493

234 Michelle Goldberg. The Goddess Pose.Corsair. 2015

235 Meyer Leo M. et al. (1950). "Treatment of Acute Leukemia with Amethopterin (4-amino, 10-methyl pteroyl glutamic acid)". Acta Haematologica. 4 (3): 157–67.

236 Wright Jane C.; et al. (1951). "An evaluation of folic acid antagonists in adults with neoplastic diseases. A study of 93 patients with incurable neoplasms". J Natl Med Assoc. 43 (4): 211–240

237 Gubner R, et al. Therapeutic suppression of tissue reactivity. II. Effect of aminopterin in rheumatoid arthritis and psoriasis. Am J Med Sci. 1951 Feb; 221(2):176-82.

238 Black RL, et al. Methotrexate therapy in psoriatic arthritis. Double-blind study on 21 patients. JAMA 1964; 189: 743–7.

239 Weinblatt, M. E. Methotrexate in rheumatoid arthritis: a quarter century of development. Trans. Am. Clin. Climatol. Assoc. 124, 16–25 (2013).

240 Pasero G. & Marson, P. Piccola storia della terapia antireumatica. IV. I Cortisonici. Reumatismo 62, 292–299 (2010).

241 Christian Ollefs. Epilog (Subjektive Begegnung mit einem Phänomen). In Allan Pettersson Jahrbuch, pages 49–51. Pfau Verlag, 2002, 1989. 113 pp., ISBN-10: 3-89727-195-8. 1, 12

242 Lange J. Allan Pettersson: Symphony N. 10. 1–16 (2017).

243 Christian Ollefs. Epilog (Subjektive Begegnung mit einem Phänomen). In Allan Pettersson Jahrbuch, pages 49–51. Pfau Verlag, 2002, 1989. 113 pp., ISBN-10: 3-89727-195-8. 1, 12

244 Jean-Luc Caron. Allan Pettersson: destin, douleur et musique: la vie et l'œuvre. L'Age d'Homme Ed.2007

245 Frank R Wilson, Glenn Gould's hand. Medical problems of the instrumentalist musician. R.Tubiana and P.Amadio editors. London. 2000. p 379-397

246 Piero Rattalino, Glenn Gould, il bagatto, p. 4.

247 Micheal Clarkson, The Secret Life of Glenn Gould: A Genius in Love Prima edizione © 2009 ECW Press, Toronto

248 Yuval Nir et al., Selective neuronal lapses precede human cognitive lapses following sleep deprivation, Nature Medicine, 23 (12), 2017

249 Humphrey Burton. Leonard Bernstein. Faber & Faber 2017.

250 Tim Willis, Madcap. The Half-life of Syd Barrett, Pink Floyd's Lost Genius, Londra, Short Books, 2002.

251 Emmanuel Thiry, Pink Floyd: Atom Heart Mother, musicologie.org, 2018